高等医学院校卫生事业管理专业教材

实用流行病学

（第2版）

主　编　胡永华

编　委　（以姓氏笔画排序）
　　　　刘　民　任　涛　吕　筠　李立明
　　　　余灿清　胡永华　陶秋山　高文静
　　　　唐　迅　秦雪英　曹卫华　詹思延

北京大学医学出版社

SHIYONG LIUXING BINGXUE

图书在版编目（CIP）数据

实用流行病学/胡永华主编. —2 版. —北京：
北京大学医学出版社，2010（2024.1重印）
 ISBN 978-7-81116-939-3

Ⅰ.①实… Ⅱ.①胡… Ⅲ.①流行病学 Ⅳ.①R18

中国版本图书馆 CIP 数据核字（2010）第 113579 号

实用流行病学（第 2 版）

主　　编：胡永华
出版发行：北京大学医学出版社
地　　址：(100191) 北京市海淀区学院路 38 号　北京大学医学部院内
电　　话：发行部 010-82802230；图书邮购 010-82802495
网　　址：http://www.pumpress.com.cn
E-mail：booksale@bjmu.edu.cn
印　　刷：北京瑞达方舟印务有限公司
经　　销：新华书店
责任编辑：李小云　　责任校对：金彤文　　责任印制：罗德刚
开　　本：787 mm×1092 mm　1/16　印张：13.75　字数：350 千字
版　　次：2010 年 10 月第 2 版　2024 年 1 月第 6 次印刷
书　　号：ISBN 978-7-81116-939-3
定　　价：23.00 元
版权所有，违者必究
（凡属质量问题请与本社发行部联系退换）

前　言

流行病学是一门从群体水平研究疾病和健康的科学。随着流行病学研究方法的不断发展和完善，流行病学已经广泛地应用到医学的各个领域，为医学科学研究开辟了一个独特的方法学领域，逐渐成为医学的一门基础学科。同时，流行病学也是一门应用学科，它不仅在传染病的防治策略和措施的制定与实施方面起着重要的作用，而且对病因不明的慢性病，如恶性肿瘤、心脑血管疾病等的病因研究与防治也起着独特的作用。

在第1版《实用流行病学》基础上，我们对该版教材做了部分删节和内容更新，并在正文后配有测试题和参考答案，以助于理解和复习。目前本书共十五章，内容包括总论和各论两部分。总论主要介绍流行病学的基本概念、基本知识、基础理论和研究方法。各论主要介绍流行病学在疾病防制中的应用，主要涉及当前对人群健康危害较大的疾病，例如呼吸系统传染病、感染性腹泻、病毒性肝炎、心血管疾病、性传播疾病和艾滋病。

本书可作为卫生管理专业本科生教材，对广大医务人员、教师以及科研人员等，也有一定参考价值。

中央广播电视大学和北京大学医学部的领导及两校教务处的领导对本书的编写工作十分重视和关心；第2版教材的所有编者也为图书的撰写和出版做了大量细致的工作，在此一并表示衷心的感谢。

由于编者水平有限，书中可能会有不妥或错误之处，望读者能提出宝贵意见。

胡永华
2010年3月

目 录

第一章 流行病学概论 ………………… 1
  一、流行病学的定义和特征 ………… 1
  二、流行病学简史 …………………… 2
  三、流行病学研究方法 ……………… 2
  四、流行病学在医学中的地位和作用
    ………………………………………… 4
  五、流行病学与其他学科的关系 …… 4
  六、流行病学分支 …………………… 4
 测试题 …………………………………… 5
 参考答案 ………………………………… 6

第二章 疾病的分布 …………………… 7
 第一节 描述分布的常用测量指标 …… 7
  一、死亡指标 ………………………… 7
  二、发病指标 ………………………… 8
 第二节 疾病流行的强度 ……………… 11
  一、散发 ……………………………… 11
  二、暴发 ……………………………… 11
  三、流行 ……………………………… 11
 第三节 疾病的人群分布 ……………… 11
  一、性别 ……………………………… 12
  二、年龄 ……………………………… 13
  三、职业 ……………………………… 14
  四、种族 ……………………………… 14
  五、行为 ……………………………… 15
 第四节 疾病的地区分布 ……………… 15
  一、疾病在国家间和国家内的分布
    ………………………………………… 15
  二、疾病的城乡分布 ………………… 16
  三、发病的聚集性 …………………… 17
  四、描述疾病地区分布时常用的术语
    ………………………………………… 17
 第五节 疾病的时间分布 ……………… 17
  一、短期波动 ………………………… 18
  二、季节性 …………………………… 18
  三、周期性 …………………………… 18
  四、疾病的长期变异趋势 …………… 19
 第六节 疾病的人群、地区、时间综合分布 ……………………………… 19
 测试题 …………………………………… 20
 参考答案 ………………………………… 21

第三章 病因和病因推断 ……………… 23
 第一节 病因的概念与病因模式 ……… 23
  一、哲学上的因果观 ………………… 23
  二、流行病学的病因定义 …………… 24
  三、病因学的发展简史 ……………… 24
  四、病因的因果作用模式 …………… 25
  五、病因推断中的逻辑 ……………… 27
  六、病因作用的联接方式 …………… 27
  七、直接病因与间接病因 …………… 28
 第二节 病因推断的方法与准则 ……… 28
  一、流行病学病因推断的基本过程
    ………………………………………… 28
  二、病因学研究中形成病因假设的方法 ……………………………… 29
  三、统计学关联与因果关联 ………… 30
  四、病因的推断准则 ………………… 30
 测试题 …………………………………… 32
 参考答案 ………………………………… 33

第四章 流行病学研究方法概述 ……… 34
 第一节 流行病学研究的目的和意义 ………………………………… 34
 第二节 历史回顾 ……………………… 35
 第三节 流行病学研究方法分类 ……… 36
  一、按研究设计分类 ………………… 36
  二、按工作任务分类 ………………… 38
 测试题 …………………………………… 40
 参考答案 ………………………………… 40

第五章 描述性研究 …………………… 41
 第一节 概 述 ………………………… 41
 第二节 现况研究 ……………………… 41

一、现况研究的应用范围 ………… 42
二、现况研究的种类 ……………… 42
三、现况研究中常见的偏倚及其
　　控制 …………………………… 44
四、资料的整理和分析 …………… 44
第三节　筛检 ………………………… 45
一、筛检的概念及目的 …………… 45
二、筛检方法的评价程序 ………… 46
三、筛检方法的评价指标 ………… 47
四、筛检效果评价 ………………… 51
第四节　生态学研究 ………………… 53
一、生态学研究的概念及目的 …… 53
二、生态学研究的优缺点 ………… 54
测试题 ………………………………… 55
参考答案 ……………………………… 56

第六章　病例对照研究 ……………… 58
第一节　概述 ………………………… 58
一、定义 …………………………… 58
二、特点 …………………………… 59
三、用途 …………………………… 59
第二节　病例对照研究的实施 ……… 59
一、研究对象的选择 ……………… 60
二、研究因素信息的收集 ………… 65
三、资料的整理和分析 …………… 65
第三节　主要偏倚及其控制 ………… 68
一、主要偏倚 ……………………… 68
二、偏倚的控制 …………………… 68
第四节　病例对照研究结果的解释 … 69
一、机会的作用 …………………… 69
二、偏倚的作用 …………………… 69
三、因果联系 ……………………… 69
四、病例对照研究的优缺点 ……… 70
测试题 ………………………………… 70
参考答案 ……………………………… 71

第七章　队列研究 …………………… 74
第一节　概述 ………………………… 74
第二节　研究实例 …………………… 74
第三节　队列研究的实施 …………… 75
一、确定研究对象 ………………… 75
二、资料收集 ……………………… 77

三、资料分析 ……………………… 78
第四节　回顾性队列研究 …………… 81
第五节　队列研究的优缺点 ………… 82
测试题 ………………………………… 82
参考答案 ……………………………… 83

第八章　实验流行病学 ……………… 85
第一节　概述 ………………………… 85
一、基本原理 ……………………… 85
二、设计类型 ……………………… 86
第二节　实验研究的实施 …………… 86
一、明确研究目的 ………………… 86
二、研究对象 ……………………… 86
三、确定实验现场 ………………… 87
四、估计样本量 …………………… 87
五、随机化分组 …………………… 89
六、设立对照 ……………………… 90
七、盲法的应用 …………………… 91
八、确定实验观察期限 …………… 91
九、研究对象的随访和资料收集 … 92
第三节　资料的整理与分析 ………… 92
一、资料的整理 …………………… 92
二、资料的分析 …………………… 93
三、实验效果的主要评价指标 …… 93
第四节　研究应注意的问题及优点和
　　　　局限性 ……………………… 94
一、研究应注意的问题 …………… 94
二、优点和局限性 ………………… 95
测试题 ………………………………… 96
参考答案 ……………………………… 96

第九章　疾病的预防策略与措施 …… 98
第一节　疾病预防的策略与措施 …… 98
一、概述 …………………………… 98
二、预防策略与措施的制定原则 … 99
三、疾病的分级预防 ……………… 100
第二节　全球卫生策略和初级卫生
　　　　保健 ……………………… 103
一、全球卫生策略的目标和指标
　　…………………………………… 103
二、初级卫生保健的概念 ………… 104
测试题 ………………………………… 105

参考答案 105

第十章 传染病流行病学 107
第一节 概述 107
一、人类传染病的回顾 107
二、新发传染病的流行趋势 107
第二节 传染病的传染过程 108
一、病原体 108
二、宿主 109
三、传染过程及其感染谱 110
第三节 传染病流行的基本环节 110
一、传染源 110
二、传播途径 112
三、人群易感性 115
第四节 疫源地及流行过程 115
一、疫源地 115
二、流行过程 116
第五节 影响传染病流行过程的因素 116
一、自然因素对流行过程的影响 116
二、社会因素对流行过程的影响 116
第六节 传染病的预防和控制 117
一、预防与控制传染病的策略 117
二、预防和控制传染病的措施 118
第七节 计划免疫及其评价 122
一、预防接种 122
二、计划免疫方案 123
三、计划免疫监测与评价 125
　　测试题 126
　　参考答案 127

第十一章 呼吸系统传染病 129
第一节 流行性感冒 129
一、病原学 129
二、流行特征 132
三、流行过程 134
四、预防措施 135
第二节 麻疹 136
一、病原学 136
二、流行过程 137
三、临床特征 137
四、疫苗时代麻疹的流行特征 138
五、预防策略与措施 138
第三节 流行性脑脊髓膜炎 140
一、病原学 140
二、流行过程 140
三、流行特征 142
四、预防策略与措施 142
　　测试题 144
　　参考答案 144

第十二章 感染性腹泻 146
第一节 概述 146
第二节 病原学 147
一、细菌 147
二、病毒 148
三、肠寄生虫 148
第三节 流行病学特征 148
一、流行过程三环节 148
二、影响流行过程的因素 149
三、流行特征 150
第四节 防治策略与措施 150
一、三级预防策略 150
二、具体防治对策 151
第五节 常见的感染性腹泻 153
一、细菌性和阿米巴性痢疾 153
二、霍乱 154
三、伤寒和副伤寒 155
　　测试题 156
　　参考答案 156

第十三章 病毒性肝炎 157
第一节 甲型肝炎 157
一、病原学 157
二、传染源 158
三、传播途径 158
四、人群易感性 159
五、流行特征 159
六、预防 160
第二节 乙型肝炎 160
一、病原体 160
二、传染源 162

三、传播途径 …………………… 162
　　四、人群易感性 ………………… 163
　　五、流行特征 …………………… 163
　　六、预防 ………………………… 164
　第三节　丙型肝炎 ………………… 165
　　一、病原体 ……………………… 165
　　二、传染源 ……………………… 165
　　三、传播途径及高危人群 ……… 165
　　四、流行特征 …………………… 165
　　五、预防 ………………………… 166
　第四节　丁型肝炎 ………………… 166
　　一、病原体 ……………………… 166
　　二、传染源 ……………………… 166
　　三、传播途径 …………………… 167
　　四、流行特征 …………………… 167
　　五、预防 ………………………… 167
　第五节　戊型肝炎 ………………… 167
　　一、病原体 ……………………… 167
　　二、传染源 ……………………… 168
　　三、传播途径 …………………… 168
　　四、人群易感性 ………………… 169
　　五、流行特征 …………………… 169
　　六、预防 ………………………… 169
　测试题 ……………………………… 169
　参考答案 …………………………… 170

第十四章　心血管疾病流行病学 …… 171
　第一节　心血管疾病概述 ………… 171
　第二节　高血压 …………………… 173
　　一、高血压的分类、诊断标准和
　　　　分级 ………………………… 173
　　二、高血压的分布 ……………… 175
　　三、高血压的危险因素 ………… 177
　　四、高血压的防治 ……………… 179
　第三节　冠心病 …………………… 181
　　一、冠心病的分布 ……………… 181
　　二、冠心病的危险因素研究 …… 183
　　三、冠心病的防治策略与措施 … 186
　第四节　脑血管疾病 ……………… 187
　　一、脑血管病的分类 …………… 188
　　二、脑血管病的分布 …………… 188
　　三、脑血管病的危险因素 ……… 190
　　四、防治策略和措施 …………… 193
　测试题 ……………………………… 194
　参考答案 …………………………… 194

第十五章　性传播疾病与艾滋病流行病学
　 …………………………………… 196
　第一节　性传播疾病 ……………… 196
　　一、概述 ………………………… 196
　　二、流行概况与特征 …………… 198
　　三、流行过程 …………………… 200
　　四、预防与控制 ………………… 202
　第二节　艾滋病 …………………… 204
　　一、概述 ………………………… 204
　　二、流行概况与特征 …………… 204
　　三、流行过程 …………………… 207
　　四、影响因素 …………………… 208
　　五、预防与控制 ………………… 209
　测试题 ……………………………… 210
　参考答案 …………………………… 211

参考文献 ………………………… 212

第一章　流行病学概论

> **学习目标**
> 1. 掌握流行病学的定义和特征
> 2. 熟悉流行病学研究方法的分类及其特点、流行病学在医学中的地位和作用
> 3. 了解流行病学的学科发展史、流行病学与其他学科的关系、流行病学的学科分支

一、流行病学的定义和特征

（一）定义

流行病学（epidemiology）一词来源于希腊语，意为"加在人间的"或"在人群中发生的"事物的学问。当今可以对流行病学下这样一个定义：流行病学是研究人群中疾病与健康状况的分布及其影响因素，并研究如何防治疾病及促进健康的策略和措施的科学。流行病学的定义体现如下几点基本含义：

1. 流行病学是从人群的角度研究疾病和健康状况。
2. 它研究各种各样的疾病与健康状况，不仅限于传染病。
3. 从疾病的分布出发，揭示疾病的流行特征以及影响疾病分布的决定因素。
4. 运用流行病学的原理和方法，结合实际情况，研究如何预防与控制疾病，增进人群健康。

（二）特征

流行病学作为一门医学科学的基础学科和方法学，在其学术体系中体现出如下一些特征：

1. **群体特征**　流行病学的着眼点是一个国家或一个地区的人群的健康状况，它所关心的常常是人群中的大多数，而不仅仅注意个体的发病情况。

2. **以分布为起点的特征**　流行病学是以疾病的分布为起点来认识疾病的，即是通过收集、整理并考察有关疾病在时间、空间和人群中的分布特征，去揭示疾病在人群中发生和发展的规律，为进一步研究提供线索。

3. **对比的特征**　在流行病学研究中自始至终贯穿着对比的思想，对比是流行病学研究方法的核心。只有通过对比调查、对比分析，才能从中发现疾病发生的原因或线索。

4. **概率论和数理统计学的特征**　在描述某个地区或某个特定人群疾病发生或死亡的情况时，我们常常是用相对数，如率来反映，而不是用绝对数来表示。例如，发病率体现的是某种疾病发生的平均水平，这有助于我们认识疾病在人群中流行的严重程度。

5. 社会医学的特征 人群健康同环境有着密切的关系。疾病的发生不仅仅同人体的内环境有关，还必然受到个体所处的自然环境和社会环境的影响和制约。在研究疾病的病因和流行因素时，我们应该全面考察研究对象的生物、心理和社会生活状况。

6. 预防为主的特征 作为公共卫生和预防医学的一门分支学科，流行病学始终坚持预防为主的方针并以此作为学科的研究内容之一。与临床医学不同的是，它面向整个人群，着眼于疾病的预防，特别是一级预防，保护或促进人群健康。

二、流行病学简史

流行病学是适应人类生活和生产实践的需要逐渐发展起来的。它既来源于人类与传染病流行长期斗争所积累的科学认识和实践经验，也来源于近二百年来医学界对流行病学研究方法的发展和应用。正是这二者的结合，才逐渐形成了今天的流行病学。

早在公元前5世纪，人类就观察到一年中不同的季节存在不同的疾病流行，并认识到一些疾病具有传染性。19世纪中叶，"活的传染物"学说得到世界范围的承认，一些病原微生物逐渐地被发现。20世纪20年代以后，传染病的理论知识和实践经验逐渐丰富起来，传染病流行病学得到了较大的发展，流行病学开始成为一门独立的新学科。在传染病流行病学不断发展的同时，流行病学的研究对象开始超越出传染病的范围，逐渐涉及慢性病及所有疾病，从而逐步发展成为现代流行病学。随后，流行病学的研究范围又扩大到人群健康以及一些重要的公共卫生问题。

现代流行病学形成与发展的另一个组成部分是流行病学研究方法的发展。方法学的发展不是凭空臆造的，而是基于对各种疾病、尤其是传染病的防治实践。在流行病研究中引入对比的观点使流行病学摆脱原始的观察，初具科学的思维模式。概率论和数理统计方法的引入使流行病学的研究结果具有普遍意义。在此基础之上，流行病学自身特有的方法，如病例对照研究和队列研究以及流行病学实验研究得以形成和发展。计算机在流行病学中的广泛应用，使流行病学方法的发展有了更为广阔的前景。

总之，流行病学范畴从传染病到非传染病，由非传染病到人类健康和重大公共卫生问题，由单纯观察到流行病学实验，由定性研究到定量研究，流行病学在其发展过程中形成了自身独特的脉络。

三、流行病学研究方法

（一）观察法

其主要特点为研究对象所具有的各种特征是客观存在的，研究者不能将某种或某些研究因素随意分配给任何一个观察对象。研究者只能靠全面、客观的描述或精心设计的方案对人群现象进行分析、比较、归纳、判断，以揭示事物之间的联系。观察法相对于实验法来说，容易实施，且不存在特别的医学伦理学问题。但研究中一般会存在多种偏倚，影响结果的真实性。观察性研究的主要方法有描述性研究与分析性研究。

1. 描述性研究 描述性研究包括历史资料分析（历史回顾法）、现况研究、随访研究与疾病监测。描述性研究的主要任务是描述疾病和健康状况在人群、时间和地区的分布情况，以了解人群疾病或健康状况及其变化趋势。例如，描述人群中某种疾病的分布特征、发病或死亡与外环境或人群的某种特征（如种族、职业等）的关系。另外，描述性研究还可应用于可疑致病因素的探索及对某些人群防治措施及其效果进行评价等。描述性研究是流行病学工作者的基本任务，也是分析性研究的基础。

历史回顾法是利用现有的记录资料，对某一地区过去某个时间段的疾病或健康状况进行流行病学描述。这种研究能在较短时间里查明一个地区某疾病的流行情况。利用现有资料的分析获得所需数据，既可以补充现况资料的不足，又可为深入分析提供历史背景资料。故历史回顾法在实践中经常被流行病学工作者采用。但历史资料往往受时间限制，会出现诊断标准、方法的不一致或记录不全等问题，故应用时需予以注意。

现况研究是描述性研究最常用的方法，它是研究在特定时间与特定范围内人群中的有关因素与疾病或健康状况的关系。因此，现况研究的特点是在特定时间内调查每个人的情况。现况研究又包括普查与抽样调查两种方法。

随访研究是在现况调查的基础上，对具有某种特征的一群人进行长期地随访，观察其发展变化的情况，以探索疾病与健康的影响因素。

疾病监测是指长期地、连续地、系统地收集有关疾病与死亡动态分布和影响因素的资料，并及时上报和反馈，以便及时采取防治对策和干预措施的一种方法。疾病监测的主要特点为：①资料收集具有长期性、连续性与系统性；②监测是在常规登记报告的基础上，收集更详细的资料，资料不仅包括疾病的发生与所致死亡，还包括各种影响因素的情况；③与常规登记报告相比，监测是在较小的范围内进行，对各个环节的质量控制的要求比较严格；④有一个完整的监测系统，监测系统由监测中心与监测点组成；⑤监测点所收集的资料必须及时上报监测中心，监测中心必须及时汇总与分析资料，并将结果反馈给监测点，并定期向有关卫生部门报告监测结果；⑥疾病监测是一项系统工程，它不仅仅是监视疾病的变化趋势与影响因素，还包括制定相应的预防策略与措施并评价其效果。

2. 分析性研究　分析性研究就是在描述性研究的基础上，分析疾病和健康状态与可能的致病因素之间的关系，从而进行致病因素的筛选并形成和检验病因假说。与描述性研究不同，分析性研究的最重要特点就是在研究设计中设立了可供对比分析的两个或多个比较组。分析性研究主要分为两大类，即病例对照研究和队列研究。病例对照研究是指在疾病发生之后，以现在患有该病的病人为一组（病例组），以未患有该病但其他条件如性别、年龄与病人相同的人为另一组（对照组），通过询问、化验比较或复查病史，按其既往各种可疑致病因素的暴露史，测量并比较病例组和对照组中各因素的暴露比例，进而推断可能的致病因素或验证病因假说。队列研究是在一定范围内对未患病的人群按是否暴露于某种因素（或具备某个特征）进行分组，随访一定的时间，比较两组的发病率或死亡率，以研究某种因素或某个特征是否与某疾病的发生或死亡存在着关系。

（二）实验性研究

将人群随机分为实验组和对照组，人为地给实验组施与某种干预措施，例如某种待评价的新药、预防接种等，对照组则给予安慰剂或不给任何措施。在相同的条件下，随访并比较两组人群的结果以判断干预措施的效果。由于实验研究对象对处理因素的暴露是由研究者分配的，研究者在分配处理因素时是随机的，可以较好地控制各种潜在混杂因素的影响，因此随机对照实验研究的结论较为可靠。

（三）理论性研究

是以数学模型定量地表达疾病的流行规律，即疾病在人间流行过程中，各种因素之间的内在数量关系和疾病的理论分布。主要用于阐明疾病在人群中的流行过程、检验病因假说、设计控制疾病的措施和提出理论性预测。

四、流行病学在医学中的地位和作用

医学包括基础医学、临床医学和预防医学。长期以来，流行病学一直被认为是预防医学的一门基础学科。近年来，随着流行病学研究方法的不断发展和完善，流行病学已广泛应用于医学各个领域，为医学科学研究开辟了一个独特的方法学领域，逐渐发展成为公共卫生与临床医学所共有的一门基础学科。同时，流行病学也是一门应用学科。它不仅在传染病的防治策略和措施方面起着重要的作用，而且对病因不明的慢性病，如恶性肿瘤、心脑血管疾病等的病因研究与防治起着独特的作用。近年来流行病学在人群健康与社区卫生干预和评价方面发挥着显著的作用。

五、流行病学与其他学科的关系

流行病学作为预防医学的一门独立学科从群体水平认识疾病，而基础医学从细胞和分子水平认识疾病，临床医学从个体水平认识疾病。三者之间各有侧重，但彼此密切相连，共同构筑医学体系。

（一）与基础医学的关系

流行病学与基础医学相互促进，协同发展。在传染病流行病学中应用微生物学、寄生虫学的内容和知识，可以帮助确定传播途径、流行过程、免疫和诊断等。血清学、分子生物学和遗传学分别与流行病学结合，形成相应的血清流行病学、分子流行病学和遗传流行病学。流行病学的发展也促进基础医学的进步。Snow、Budd 分别阐明霍乱、伤寒由粪经口传播，这一认识早于霍乱、伤寒病原体的发现。

（二）与临床医学的关系

流行病学工作者需要了解疾病的临床知识以帮助诊断，并拟订、实施防治措施。疾病的报告、干预措施的落实需要临床医师的协助。临床医师在疾病的早期诊断、病因探讨、药物和治疗方法的效果评价中需要借助流行病学的方法。

（三）与其他相关学科的关系

流行病学引入概率论和数理统计方法揭示疾病发生和发展的客观规律。计算机在流行病学中的应用，不仅使流行病学的方法有了突破性的发展，而且使大规模流行病学调查的设计和资料处理分析得以顺利进行。流行病学与环境科学、动物学、生态学、社会学、心理学、管理学、放射学、气象学和地理学等许多学科有着很深的联系。

六、流行病学分支

（一）研究方法深化而形成的分支

随着流行病学研究方法的深入发展，以描述疾病分布为主的流行病学被称为描述流行病学；以病例对照及队列研究为主的被称为分析流行病学；以临床试验与社区干预为主的被称为实验流行病学；以应用数学模型探讨流行规律为主的被称为理论流行病学。以上这些分支相互依存构成流行病学的基本分支。

现场流行病学是指主要进行现场调查的流行病学研究。移民流行病学是利用移民这一特殊人群，分析环境或遗传因素对疾病影响的流行病学研究方法。

（二）与其他学科相结合而形成的分支

1. 血清流行病学　应用免疫与生化技术检测人群血清，进行研究。

2. 遗传流行病学　与医学遗传学和群体遗传学结合，利用家系、双生子、同胞等进行研究。

3. 分子流行病学　应用分子生物学技术进行流行病学研究。

4. 其他　如地理流行病学（与地理学结合）、微生态流行病学（与微生态学结合）等。

（三）研究专门临床学科而发展起来的分支

1. 临床流行病学　与临床医学结合，重点探讨临床研究的设计、测量、评价。

2. 药物流行病学　评价药物的疗效，监测药物的不良反应。

3. 非传染病（或慢性病）流行病学　包括：

（1）肿瘤流行病学。

（2）心脑血管病流行病学。

（3）其他：如精神病流行病学、围生流行病学、眼科流行病学、口腔流行病学、伤害流行病学等。

4. 传染病流行病学　传染病流行病学是从研究传染病的流行发展起来的，所以有着较完整的理论体系。

（四）研究公共卫生问题而形成的分支

1. 职业流行病学　与劳动卫生与职业卫生结合。

2. 环境流行病学　与环境卫生结合。

3. 营养流行病学　与营养卫生结合。

4. 健康流行病学　与健康保健结合。

5. 评价流行病学　与卫生项目管理结合。

流行病学是一门既古老而又年轻的学科，古老是指流行病学的历史非常悠久，年轻是指流行病学的发展迅速，其理论体系不断完善，而且不断向众多领域渗透、融合，形成新的分支。

测试题

一、选择题

1. 关于流行病学，下列哪种说法正确
   A. 从个体的角度研究疾病和健康状况及其影响因素
   B. 只研究传染病的流行和防治
   C. 只研究慢性病的危险因素
   D. 研究人群中疾病和健康状况的分布及其影响因素
   E. 只研究疾病的防制措施

2. 流行病学的主要研究方法包括
   A. 描述性研究
   B. 分析性研究
   C. 实验性研究
   D. 理论性研究
   E. 以上均是

3. 流行病学主要应用于
   A. 研究疾病的病因
   B. 评价人群的健康状况
   C. 研究疾病预防和控制
   D. 考核疾病的防制效果
   E. 以上均是

4. 关于流行病学下列哪条是不正确的
   A. 它是预防医学的基础学科
   B. 它以个体为研究对象
   C. 它可以评价药物或保健措施的有

效性、安全性问题
D. 它可以研究疾病的自然史
E. 它能为卫生决策提供依据
5. 以下哪一个不是流行病学的特征
   A. 群体特征
   B. 以分布为起点的特征
   C. 预防为主的特征
   D. 对比的特征
   E. 以治疗疾病为主的特征
6. 流行病学研究中所指的群体是
   A. 只限于一个家庭
   B. 只限于非病人
   C. 一定范围内的人群
   D. 只限于全人类
   E. 只限于病人
7. 流行病学研究对象的三个层次
   A. 病人，非病人，一般人群
   B. 疾病，伤害，健康
   C. 传染病，慢性病，伤害
   D. 身体，精神，社会
   E. 病原体，病人，一般人群

二、简答题

1. 什么是流行病学？
2. 流行病学有哪些特征？

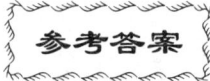

参考答案

一、选择题

1. D   2. E   3. E   4. B   5. E   6. C   7. B

二、简答题

1. 流行病学是研究人群中疾病与健康状况的分布及其影响因素，并研究如何防治疾病及促进健康的策略和措施的科学。流行病学的定义体现如下几点基本含义：①流行病学是从人群的角度研究疾病和健康状况。②它研究各种各样的疾病，不仅限于传染病。③从疾病的分布出发，揭示影响和决定疾病频率、分布的因素以及流行的特征。④运用流行病学的原理和方法，结合实际情况，研究如何预防和控制疾病，增进人群健康。

2. 流行病学的基本特征有：①群体的特征；②以分布为起点的特征；③对比的特征；④概率论和数理统计学的特征；⑤社会医学的特征；⑥预防为主的特征。

（陶秋山　胡永华）

第二章 疾病的分布

> **学习目标**
> 1. 掌握研究疾病分布的意义；主要疾病频率测量指标的概念及用途；散发、暴发、流行的概念；疾病人群、时间、地区分布的描述
> 2. 熟悉疾病频率测量指标的计算
> 3. 了解出生队列分析、移民流行病学的概念

疾病分布（distributions of diseases）是流行病学中重要的基本概念，是流行病学研究的起点。疾病分布主要回答以下三个问题：①疾病好发于或主要已发生在哪些人群；②在什么地方的人易患或已患这种疾病；③在什么时间人易患这种疾病。通过这种对疾病在不同人群、地区和时间的三间分布描述，帮助我们了解疾病流行的基本特征，以便能采取有针对性的预防措施控制疾病。同时，正确地描述疾病的三间分布，可以帮助我们发现疾病的病因线索，为进一步研究提供研究方向和途径。

疾病分布包含着"流行"和"不流行"的两个连续过程，它经常受到致病因子、环境和人群特征等社会和自然条件的影响。因而，疾病的分布是一个经常变化的动态过程。

描述疾病三间分布的方法是将流行病学调查或记录的资料按不同人群、时间和地区的特征分为相应的组别，分别计算发病率、患病率、死亡率等测量指标，然后加以比较、归纳并分析其分布规律。

第一节 描述分布的常用测量指标

为了便于相互比较，发现差异，任何分布都是用数量加以表达的。因此，必须把有关的数据转换为率和比。率，是表示某事物在总体中出现的频率，说明事物发生的频度和强度；比，则是不同事物间的比值，表示某一事物内部组成部分所占比重或不同事物间的比重。两者概念不同，故不能将两者混淆，否则将导致错误的结论。下面分别介绍常用的测量指标。

一、死亡指标

1. 死亡率（mortality rate）

死亡率表示一定地区的人群在某一时期内发生的死亡人数的频率。用公式表示为：

$$死亡率 = \frac{某期间各种原因死亡总数}{同期该人群的平均人口数} \times k \qquad (2-1)$$

式中，k 可以是 100%、1000‰、10000/万等（下同）。

死亡率是用来衡量某一时期一个地区人群死亡危险性的大小的指标。如果以年为时间单位分母中同年平均人口数可用：①该年 6 月 30 日调查人口数；②年初人口数加年终人口数之和除以 2 来代替。一般均以一年为时间单位计算死亡率。用上述公式计算的死亡率是粗死亡率（crude mortality rate）。比较不同地区或不同年代的疾病死亡率时，不宜直接用粗死亡率来比较。因为各地区人口的年龄或性别构成不同，使得不同地区或人群间的死亡率不具有可比性，必须加以调整，一般用标化死亡率比较。

2. 死亡专率（specific death rate）

死亡率可按不同病种、性别、年龄、职业等特征分别加以计算，此时的分母人口应与产生分子的人口相对应，这样计算的死亡率称为死亡专率。其计算公式为：

$$年龄死亡专率 = \frac{某年某年龄组死亡人数}{同年该年龄组人口数} \times k \quad (2-2)$$

$$性别死亡专率 = \frac{某年某性别死亡人数}{同年该性别人口数} \times k \quad (2-3)$$

$$死因死亡专率 = \frac{某年某病死亡人数}{同年人口数} \times k \quad (2-4)$$

死亡专率是一种常用指标，它可以反映不同地区或年代，不同性别或年龄某病的死亡率。一些严重的疾病如肺癌、胃癌、心肌梗死等，其死亡专率大体上能反映该病的发病情况。但对某些非致命的疾病或病程长的慢性病来说，死亡专率不能充分反映发病情况，但用这个指标在不同的地区或国家间进行比较还是很有意义的。死亡专率可提供不同人群、时间或地区某病的死亡的信息，可用于探讨病因和评价防治措施。

3. 病死率（case fatality rate）

病死率是指在一定时期内（一般为一年）患某病的全部病人中因该病而死亡者的比例。

$$病死率 = \frac{某时期内因某病死亡人数}{同期患该病的病人数} \times 100\% \quad (2-5)$$

病死率是衡量确诊疾病的死亡概率，反映疾病的严重程度和医疗水平，多用于急性传染病。

二、发病指标

1. 发病率（incidence）

发病率是指在一定时期内（一般为一年）一定人口中发生某种疾病的新病例的频数。计算公式为：

$$发病率 = \frac{一定时期内某人群发生某病的新病例数}{同期可能发生该病的暴露人口数} \times k \quad (2-6)$$

发病率是用来衡量某时期某地区人群发生某疾病的危险性大小的指标。计算发病率时，分子应是某时期内某病的新发病例数。因此，掌握判断"已病"和"未病"的手段是关键。时间单位一般是一年，但对罕见病来说，可累积数年的资料再计算；分母应是可能发生该病的暴露人口数，如因接种疫苗而获得免疫力者，理论上不应计入分母，但实际工作中不易实现，通常采用该地区该时期内的平均人口计算，此时需注明分母用的是平均人口。

发病率是一项常用且重要的指标,对死亡率极低的疾病尤为重要。常用来描述疾病的分布,通过比较不同特征人群的发病率以探索病因及评价预防和防疫措施效果等。

发病率可按病种、年龄、性别、职业等特征分别统计计算获得发病专率。发病率一般是根据病例报告来计算的,若病例报告制度不健全,病例报告漏报情况严重或诊断的标准不一致,其准确性将受到影响。比较不同地区的发病率资料时,应考虑年龄或性别结构不同,注意可比性,常用发病的标化率进行比较。

2. 罹患率（attack rate）

罹患率也是用来衡量人群中某病新发病例频数的指标。一般多用于描述小范围或短时间的发病状况,可以用周、旬、月为时间单位。适用于局部地区疾病的暴发,如食物中毒等。分子为新发病例数,分母为暴露人口数。公式表示为:

$$罹患率 = \frac{观察期间新病例数}{同期暴露人口数} \times k \quad (2-7)$$

3. 患病率（prevalence）

亦称现患率。患病率是指某个时期内现有的某病病例数与同期平均人口数之比。公式表示为:

$$某病患病率 = \frac{某期间现有某病病例数}{同期平均人口数} \times k \quad (2-8)$$

由此可见,患病率与发病率密切相关,但含义不同,不可混淆。发病率是指某一时间内某人群中发生某病的新发病例数;患病率则是指某一时期（或时点）某人群中现有某病的新旧病例总数,而不管这些病例的发生时间。

影响患病率升高的原因:①病程延长;②未治愈者的寿命延长;③新病例增加（发病率上升）;④病例迁入;⑤健康者迁出（分母变小）;⑥诊断水平提高;⑦疾病的报告率提高。

影响患病率降低的原因:①病死率高;②新病例减少（发病率下降）;③病例迁出（分子变小）;④健康者迁入（分母变大）等。

患病率（P）与发病率（I）和病程（D）的关系可用公式表示为:$P \approx I \times D$。若发病率和病程在一个长时间内是稳定的,则 $P = I \times D$。如知道式中的两个数字,即可计算第三个数字。

患病率包括时点患病率（point prevalence）和期间患病率（period prevalence）:

$$时点患病率 = \frac{某一时点现有某病病例数}{同期平均人口数} \times k \quad (2-9)$$

$$期间患病率 = \frac{某观察期间现有某病病例数}{同期平均人口数} \times k \quad (2-10)$$

时点患病率是用来测量某一时点现有某病患病情况,期间患病率则包括某病时点现患率以及一段时间（一般为一年）该病的发病率和复发率。

在添置和安排医疗设施、评价医疗质量和分配医疗经费时,患病率可提供有价值的信息;研究发病的病因时,通常选用发病率。

4. 感染率（prevalence of infection）

人感染某些传染病后,可不出现任何临床症状,但经微生物和血清学方法检验、皮肤试验等可确定其已被感染。感染率公式为:

$$感染率=\frac{受检者中的阳性人数}{受检人数}\times 100\% \qquad (2-11)$$

感染率常用于结核病、病毒性肝炎、寄生虫病等。它可估计某病的流行势态，也可为制定防治措施提供依据。

5. 续发率（secondary attack rate）

续发病例是指家庭内或托幼机构一个班内发生传染病时，在首发病例（原发病例）后于最短和最长潜伏期之间出现的患同种病的病例。计算续发率以续发病例为分子，分母为该集体接触者总数。但应将首发病例自分子和分母中剔除。

$$续发率=\frac{续发病例数}{接触原发病例的总人数}\times 100\% \qquad (2-12)$$

在计算时，除掌握确实续发病例数与接触者总数外，要弄清楚首例病例的发病日期。但在某些病如结核病，经常分不清谁是家庭中首发病例。此时，可将家庭中出现的第一例视为首发病例。

续发率可用来分析传染病的流行因素以及评价防疫措施的效果。

6. 残疾率（prevalence of disability）

残疾率是指一定时期内某一人群中实际存在的残疾人数，用以反映因残疾对人群健康状况的影响，是人群健康状况的评价指标之一。

$$残疾率=\frac{残疾人数}{调查人数}\times k \qquad (2-13)$$

7. 生存率（survival rate）

生存率又称存活率，是指患某种疾病的人（或接受某种治疗的病人），经过几年的随访，尚存活的病人数所占的比例。计算公式为：

$$生存率=\frac{随访满 n 年尚存活的病例数}{随访满 n 年的病例数（包括死亡者）}\times 100\% \qquad (2-14)$$

生存率是用来研究疾病的严重程度及评价远期疗效的指标，常用于某些慢性病如结核病、癌症和冠心病等，计算生存率须有随访制度。应用公式时应确定随访开始日期和截止日期。开始日期一般以确诊日期、出院日期或手术日期为起点，截止日期多以 5 年计算，即 5 年生存率。

应当注意：①计算某病的发病率或死亡率时，从理论上讲应以所有可能患某种疾病的人数作分母才能正确地反映发病或死亡的强度。但在实际计算时有一定的困难。例如，以麻疹发病率来评价麻疹疫苗的预防效果时，只有将该地区该时所有麻疹的易感儿童（包括目前正在患麻疹的儿童）作分母来计算发病率才是合理的。但在实际工作中，这种作法是很困难的。即使做到了，所得的数字也不够准确。计算心肌梗死死亡率时，由于该病在 40 岁前罕见，故以 40 岁及以上的人口数作分母计算死亡率比较合理。但这种作法在小数量人口方可行，而在大人群中，由于缺乏详细的人口资料，只能进行估计。这样只能用该地、该时的总人口数来代替受威胁的人口。应当说明，这是一种不得已的方法，但此法在实际工作中比较方便，而且其数量也接近实际情况；②分子应有确切的定义或标准并应当坚持始终；③计算疾病的频率时，通常是以年为时间单位，但也可根据研究者的需要另外规定时间单位。

第二节　疾病流行的强度

疾病流行的强度是指某病在某地人群中一定时期内病例数量的变化。常用的术语有散发（sporadic）、暴发（outbreak）和流行（epidemic）。

一、散发

散发是指某病的数量维持在某地人群中历年的一般发病水平，且病例在该地散在出现，病人间无相互关系。历年一般是指当地前3年该病的发病水平。这种历年的一般发病水平可因病、因时、因地而异。例如在一个20万人的城市中，每年出现5000例痢疾，可认为是一般的现象。若出现3000例伤寒病人，则不能认为是散发，而可能是流行。在普种麻疹疫苗前，在同样人口的城市中，若出现几千名麻疹病例时不足为奇，而在今日，出现相同数量的麻疹病例时，则不能认为是散发，而可能是流行。散发不能用来描述人口较少的居民区某病的流行强度。因为此时偶然因素对发病率的影响太大，致使年发病率很不稳定。所以散发是表示省、县级以上的范围内某病流行强度的指标。若小范围内（如工厂、乡、学校）发生的少数病例，可称作散发病例。

出现散发的原因：人群对该病具有一定的免疫水平，或疾病以隐性感染为主（如脊髓灰质炎），或传播途径不易实现（如斑疹伤寒），或潜伏期较长（如炭疽）。

二、暴发

在一个局部地区或集体单位中，短时间内突然出现大量的某病病人，称为暴发（outbreak）。大多数病人常同时出现在该病的最长潜伏期内，病人多有相同的传染源或传播途径。如食物中毒、幼儿园的麻疹等暴发。

三、流行

流行（epidemic）是指某地区某病的发病率明显地超过当地的一般发病率水平，是与散发相比较而言的流行强度指标。应根据不同的病种于不同的时期和不同的情况下做出判断。例如20万人口城市中出现万例伤寒病人即称为流行。对有些传染病隐性感染占感染者的大多数，当它流行时显性病例可能不多，而实际感染率却很高，称为隐性流行，如脊髓灰质炎和流行性乙型脑膜炎等疾病。

若某地出现已消灭的疾病或发生过去从未有过的疾病时，尽管规模不大亦可称流行。

当某病流行时，出现跨国界、州界时，称为大流行（pandemic），如流感的世界大流行。

第三节　疾病的人群分布

疾病的发病率常随人群的性别、年龄、职业、种族及人群的行为等人的生物学和社会学特征不同而有差异，探讨这种差异有助于提供病因线索并帮助我们确定不同疾病的危险人群。

一、性别

描述疾病在不同性别人群中的分布，一般是比较男女的发病率、现患率和死亡率，也有用性别比来粗略表示的。探讨性别之间率的差异有助于探索致病因素。

疾病在性别间的分布差异是明显的。由于暴露机会不同及生理差异，血吸虫病、钩端螺旋体病等男性明显高发，胆结石、胆囊炎等则女性发病率明显高于男性。

1990—1992年在我国癌症死亡率中，除乳腺癌、宫颈癌外，膀胱癌、胃癌、肝癌、肺癌等两性均可患的疾病，均男性明显高于女性（表2-1），提示上述疾病与性别有联系，或许与遗传、内分泌平衡、环境以及生活方式有关。如肺癌，云南个旧锡矿是高发区，男女性别比为13.23∶1，而云南宣威地区则为0.91∶1。前者因为个旧锡矿暴露多为矿工，后者可能与燃煤污染有关。表明与暴露于致癌因子的几率不同有关。

表2-1 中国恶性肿瘤按部位分类的前10位肿瘤的死亡率（1/10万）及构成

位次	男女合计			性比	男			女		
	肿瘤名称	死亡率(1/10万)	构成(%)		肿瘤名称	死亡率(1/10万)	构成(%)	肿瘤名称	死亡率(1/10万)	构成(%)
1	胃癌	15.41	23.03	2.06	胃癌	20.93	26.11	胃癌	10.16	18.72
2	食管癌	14.95	22.34	2.00	食管癌	19.68	24.55	宫颈癌	9.98	18.39
3	肝癌	10.09	15.08	2.59	肝癌	14.52	18.11	食管癌	9.85	18.15
4	宫颈癌	5.06	7.56	—	肺癌	6.82	8.51	肝癌	5.61	10.34
5	肺癌	4.97	7.43	2.13	肠癌	4.08	5.09	肺癌	3.20	5.90
6	肠癌	3.54	5.29	1.35	白血病	2.79	3.48	肠癌	3.03	5.55
7	白血病	2.52	3.77	1.26	鼻咽癌	2.49	3.11	乳腺癌	2.61	4.81
8	鼻咽癌	1.88	2.81	1.96	脑瘤	1.43	1.78	白血病	2.23	4.11
9	乳腺癌	1.34	2.00	0.02	淋巴瘤	1.35	1.68	鼻咽癌	1.27	2.34
10	脑瘤	1.25	1.87	1.34	膀胱癌	0.80	1.00	脑瘤	1.07	1.97

（资料来源：《中国恶性肿瘤死亡调查研究》，人民卫生出版社）

表2-2是美国各种原因的死亡率性别比值，从表中可见，死亡率均为男性高于女性，甚至新生儿期的先天畸形也是男婴死亡率高于女婴。

表2-2 美国15种主要死因年龄调整死亡率性别比值

死因	男女死亡率比值
各种死因	1.80
慢性阻塞性肺部疾患	3.10
意外死亡	2.96
慢性肝病和肝硬化	2.19
心脏病	2.01
肺炎和流感	1.86
肾炎、肾病综合征、肾病	1.58

续表

死因	男女死亡率比值
恶性肿瘤	1.51
败血症	1.40
动脉硬化	1.29
脑血管病	1.19
先天畸形	1.15
糖尿病	1.04

（引自 Mausner，有修改）

二、年龄

年龄是人群分布中最重要的因素，几乎所有疾病的发病率或死亡率均与年龄有关。

年龄对死亡率有明显的影响。图2-1为我国1973—1975年城市与农村年龄组死亡率曲线。从图中可见，曲线呈近似"U"形，0岁组高，10～14岁组最低，15岁及以后各年龄组死亡率随年龄增长而递增。

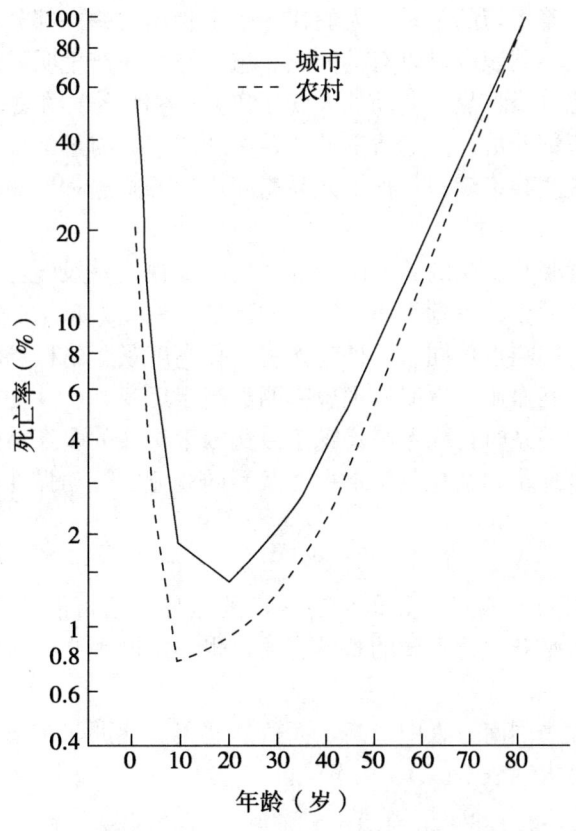

图 2-1　我国 1973—1975 年城市与农村年龄组死亡率

引自：《流行病学（第三版）》，人民卫生出版社，1981

大多数疾病在不同的年龄组其发病率不同。婴幼儿易患急性呼吸道传染病；麻疹、百日咳、白喉、腮腺炎等病的发病率以儿童为高；血吸虫病、钩端螺旋体病的发病率以青壮年为高；癌症、冠心病和脑血管病等发病率则随年龄增加而升高。

在比较不同人群的发病率或死亡率时，要考虑年龄构成的差异所造成的现象。此时，可用调整后的发病率或死亡率进行比较，以免导致错误的结论。

疾病年龄分布的分析方法主要包括横断面分析和出生队列分析。横断面分析（cross sectional analysis）是指对不同年龄组的发病率、现患率或死亡率进行分析，主要用于传染病，可以说明同一时期不同年龄发病率或死亡率的变化和不同年代各年龄组发病率或死亡率的变化，但不能反映不同年代出生者各年龄组的发病和死亡趋势。特别是对于一些慢性病，因为慢性疾病的暴露时间距发病时间可能很长，而且致病因子在不同时间其强度也可能有差异。如果用横断面分析方法，就不能正确反映致病因子与年龄的关系。此时用出生队列分析就能纠正这一缺点。将同一时期出生的人划归一组称为出生队列。对同一年代出生的人群队列在不同年龄段某病的发病率或死亡率进行观察，利用出生队列资料将疾病年龄分布和时间分布结合起来描述的一种方法称为出生队列分析（birth cohort analysis），它适用于慢性病，有助于探索年龄、所处时代特点和暴露经历三者在疾病的频率变化中的作用。

三、职业

职业与许多疾病有着密切的关系。人们在一生中相当大的一部分时间是在一定条件下从事某种职业劳动，所以不同职业可以对其健康、患病与死亡产生明显的影响。这种影响可因暴露于不良的物理环境（冷、热、变动的大气压等）、各种化学物质、噪声或由职业而导致的紧张所引起，如牲畜饲养员、皮毛清洗员、兽医和屠宰员因经常接触有病动物及皮毛，易患布鲁菌病、炭疽等人畜共患病；石棉工人易患间皮瘤、肺癌和胃肠道癌；生产联苯胺的工人易患膀胱癌。

由职业而引起的紧张与疾病的关系已受到人们的重视。一般而言，紧张是难以定量测量的，而且因不同的人对紧张的感觉不同，同样的环境，一些人感觉非常紧张，另一些人却无所谓，所以紧张对人的影响也不同。国外有人将工作高度紧张的机场塔台指挥员的疾病史与对照组比较，发现前者高血压、胃溃疡现患率明显高于后者。

探讨职业与疾病的关系时，除考虑暴露于致病因素机会的多寡与劳动条件外，还要考虑劳动者所处的社会经济地位和文化卫生水平以及不同职业的劳动强度和精神紧张因素。

四、种族

不同的疾病在不同的种族间的分布呈现一定的差异。这可能与不同种族间的遗传、生理、风俗习惯、卫生水平和文化素质的差异有关，也与不同种族的居住地的自然和社会环境有关。

鼻咽癌的发病率在中国南方人中最高，而侨居北美、澳洲、东南亚的华侨和华裔的鼻咽癌发病率也远高于当地人（表2-3）。

表 2-3　部分国家和地区的鼻咽癌发病率（1/10万）（按世界人口构成调整）

国家和地区	年代	男	女
美国加利福尼亚	1969—1973		
中国人		19.1	6.4
白人		0.7	0.3
黑人		1.1	0.3
美国夏威夷	1968—1972		
中国人		10.3	5.1
夏威夷人		4.4	1.6
哥萨逊人		1.0	0.9
新加坡	1968—1972		
中国人		18.1	7.1
马来西亚人		4.8	0.6
印度人		0.9	0.0

（引自《流行病学进展（第一卷）》，1981，p166）

五、行为

现代研究已经证明不良生活方式对人类的健康与疾病有明显的影响。吸烟不但是肺癌的最重要危险因素，而且也与喉癌、食管癌、肝癌和膀胱癌有关，且有剂量反应关系存在。在冠心病、慢性阻塞性肺部疾患和消化道溃疡等疾病中，吸烟也是危险因素之一。艾滋病与高危性行为和吸毒有关。

第四节　疾病的地区分布

地区的自然环境和社会生活条件对疾病的发生产生影响。但解释这种现象是颇为复杂的。研究疾病的地区分布可按国家、洲为单位划分，在一个国家内可按省、县或更小的行政单位划分，或按不同的自然地理条件来划分，如按山区、平原、草原、森林和湖泊等由自然地理条件所形成的地区划分。不同地区因其具备某些特殊的环境和气候条件，如湿度、温度、降雨量、高度、土壤中微量元素含量或供水量而影响某些病的发病率。生活在这样条件下的人群也有其特殊的风俗习惯和遗传特征。此外，自然地理条件也能影响人群的经济活动、交通条件和文化水平。在解释疾病的地区分布时，自然地理条件相比较行政单位更有用。当然，使用行政单位划分可得到完整的人口学和疾病发生、死亡的资料，便于分析比较。由于不同疾病的流行特征不同，研究时应根据具体情况来划分地区范围。

一、疾病在国家间和国家内的分布

有些疾病只发生在世界上的某些地区，如黄热病局限于南美和非洲，这与埃及伊蚊的分布相一致，野鼠型出血热只发生在特定的野生动物宿主中，日本国内无黑线姬鼠存在，所以在日本不发生野鼠型出血热。

有些疾病遍及世界各地，但发病率、死亡率各异。肝癌在亚洲、非洲常见，乳腺癌、肠癌在欧洲、北美多见。欧美各国冠心病死亡率远高于我国和日本，而我国和日本的脑卒中死亡率高于欧美各国，如图2-2和图2-3所示。

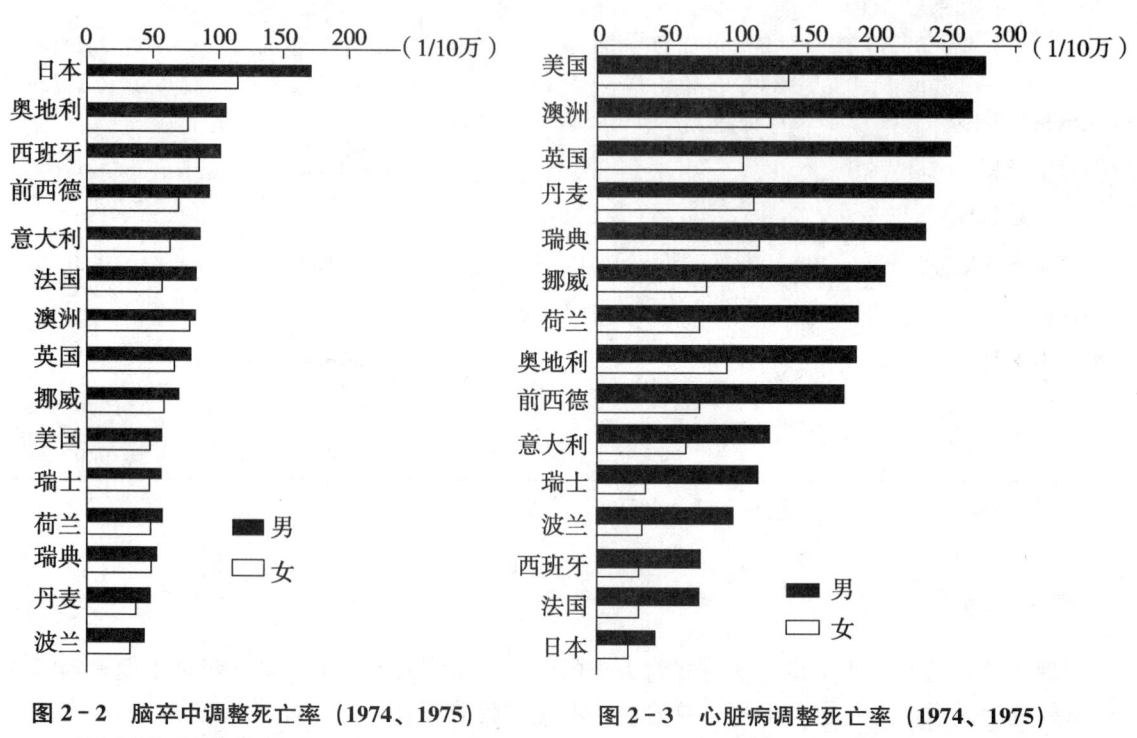

图2-2　脑卒中调整死亡率（1974、1975）
（World Health Statistics Annual，1978）

图2-3　心脏病调整死亡率（1974、1975）
（World Health Statistics Annual，1978）

即使在一个国家内，不同地区（省、市）间疾病的发病率的差异也很明显。如血吸虫病发病分布局限于我国南方；克山病呈现自东北向西南一宽带状分布；鼻咽癌多见于华南各省，以广东发病率最高，而发病又集中于广东的肇庆、佛山和广州三个地区。胃癌多见于华北、西北和东北，食管癌则以太行山两侧的河南、山西和河北多见。

二、疾病的城乡分布

许多疾病表现出明显的城乡差异的地区分布，在中国这个分布特点尤为明显。城市人口多、密度大，交通发达、居住拥挤，人们的交往频繁，这些利于呼吸道传染病的传播，如水痘、流感、百日咳、流行性脑脊髓膜炎等疾病易于在大、中城市中流行。在卫生设施完善，管理健全的城市中，肠道传染病受到一定程度的控制。反之，则肠道传染病易于流行。另外，城市是工业集中的地区，环境污染比较严重，这对慢性病的患病率很有影响。据调查，城市的高血压患病率高于农村。

相反，农村人口密度低，交通不便，人们交往较少，环境闭塞，呼吸道传染病不容易流行，有些偏僻的村庄可多年没有水痘、麻疹等病。若一旦传入，则可在村内迅速蔓延，引起流行。此时，可能出现年龄较大的人发病的现象。此外，农村卫生条件差，肠道传染病如痢疾、伤寒容易流行。血吸虫病、钩虫病以及虫媒传染病发病率均明显高于城市。

值得注意的是，随着我国改革开放政策的实施，农业经济发展，农村剩余劳动力不断流入城市，加速了城市与农村之间的交流，导致农村常见传染病、寄生虫病传入城市，城市的某些传染病也易于传向农村，将会对疾病的城乡差异分布产生影响。

三、发病的聚集性（clustering）

研究某种疾病发病的地区分布往往可为探索该病的病因提供重要的线索，例如英国医生John Snow通过标点地图法的调查分析证明了霍乱是由水传播的假设，尔后他又调查分析了伦敦霍乱流行时各地区死亡率与不同的自来水公司供水的关系。表2-4表明伦敦霍乱流行期间南沃克公司和兰伯公司两家自来水公司供水地区霍乱死亡率的差别。从不同供水区的死亡率可看出饮前者水的人患霍乱的危险远高于后者的供水用户。

表2-4 伦敦两自来水公司供水区的霍乱死亡率分布

供水公司	1851年人口数	霍乱死亡数	死亡率（‰）
南沃克	167 654	844	5.0
兰伯	19 133	18	0.9
两公司混合	300 149	652	2.2

（资料来源：钱宇平．《流行病学实例》，1984）

北京医科大学连志浩等曾于1973年调查了甘肃某地疑为脊髓灰质炎的"下肢麻痹症"流行情况。该病除在临床症状和体征与脊髓灰质炎不同外，在流行病学上尚有以下特点：①病例集聚在一个自然村庄，邻近的三个村完全不发病，病例呈灶状分布，说明没有传播给邻居的现象；②所有病例均查不出传染病接触史；③发病与水源无关；④发病时间高度集中，大部分病例发生在8月中下旬和9月上旬。综合上述各项流行病学特点，有理由认为这种麻痹症不是传染病，可以排除医务人员原先怀疑的脊髓灰质炎，而可能是某种中毒性疾患。后经进一步的流行病学调查、临床检验、治疗和动物实验，证实了这种"下肢麻痹症"是山厘豆中毒所致。

四、描述疾病地区分布时常用的术语

1. **地方性疾病** 当一种疾病局限于某些特定地区的人群中相对稳定且经常发生，无需自外地输入传染源，称为地方性疾病。

2. **外来性和输入性** 是指本国或本地区从前没有此病或以前虽有此病，但已被消灭，目前的病例是从国外或外地传入或输入的，故称这类疾病为外来性或输入性疾病。一般习惯于将从国外传入的疾病称为外来性疾病。

第五节 疾病的时间分布

研究疾病的人群和地区分布，还要考虑疾病随时间变动而发生的变化。因为流行病学指标的意义均是以一定时间为条件的，离开了时间因素，就无法判断指标的现实价值。在一定时间内，疾病发病率是不断变化的，这种情况在传染病发病上较为突出。短期内一些慢性病

的发病率可呈稳定状态，但若经长期观察，也可获得发病率变动或变动趋势的资料。

疾病的时间分布分为四种情况：

一、短期波动

疾病的短期波动是指某时点的流行或暴发。暴发一词常用于具体的小人群，短期波动或时点流行往往用于较大数量人群，如伤寒、痢疾和食物中毒等。此种原因多为由于许多人在短期内接触同一致病因子所致，由于潜伏期不同，发病有先后之分，大多数病例发生日期在疾病的最长和最短潜伏期间，即常见潜伏期内。发病高峰与该病的常见潜伏期基本一致。由此，可从发病高峰推算暴露日期，从而发现其原因。非传染病也可有短期波动或暴发现象。如 1972 年 7～10 月间上海市桑毛虫皮炎的暴发，有的单位罹患率达到 51.1%。

二、季节性

有些疾病尤其是传染病的发病呈现出每年在一定的月份增高的特点，这一现象称为季节性。如流行性脑脊髓膜炎发病高峰在每年的 1～4 月间。细菌性痢疾在我国终年均可发生，但呈现夏秋季发病高峰，南方稍早，北方稍晚。非传染性疾病发病的季节性不明显，但个别疾病如脑血管疾病冬季多发生。

研究疾病的季节性，可使我们了解其流行特征，探索影响流行的因素并进而采取有效的预防措施。如上海医科大学流行病学教研室在分析上海市 1950—1958 年伤寒、副伤寒发病资料时，发现 1950—1954 年上海市伤寒发病率每年有两个高峰，一个在 4～6 月间，占全年发病数的 40%～70%，以儿童为主；另一个高峰在 7～8 月间，以青壮年为主。经过流行病学调查，证实前一高峰是由于 3～5 月间大量受地面水污染的荸荠所致。1955—1959 年间逐步加强了食品摊贩的卫生管理，故自 1959 年起，上海市伤寒 4～6 月间发病高峰即行消失。

疾病的季节性变化的原因颇为复杂。目前除对一些虫媒传染病的发病季节性有了比较清楚的认识外，有许多现象尚无满意的解释。各种气象条件，媒介节肢动物、野生动物和家畜的生长繁殖和习性、居民的活动、风俗习惯、生活方式、生产条件及文化卫生水平等都能影响发病的季节性。

三、周期性

疾病的周期性是指经过一定的年限后，疾病就发生规律性变化的现象。经常呈现周期性流行的多见于呼吸道传染病，如白喉、麻疹，由于有了有效的预防接种措施，改变了其周期性流行的特点。严格地讲，季节性也是一种周期性表现。

呈现周期性流行的大多数是呼吸道传染病。在自然条件下，呼吸道传染病流行并不是在所有易感人群全部感染后才告中止，而是当一定比例的易感人群被感染并获得免疫后，疾病的流行趋势即行减弱，此时发病水平较低。间隔一定时间后，当易感人群累积到一定比例后，再次导致疾病的流行。影响两次流行间隔年限长短的因素很多，主要有上次流行后易感者在该人群的比例和新易感者的累积速度和数量。

造成疾病周期性变化的原因有：①有足够的易感者，且缺乏有效的预防措施；②易于实现的传播途径；③病后可形成稳固的免疫力；④病原体的变异速度。

四、疾病的长期变异趋势

疾病的长期变异趋势是指某种疾病经过一段时间后，其临床表现、发病率或死亡率发生变化或它们同时发生的变化。例如近40~50年来，猩红热的发病率和死亡率均有明显的下降，重症病人的比例减少，轻型和不典型病例的比重增多。麻疹过去以婴幼儿为高发人群，随着预防接种麻疹疫苗的成功，其发病年龄向大年龄组推移。根据我国卫生部主持的1959年、1979年和1991年三次高血压患病率抽样调查结果，1959年到1997年，高血压患病率上升了127%！这表明我国高血压的患病率呈现明显的上升趋势。

产生疾病长期变异的原因有：病因或致病因素发生了变化，这是疾病长期变异的主要原因，如传染病的抗原型别发生变异，以及病原体毒力、致病力的变异和机体免疫状况的改变也是传染病发生长期变异的主要原因。此外还有疾病诊断与治疗水平的变化，疾病登记报告制度的完善，疾病分类标准的变化等。

研究疾病长期变异趋势的主要困难有：①疾病的诊断标准前后不一致；②治疗措施的进步；③资料累计不全等。

第六节　疾病的人群、地区、时间综合分布

前面分别叙述了疾病的人群、地区和时间分布的有关问题，这只是为了叙述的方便，在实际中常常是进行三间分布的综合分析，从而提供病因线索。

移民流行病学（migrant epidemiology）就是一例。它是将疾病的地区、时间和人群分布情况综合起来加以分析，进而确定环境因素和遗传因素对人群健康的影响。当某些人群移居于他国或他地，其生活环境和条件及疾病谱与本国或本地不同。经过若干年后，研究这些人群的疾病分布情况，就可以提供不同地点、时间中移民的发病资料，从中可以获得有关遗传因素和环境因素影响疾病发生的有价值的信息，为探索病因提供线索。如胃癌在日本高发，而在美国低发。在美国的日本移民后代其胃癌发病、死亡率均明显低于本土居民，说明环境因素对胃癌作用很大。

中国人尤其是广东人，鼻咽癌发病率明显高于其他地区居民。为了了解鼻咽癌病因中的环境因素与遗传因素的作用，中山医科大学曾对定居在广州市的外省人和对定居在上海的广东人进行了调查。如表2-5所示，结果发现广州市广东人（东山区居民）的鼻咽癌年平均死亡率高于外省人。说明外省人虽迁居广州多年，但其鼻咽癌死亡率仍低于广州市本地居民。比较定居上海虹口区的广东籍人以及上海虹口区、南市区居民和同期广州市越秀区居民恶性肿瘤死亡资料，如表2-6表明广东籍居民鼻咽癌死亡率高于虹口区和南市区居民，而低于越秀区居民的死亡率。根据以上资料，在研究鼻咽癌病因时，除考虑自然因素外，遗传因素是很重要的。但由于广东人和外省人的生活习惯不同，有些人员定居上海多年，尚有不少人至今仍保留着广东人的饮食习惯，这些因素是否与鼻咽癌发病有关，尚待进一步研究。

表 2-5 外省人与东山区居民恶性肿瘤死亡率（1/10 万）

肿瘤名称	外省人	东山区居民
肝癌	19.1	18.4
胃癌	11.8	10.2
食管癌	6.4	6.3
子宫癌	4.6	5.5
鼻咽癌	3.6	10.9
乳腺癌	3.6	2.6
白血病	2.7	2.6
其他	6.4	12.3

表 2-6 定居上海虹口区的广东籍人与上海虹口区、南市区居民及广州越秀区居民恶性肿瘤死亡率（1/10 万）

肿瘤名称	上海虹口区广东籍人	虹口区居民	南市区居民	越秀区居民
胃癌	24.7	28.9	30.2	8.5
肝癌	19.8	31.0	19.2	17.8
鼻咽癌	7.1	2.7	2.4	9.2
食管癌	6.6	14.9	17.8	4.5
乳腺癌	4.4	3.9	3.4	3.1
子宫癌	3.8	5.7	6.7	5.3
白血病	3.3	3.2	4.0	2.7
其他	26.3	18.4	19.2	15.0

（表 2-5、表 2-6 引自《流行病学》，北京医科大学流行病学教研室编写，1988）

应当指出，移民是由不同的各种原因移居外地或外国的，移民的年龄、性别、职业、文化水平和社会经济构成与原居住地或原居住国的人群不完全相同。因此，不能等同于原居住国居民。而移居到外地或外国后，个体之间的工作条件和生活环境的差别亦较大，这样在解释移民疾病的研究结果时不能不受到一定的限制。虽然如此，研究移民人群的某些疾病分布的变化，对阐明环境因素和遗传因素对发病的影响尚有一定的价值。

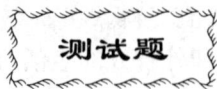

测试题

一、名词解释

1. 暴发
2. 地方性疾病
3. 短期波动
4. 罹患率

二、选择题

1. 下列哪种说法是正确的
   A. 发病率和患病率是一样的
   B. 现患率和患病率是不一样的
   C. 患病率指一定时期内特定人群中发生某病的新病例的频率
   D. 发病率指某特定时期内人口中新旧病例所占的比例
   E. 发病率的分母中不包括具有免疫力和现患病而不会发病的人

2. 疾病的三间分布包括
   A. 年龄、性别和种族
   B. 职业、家庭和环境
   C. 国家、地区和城乡
   D. 短期波动、季节性和周期性
   E. 时间、地区和人群分布

3. 罹患率可以表示为
   A. （观察期内的病例数÷同期平均人口数）×100％
   B. （观察期内的新病例数÷同期暴露人口数）×100％
   C. （一年内的新病例数÷同年暴露人口数）×100％
   D. （观察期内的新病例数÷同期平均人口数）×100％
   E. （观察期内的新旧病例数÷同期暴露人口数）×100％

4. 满足患病率＝发病率×病程的条件是
   A. 在相当长的时间内，发病率相当稳定
   B. 在相当长的时间内，病程相当稳定
   C. 在相当长的时间内，患病率相当稳定
   D. 在相当长的时间内，当地人口相当稳定
   E. 在相当长的时间内，发病率和病程都相当稳定

三、简答题

1. 影响患病率升高的原因有哪些？
2. 什么是移民流行病学？

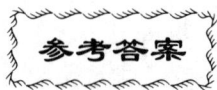

参考答案

一、名词解释

答案（略）

二、单选题

1. E   2. E   3. B   4. E

三、简答题（只提供答案要点）

1. 影响患病率升高的原因包括：①病程延长；②未治愈者的寿命延长；③新病例增加（发病率上升）；④病例迁入；⑤健康者迁出（分母变小）；⑥诊断水平提高；⑦疾病的报告率提高。

2. 移民流行病学是将疾病的地区、时间和人群分布情况综合起来加以分析，进而确定

环境因素和遗传因素对人群健康的影响。当某些人群移居于他国或他地，他们的生活环境和条件及疾病谱与本国或本地不同。经过若干年后，研究这些人群的疾病分布情况，就可以提供不同地点、时间中移民的发病资料，从中可以获得有关遗传因素和环境因素影响疾病发生的有价值的信息，为探索病因提供线索。

（唐　迅　曹卫华）

第三章　病因和病因推断

> **学习目标**
> 1. 掌握流行病学的病因定义、病因推断的方法与准则、形成病因假设的方法、病因的推断准则
> 2. 熟悉病因的因果作用模式、病因寻找指南、流行病学病因推断的基本过程、统计学关联与因果关联
> 3. 了解病因学的发展简史、病因的逻辑分类、病因作用的联接方式

　　流行病学研究中的许多问题都是围绕着病因和病因推断的问题而展开的，因此病因学研究是流行病学的一个重要内容。一般地说，"病因"是指能够导致疾病发生的直接或间接因素。在医学研究领域，随着人们对疾病认知的不断提高，病因的定义也是一个不断发展变化的概念。20世纪50年代以来，流行病学在研究中逐步确立了符合自身发展需要的现代病因观念，建立起了相应的病因关系模式和一套严谨的病因推理方法和判定准则。

第一节　病因的概念与病因模式

　　病因问题首先是一个哲学问题，它属于认识论中因果关系的范畴。了解哲学上的因果观念将有助于理解流行病学的现代病因观念。

一、哲学上的因果观

　　哲学上有两种根本对立的因果观，即决定论和非决定论（概率论）。决定论的因果观念认为因果联系是一种"必然性"，即确定的原因导致确定的结果，其论断的逻辑形式是"如果条件 A 出现，则结果 B 也必然会随之出现"，例如感染 HIV 病毒（条件 A）与患 AIDS 病（结果 B）。概率论的因果观念则认为因果联系是一种"或然性"，即确定的原因导致不确定的结果，其论断的逻辑形式是"如果条件 A 出现，则可能会出现结果 B"，例如：跌倒（条件 A）与骨折（结果 B）；吸烟（条件 A）与肺癌（结果 B）。

　　近年来，在流行病学研究中人们普遍采用的是非决定论的因果观念，这是由于概率统计学在发展和应用中解决了许多实际问题，因而概率论的因果观在科研实践中逐渐被广泛接受。通常为了避免争议，也可以将决定论的因果关系视为非决定（概率）因果论中概率等于 1 的特例。现代流行病学的病因定义就是基于上述的概率因果观念而提出的。

二、流行病学的病因定义

早期流行病学的病因与普通医学的病因的概述基本一致。现代的流行病学病因观是20世纪80年代美国的流行病学家Lilienfeld首先提出来的，他将病因定义为："那些使人们发病概率增加的因子，就可以认为有病因关系存在，当它们中的一个或多个不存在时，疾病频率就会下降。"因此，流行病学中的病因观是符合前述的概率论因果观的。

三、病因学的发展简史

人类的医学史也是一部人类探索各种疾病病因的发展史，历史上许多重大的医学历史事件同病因学研究中的突破性进展有重要关系。按照病因学历史的发展进程，可以将其分为以下几个阶段：

（一）病因认识上的蒙昧时期

可以想象，人类对病因的探索的历史可能要远远早于医学产生的历史。在史前时期，人类就有可能基于生物进化中的"趋利避害"的普遍法则对一些疾病的病因有所认识。例如，早期人类的"择洞穴而居"不仅是为了躲避野兽的袭击，同时还可以免受风吹、日晒、雨淋等"病因"的困扰。另外，火的使用使人类结束了"茹毛饮血"的生活习惯，这种生活习惯显然会减少一些传染性疾病的发生，普遍增强人的体质。

不过，在语言和文字产生之前，人们对病因的认识显然只能以个体的主观经验为主，由于这些个体经验不能借助于文字的形式而得以积累，所以最终不能形成系统化的病因知识体系。因此，在人类文明开始之前的这一段历史时期是病因学发展史上的蒙昧期。

（二）唯心主义病因观时期

在人类社会进入文明时期以后和古代医学产生之前的一段历史时期，人们常将疾病归因于鬼神或天意。另外，在各种宗教中也往往将病因看作是"罪孽"的化身，即使是在科学十分发达的当今社会，这种唯心主义病因观念并未从根本上消失。从历史唯物主义的高度来看，当时的这种病因观念也是病因学发展史上的一个重要阶段。

（三）朴素唯物主义病因观时期

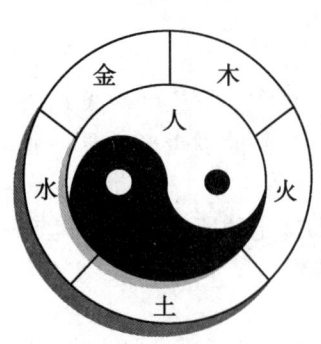

图3-1 中国古代的阴阳五行病因模式

随着文明程度的不断提高，人类在同疾病的斗争中也逐步积累了许多宝贵的经验和知识，在此基础上产生了古代医学。我国古代的中医理论将疾病与外环境中的物质———金、木、水、火、土等联系起来，形成了"阴阳五行"学说，它认为人体的健康的本质是一种阴阳上的平衡和五行各要素间存在的一种相生相克的对立统一关系（图3-1）。公元前5世纪希波克拉底（Hippocrates）的著作中也反映了相似的朴素唯物主义病因观。

（四）生物学的决定论病因观时期

随着19世纪末期微生物学的出现和发展，许多传染性疾病的病原体先后被发现，在此基础上逐步形成了生物学的决定论病因观。首先产生的是"特异病因学说"，即每一种疾病必定由某种特定的病原物引起，如结核的病原物为结核杆菌。这一时期病因观的特点是主要考虑生物学致病因素的单一病因论，它忽视了社会和环境等因素对疾病的影响作用。

（五）生态学的多病因观时期

随着医学科学的进一步发展，上述的决定论的病因观在实践中遇到了较大的障碍，即人们在实践中发现疾病的产生并不单纯依赖特异的病原物，还与外界环境和人的自身免疫状况有关。例如，在结核病的发生过程中，除了特异的结核病原物外，人的居住条件、膳食条件、免疫状况等因素也起着重要的作用。在此基础上产生了三角病因模式和轮状病因模式等新的病因观念。特别是20世纪后期流行病学病因观念的提出更加丰富了病因研究的内容，使人类对疾病和健康的认识在深度和广度上都有了极大地提高。

四、病因的因果作用模式

病因的因果作用模式简称病因模式，它用图形的方式来表达病因与疾病相互作用的框架和路径。病因模式与病因概念有重要联系，随着病因概念的发展，历史上先后出现过许多不同的病因模式，下面主要介绍目前具有代表性的一些因果模式：

（一）生态学病因模式

这是一种基于生态学观念的多病因模式，现代医学中比较系统的生态学病因模式主要有以下三种：

1. 病因三角模式　该模式是在传染性疾病的研究过程中被提出来的。其主要特点是在一个等边三角形上，病原物、宿主及环境各占一角（图3-2Ⅰ）。它的主要优点是：充分考虑到了环境因素在疾病发生中的重要作用，比单一病因论有较大的进步，有助于人们对疾病发生条件的进一步认识。其缺点是三种因素等量齐观，有失偏颇。另外，这种病因模式也不适用于多病因的慢性疾病。

2. 轮状模式　与上述三角病因模式相比，轮状模式将环境又分为生物、理化和社会环境，宿主还包括遗传内核，并且各种因素分别被置于层次不同的圆环之中（图3-2Ⅱ）。另外，轮状模式各部分的相对大小可随不同的疾病而有所变化，如在胰岛素依赖型糖尿病中遗传核较大，而在麻疹中宿主（免疫状态）和生物环境（空气传播）部分较大。虽然该模式也不十分完善，但它仍是当前流行病学研究中应用最广泛的模式之一。

3. 现代生态学病因模式　上述三角病因模式和轮状模式都是以个体为基础建立起来的，并不完全符合现代流行病学和公共卫生研究中的群体观点。近年来，随着生态大众健康观念的提出，现代的生态学病因模式多以群体为中心构建（图3-2Ⅲ），在此基础上将各种因素展开并标明其相互关系，就可以构建出复杂的生态学病因网络模式。

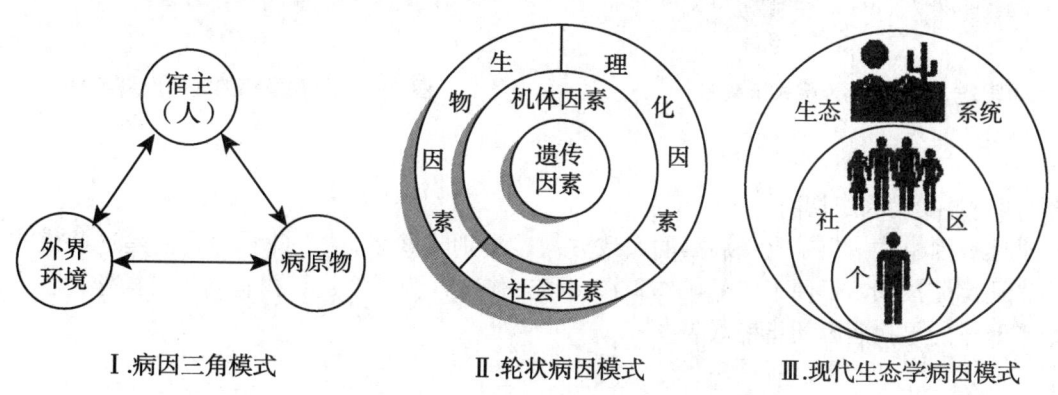

Ⅰ.病因三角模式　　Ⅱ.轮状病因模式　　Ⅲ.现代生态学病因模式

图3-2　不同种类的生态学病因模式示意图

（二）疾病因素模式

疾病因素模式在病因分类上相对比较清晰，在实践中有较强的可操作性，具有实践上的指导意义。其主要特点是将疾病的危险因素分为内外两个层次：外围的远因和致病机制的近因（图3-3）。外围的远因包括社会经济、生物学、环境、心理行为和卫生保健等五大类主要因素。内层的近因主要是指与发病直接相关的医学生物学因素，如致病基因、生理性缺陷或病理性改变等。

（三）病因网络模式

根据生态学模式或疾病因素模式提供的框架可以寻找多方面的病因，这些致病因素相互之间可能存在十分复杂的联系。一些因素是一系列有因果关系的事件，它们可以按照时间上的先后顺序联接起来构成一条病因链（chain of causes）；而不同的病因链上的因素之间也可能会存在因果联系，如果再将多个病因链上有因果关系的这些因素联接起来就可以形成一种网状结构，这种结构模式就是病因网络模式（web of causes）。该模式的最大特点之一就是它能够提供因果关系的完整路径（通径），更接近客观实际情况。因此，如果需要对病因做系统探索，就必须建立相应的病因网络模式，这样才能够进行全局的观察而不失之偏颇。

例如：肝癌的病因网络可以看成由三条主要病因链交错形成，三条病因链的起始端分别为乙肝病毒感染、黄曲霉毒素污染食品和饮水中的藻类毒素，这些因素又分别与社会、环境和卫生保健等因素相互联系构成网络（图3-4）。

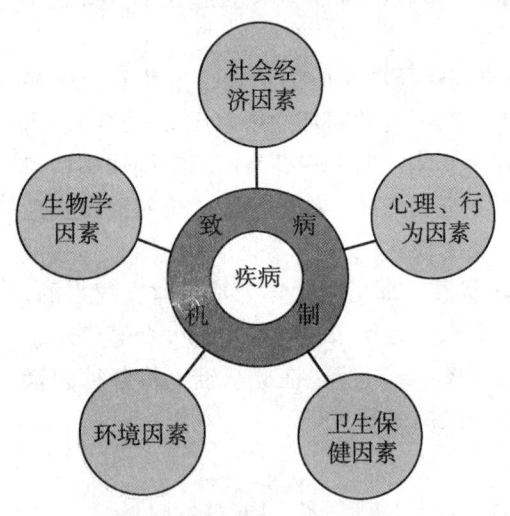

图3-3　疾病因素模式示意图

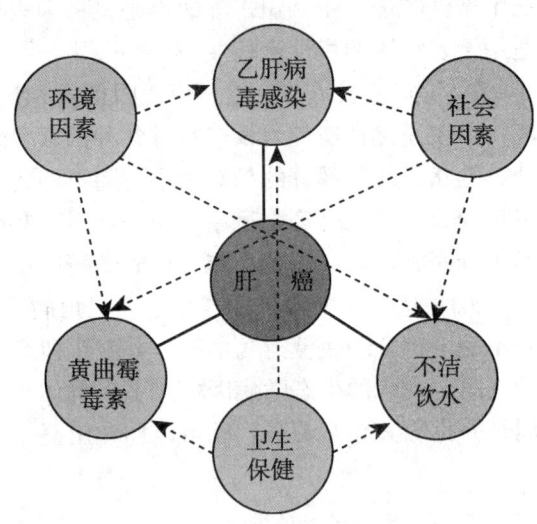

图3-4　肝癌发病的病因网络示意图

（四）寻找病因的指南

上述病因模式指出了寻找病因的大致方向、类别或联系方式（网络），但是这些模式相对而言还比较抽象，不便于实际操作。在实际工作中，为了增加寻找病因的可操作性，人们总结了具体的寻找病因的指南（表3-1）。

表 3-1　病因寻找指南

1. 宿主因素	（1）先天因素	性别、遗传（染色体、基因）、出生缺陷等
	（2）后天因素	年龄、生长与发育、营养状态、体格、行为类型、心理特征、获得性免疫、既往史等
2. 环境因素	（1）生物因素	病原体、感染动物、媒介昆虫、食入的动植物等
	（2）化学因素	营养素、天然有毒动植物、化学药品、微量元素、重金属等
	（3）物理因素	气象、地理（位置、地形、地质）、水质、大气污染、噪声、振动、电离辐射等
3. 社会因素	（1）人口因素	人口规模、人口密度、人口结构、人口再生产、家庭（构成、婚姻、家庭沟通）等
	（2）政治经济	政策法规、劳动就业、社会资源配置、收入与分配、社会福利、劳保设施、都市化、交通、战争、社会灾害等
	（3）文化习俗	教育文化、饮食习惯、宗教、民风民俗等

五、病因推断中的逻辑

现代逻辑学中将事物发生的条件分为充分条件、必要条件和充要条件三大类。充分条件的涵义是"如果发生了事件 A，事件 B 也必然会发生，则 A 是 B 的充分条件"；必要条件的涵义是"如果事件 A 不发生，也不会发生事件 B，则 A 是 B 的必要条件"；充要条件的涵义是"当且仅当发生了事件 A 时，事件 B 才会发生，则 A 是 B 的充要条件"。基于上述的逻辑概念，可将病因按照以下情况分为四种逻辑类型：①充要病因；②充分病因；③必要病因；④非充分且非必要病因（表 3-2）。

表 3-2　病因的逻辑分类

逻辑类型	充分条件	必要条件	实例与注释
1. 充要病因	是	是	传统的因果观的病因一般满足充分而且必要条件 例如，狂犬病毒侵入脑内导致狂犬病恐水期症状
2. 充分病因	是	否	输入 HIV 感染的血液与感染 HIV 病毒
3. 必要病因	否	是	例如，不接触天花病毒则根本不可能得天花病，但是接触天花病毒是否得病还与机体的免疫水平有关，种过牛痘的人不会被感染
4. 非充分且非必要病因	否	否	例如，不是每个吸烟者都会得肺癌，也不是每个肺癌病人得病之前都吸烟。吸烟增加了个体罹患肺癌的风险，这是概率因果观的体现

六、病因作用的联接方式

病因作用的联接方式是研究病因作用途径和机制的重要内容，也是构建上述各种病因模式的重要基础，并具有预防措施上的指导意义。其内容包括：单因单果、单因多果、多因单果、多因多果等模式，下面分别加以阐述。

单因单果模式与上述决定论的病因观相对应，在逻辑上病因是疾病发生的充分必要条件。这类病因模式实际中比较少见，常见于一些严重的显性遗传病（例如，先天愚型）、急性物理或化学性损伤（例如，放射病、烧伤和烫伤）等。

多因单果模式是指多个病因引起单一疾病（图3-5）。例如：高血压、高脂血症、肥胖、糖耐量异常、高胰岛素血症与吸烟引起急性心肌梗死。但是这并不意味着这些病因仅仅导致单一的疾病。

单因多果模式是指单一病因引起多种疾病（图3-6）。例如：吸烟可引起肺癌、慢性支气管炎和冠心病。但是这并不意味着这种疾病仅仅具有这种单一的病因。

多因多果模式是指多个病因引起多种疾病（图3-7）。例如：高脂膳食、缺乏体力活动、吸烟和饮酒引起脑血栓、心肌梗死、大肠癌和乳腺癌。这些疾病的多个病因可能是完全共同，也可能是部分共同。多因多果实际上是将单因多果与多因单果结合在一起，可能会更加全面地反映事物的本来面目。

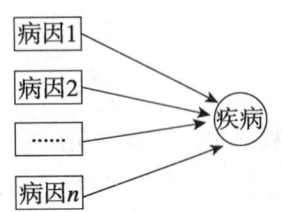

图3-5　多因单果病因模式

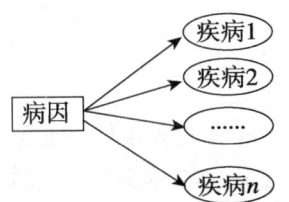

图3-6　单因多果病因模式

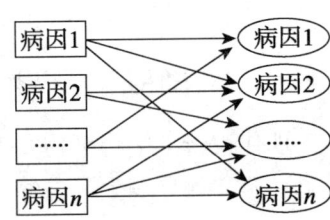

图3-7　多因多果病因模式

七、直接病因与间接病因

在病因链或病因网中，所有与疾病发生直接相关的病因称为直接病因（direct causes），对应于上述疾病因素模式中的近因；其他与疾病间接相关的致病因素称为间接病因（indirect causes），对应于疾病因素模式中的远因。

例如：在病因链"静脉注射吸毒→共同使用注射器→HIV注射器污染→HIV感染→艾滋病发作"之中，HIV感染称为直接病因，而它以前的因素都称为间接病因。另外，这里直接与间接的区别只是相对的，如在上述病因链中，HIV感染与艾滋病发作之间还可以插入$CD4^+$ T细胞被破坏这个中间因素，HIV感染则成了间接病因。

第二节　病因推断的方法与准则

流行病学研究中的病因推断不仅是一个科学问题，同时也是一个复杂的逻辑推断问题。经过长期的实践，流行病学已经形成了一套比较完善的病因推断理论和方法。

一、流行病学病因推断的基本过程

流行病学研究中病因推断的基本过程可简单地归结为：形成病因假设→假设检验→病因推断，它可以细分为以下几个主要步骤：

1. 通过流行病学调查（描述性研究）并结合可能利用的临床资料和一些背景资料，研究者可以发现一些新的病因线索。

2. 用病例对照的研究方法对可疑致病因素进行筛选，形成初步病因假设。

3. 根据重复性原则，可进行多次病例对照研究，并尽可能多地收集其他生物学上的证据，如动物试验、致病机理、常规或特殊化验检验等，以强化已经形成的病因假设。

4. 用队列研究、干预试验或随机对照试验等研究方法对病因假设进行检验。

5. 根据上述各种研究结果对病因是否成立进行综合性的逻辑判断，至此整个病因推断过程基本上结束（图 3-8）。

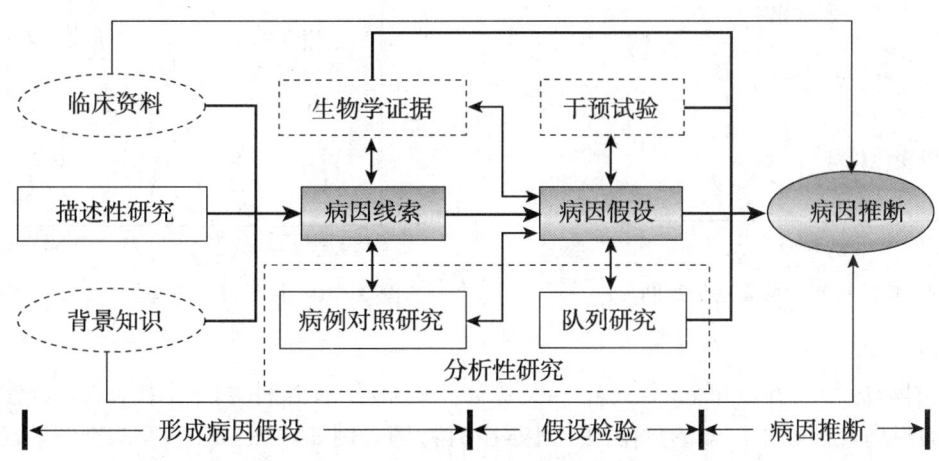

图 3-8　流行病学病因推断的基本过程示意图

二、病因学研究中形成病因假设的方法

俗话说好的开始是成功的一半，因此在实际工作中如何形成一个好的假设对整个病因推断过程而言显得尤为重要。要想做好这一步，除了要掌握下述的逻辑推理方法外，更重要的是研究者要有深厚的专业知识背景，对研究对象及其环境也要有深刻的了解，只有这样才有助于一开始就能够抓住问题的核心，提出切合实际的病因假说。

形成病因假设的一个常用的逻辑推断法则是密尔法则（Mill's cannon），Mill 是 19 世纪的一个著名哲学家，他在 1856 年所著的《逻辑系统》一书中提出了逻辑推断的四项法则：求同法、求异法、共变法和排除法。

为了便于理解，以 1988 年上海市的甲肝暴露流行的资料为例进行说明。此次暴发调查的因素主要包括：年龄、性别、职业、饮用水水源和生食毛蚶等。

1. 求异法（method of difference）　又称"同中求异法"，即从相似的事物中寻找不同的特点。例如，在甲肝暴发调查中发现肝炎病人与非肝炎两组人群的年龄、性别、职业、饮用水水源等因素的构成情况无明显差异，而两组人群生食毛蚶的比例存在较大的差异，则表明生食毛蚶可能是引起甲肝暴发的主要因素。

2. 求同法（method of agreement）　又称"异中求同法"，即从不同的个体或资料中寻找共同的特点。例如，在甲肝暴发调查中用求同法发现许多年龄、性别、职业、饮用水水源都不完全同的甲肝患者的共同特点都是在发病前有生食毛蚶的情况。

3. 共变法（method of concomitant variation） 这种方法的理论基础是因果效应的剂量反应关系，如果暴露因素的剂量（水平）发生改变，则它引起的效应（发病率）也应随之改变（在实际应用中还应考虑疾病的潜伏期的影响）。因此，如果实际研究中观察到暴露因素与发病率的变化趋势一致，则表明两者间可能存在因果联系（图3-9）。

例如，在甲肝暴发调查中发现甲肝的发病率与生食毛蚶的量有相同的变化趋势（图3-10）。其中，两个指标的峰值之间的时间差也恰好为甲肝发病的平均潜伏期（约30天），说明两者之间有很强的关系。

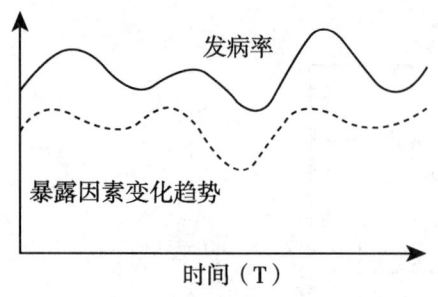

图3-9 病因推断的共变法示意图

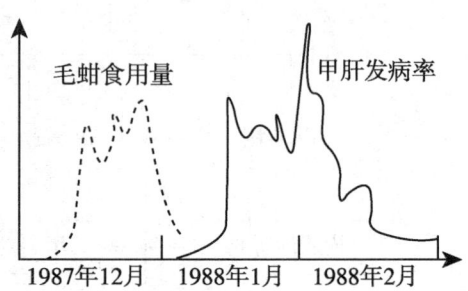

图3-10 甲肝发病率与暴露因素的变化趋势

4. 排除法（method of exclusion） 又称为"剩余法"，这种方法适用于危险因素较少而且已知的疾病，即除了已知的危险因素外很少有特例。例如，在甲肝暴发调查中，已知甲型肝炎的传染途径是经饮水和饮食传播为主的肠道传染，所以在排除了饮水污染和其他共同的饮食因素外，只有生食毛蚶没有被排除，因此它成为病因的可能性就自然而然地成立了。

三、统计学关联与因果关联

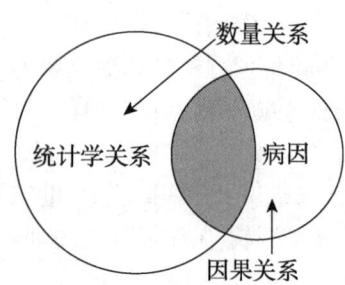

图3-11 统计学关联与病因的关系示意图

统计学关联和因果关联是病因推断中最常用的两个概念，充分认识两者的区别与联系是学好病因推断的关键。统计学关联（association）主要是指相关（correlation），表示的是变量间的一种数量变化关系；而因果关系是事物间存在的一种固有的内在规律。由于它们的定义角度不同，存在一定的区别和联系（图3-11）。

图3-11表示的意义有两层：一是"相关不等于因果"，二是"因果也不一定相关"。例如，一个儿童的每年身高增长的速度可能与其家中的一棵小树生长的速度高度相关，但是两者之间不存在根本的因果关系。另外，在流行病学研究中，常常会由于偏倚或混杂的影响而使一些病因作用表现为不相关（详见有关章节）。

四、病因的推断准则

真正科学意义上的病因推断准则是在微生物学产生以后，由Henle（1840年）首先提出，Koch后来在其基础上提出了著名的判断病因的Koch三原则：①从研究疾病的所有病人中总是能检出该种致病的生物；②该生物不仅能从相应疾病患者中分离出来，而且能够培养出纯种；③用此纯种接种人或动物时，必能使该病重新出现。以上条件仅适用于传染性疾病，虽然还不甚完备和存在局限性，但是它毕竟抛弃了主观臆断，具备了客观的判定标准。

比较完善的病因推断标准是1964年美国"吸烟与健康报告"委员会提出的，其主要内容有以下五条标准：①关联的时间顺序；②关联的强度；③关联的特异性；④关联的一致性或可重复性；⑤关联的连贯性或合理性（与现有理论知识相吻合）。现代学者们又将标准增加，形成了较为公认的八条准则（表3-3）。

表3-3 病因推断的准则

判断准则	说明
时间顺序	即符合"前因后果"的原则，是因果判定中的一个必要条件
关联强度	关联强度常以相对危险度（RR）或比值比（OR）表示，当RR或OR值越大时，暴露因素与疾病之间存在因果关系的可能性越大。一般而言，如果设计和分析都正确，且得出的RR或OR值在3以上时，则按一般经验很难完全用混杂或其他偏倚来解释
可重复性	指不同的研究者在不同时间或不同地点获得相同或类似的结果，且重复出现的次数越多，结果越有意义，即符合密尔法则中的"求同法"
分布趋势	如果暴露因素与疾病有相似的"三间分布"，则结果的病因意义越大，即符合密尔法则中的"共变法"
终止效应	指暴露因素的消除能够带来发病率的下降，即符合密尔法则中的"排除法"，这是病因关系中的一个强有力的流行病学证据
剂量反应关系	当暴露因素可以定量或分为等级时，如果发病率与其剂量之间存在明显的剂量反应关系，则有很强的说服力
特异性	指特定的暴露总是与特定的疾病相联系，这一条件原是针对传染性疾病而提出的，对于多病因的非传染性疾病，则是非必需的条件之一
合理性	如果有充分的临床资料、病理学或动物试验结果等生物学上的证据，则可以增强结果的可信性

以上的病因推断准则只是一个指导性框架，并不是病因推断的金标准。在实际工作中，不能机械照搬以上的条条框框，而应该根据实际情况灵活掌握。下面以1988年上海市的甲肝暴露流行的资料为例，解说以上准则的实际应用情况。

资料概况：1988年1月19日起，上海市暴发了急性病毒性肝炎的严重疫情，至3月18日止，共有报告病例292 301例次，平均罹患率4082.6/10万人，为常年发病的12倍。根据分析，此次疫情暴发的直接原因可能与生食毛蚶有关，为了进一步确定病因，应用上述推断准则得出了以下的主要结果：

1. 时间顺序的证据 大多数患者发病前2～4周内有生食毛蚶的暴露史，这时间与甲肝的潜伏期基本一致，符合前因后果的条件。

2. 关联强度的证据 本次流行前市区居民食用毛蚶的人数估计有226万，食用毛蚶的人群罹患率为11 920/10万，未食用毛蚶的人群罹患率为520/10万，其相对危险度$RR=23.06$，表明暴露与疾病有强的相关性。

3. 可重复性证据 1983年初，上海地区因生食毛蚶曾经引起过甲肝的暴发。

4. **合理性证据** 从上市的毛蚶中检出了甲型肝炎病毒,绝大多数病人为甲型肝炎病毒感染,并且电镜下两种来源的病毒颗粒的形态、大小完全一致。另外,接触毛蚶的到发病的时间与甲肝的潜伏期基本一致。

5. **终止效应的证据** 从1月4日起,市政府明令禁止毛蚶的销售和食用后,疾病的发病率迅速下降(图3-10)。

综合上述几点证据可以基本判定:上海市的此次病毒性肝炎暴发的直接病因是生食了被甲肝病毒污染的毛蚶水产品。

测试题

一、选择题

1. 在一项艾滋病危险因素的研究中发现许多年龄、性别、职业、婚姻状况等因素都相同的人中,HIV阳性与HIV阴性对象的主要差异是是否静脉吸毒,则表明静脉吸毒可能是艾滋病病毒感染的危险因素。上述形成病因假设的逻辑推理方法属于
   A. 求同法
   B. 共变法
   C. 求异法
   D. 排除法
   E. 逻辑法

2. 在一项肺癌危险因素的研究中发现许多年龄、性别、职业等因素都不相同的患者都有长期的吸烟史,则表明吸烟可能是肺癌的危险因素之一。上述形成病因假设的逻辑推理方法属于
   A. 求同法
   B. 共变法
   C. 求异法
   D. 排除法
   E. 逻辑法

3. 下列哪一项不是流行病学病因推断的基本准则
   A. 时间顺序
   B. 可重复性
   C. 终止效应
   D. 病理检查
   E. 剂量反应关系

4. 三角病因模式是指
   A. 病原物、宿主、环境各占一角
   B. 动物、人、环境各占一角
   C. 传染源、传播途径、宿主各占一角
   D. 社会因素、环境因素、遗传因素各占一角
   E. 社会因素、遗传因素、理化因素各占一角

5. 轮状病因模式是指
   A. 病原物、宿主、环境形成的环状病因关系图
   B. 包括生物、理化、社会环境、宿主及其遗传内核在内的各种因素分别被置于层次不同的圆环之中
   C. 包括传染源、传播途径、宿主及其遗传内核在内的各种因素分别被置于层次不同的圆环之中
   D. 包括生物、理化、社会环境、宿主内的各种因素分别被置于层次不同的圆环之中
   E. 生物、理化、环境形成的环状病关系图

6. 疾病因素模式的特点是
   A. 各种因素等量齐观
   B. 各种因素分别被置于层次不同的

圆环之中

C. 将疾病的危险因素分为内外两个层次，即外围的远因和致病机制的近因

D. 多种致病因素相互联结而形成的复杂网络

E. 以上都对

7. 下列哪种病因模式不适用于缺乏非特异性病因的慢性疾病

A. 三角模式

B. 轮状模式

C. 疾病因素模式

D. 轮状模式或疾病因素模式

E. 病因网模式

8. 统计学关联与因果关联的正确表述是

A. 统计学关联是因果关系的一种

B. 因果关联一定有统计学关联

C. 统计学关联是虚假的因果联系

D. 统计学关联是真实的因果联系

E. 因果关联不一定有统计学关联

二、简答题

1. 简述现代流行病学的病因定义。
2. 简述病因推断的基本准则。

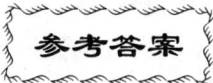

一、选择题

1. C 2. A 3. D 4. A 5. B 6. C 7. A 8. E

二、简答题

1. 现代流行病学的病因定义是基于概率因果观而提出的，它可简单概括为"病因是指那些能够使人的发病概率增加的社会、环境和机体等方面的因素，当它们中的一个或几个不存在时，人群中相应疾病的频率就会随之下降"。

2. 现代流行病学病因推断的基本准则主要有八条，即：时间顺序上要符合前因后果的原则、关联的强度要尽可能大、关联有可重复性、暴露与疾病的分布趋势一致、暴露因素有明显的终止效应和剂量反应关系、关联有特异性、致病机制在生物学上要合理。

（陶秋山　胡永华）

第四章 流行病学研究方法概述

> **学习目标**
> 1. 掌握流行病学研究的目的和意义、流行病学研究方法分类
> 2. 熟悉各类流行病学研究方法的主要设计要点
> 3. 了解流行病学研究方法的发展历史

长期以来，流行病学作为预防医学中一门很重要的应用科学，在加深对传染病发生、发展规律的认识和控制以及消灭传染病方面起了巨大作用。近些年来，流行病学研究的范围不断地扩大，在慢性病病因探讨和预防保健及卫生服务领域发挥着越来越多的作用。随着医学研究实践的需要，在学科不断发展的同时，也不断发展和深化了流行病学研究方法。流行病学研究方法作为一门方法学既能应用于传染病，也同样适用于慢性病及多种健康状态和卫生保健事业的分析研究。因此，流行病学研究方法的不断深化、发展，使流行病学这一学科更为成熟，形成了面貌崭新的现代流行病学。本章将概要地介绍流行病学方法的历史沿革和方法学的分类，使大家能够先有一个总体的认识，然后再从与每种方法对应的其他章节中学习如何具体地应用这些方法。

第一节 流行病学研究的目的和意义

1. 针对急性病主要是调查发病现场的环境和可能的致病因素等，发现在具体条件下该病继续传播或蔓延的条件及潜在危险，从而采取紧急措施，控制和扑灭疫情。例如，1988年上海的甲肝暴发流行就是典型的例子。除传染病外还可以是非传染病。

2. 查明慢性病发病或死亡的分布情况，探讨危险因子以利预防。像吸烟与肺癌、高血压与冠心病等的关系均是通过流行病学调查得以证实的。这里介绍一下查布查尔病的调查。该病是新疆查布查尔锡伯族自治县发生的一种原因不明的致死性疾病，主要临床表现为复视、头昏、轻度头痛、抬眼皮、抬头困难，音哑，吞咽困难，病死率很高。1958年第二次现场调查时发现该病的分布特征如下：①3~6月份高发；②锡伯族特有的疾病；③儿童、妇女高发；④地区分布在查县8个乡（锡伯族乡）中的7个乡（只有1个乡不发病）经过流行病学专家的深入调查与分析，明确了病因是米送乎乎（当地特有的一种食品），这种食品中加工过程中污染了肉毒杆菌而导致食用者发生特定的食物中毒。

3. 检验病因假说，进行科学的因果判断。疾病分布的描述可以提供相关的病因线索，形成病因假说，但要验证它必须进行周密地设计，通过研究和运用病因推断技术进行因果判断。如前面提到的上海甲肝流行就进行了病例对照研究，结果证明食毛蚶者患甲肝

危险性是不食者的 23.18 倍。此外，吸烟导致肺癌也是经过严格的分析流行病学研究加以验证的。

4. 进行现场试验，考核防治措施及其效果。像针对传染病的危害，我们采用了预防接种的防治措施，那么我们就要了解：①疫苗是否安全、有效；②对人群某病的防治效果如何。这就要进行现场的实验，像麻疹疫苗接种前，高发年龄是婴幼儿，1960 年以后根据国家免疫规划对婴幼儿进行了大范围的免疫接种，从而使人群中麻疹的总发病率明显下降；另外，发病的人群分布特征也随之发生了改变，向大年龄组推移。除了传染病外，也可以进行非传染病防治措施、效果的评价，这就是人群的干预研究，如对某地区人群进行高血压防治，就可以降低该地区的脑卒中和冠心病的发生率。

5. 评价居民健康状况，为卫生行政部门的决策提供科学依据。我们可以对居民进行静态的健康状况调查，了解该地区主要的公共卫生问题，从而有针对性地开展保健服务。如 20 世纪 80 年代末、90 年代初北京市就宣布该市开始进入老龄化社会，这就为卫生保健服务提供了一个重点人群。另外，由卫生部统计信息中心组织的全国居民健康状况调查和卫生服务需求调查都属于这一类研究。

6. 研究疾病自然史，提高临床治疗水平和加强预防工作。通过自然史的研究，可以了解疾病的整个过程。早期可以筛查，针对不同的病程采取不同的治疗措施，在人群防治中也有积极作用。

从上面的论述中不难看出，开展流行病学研究，不仅需要具备丰富的知识，灵活的思路，还有赖于严格的科研设计和方法。

第二节　历史回顾

流行病学作为与传染病的预防、控制有关的学科从应运而生之日起，就把传染病的防治研究作为主要任务。在前苏联引入我国的第一本流行病学教科书《流行病学总论》中，就明确指出流行病学的研究方法主要是观察的方法：包括单个疫区的调查、对流行或疫区的分析以及相应的实验室检查。北京医科大学流行病学教研室朱聘教授在我国苏德隆教授主编的第一本《流行病学》（1960 年）教材中把流行病学研究方法归纳为流行病学调查和观察、统计的方法和实验的方法，在国内首次提出了观察法和实验法的概念。上海医科大学的苏德隆教授在 1964 年主编的《流行病学》中，将流行病学研究方法具体为：①报告登记法；②个案调查；③特殊调查；④实验室方法；⑤前瞻性和回顾性调查方法。进一步提出了研究的方向性问题。著名的流行病学家 MacMahon 在其所著的：《流行病学——原理与方法》中突出强调了流行病学研究方法在慢性病研究中的应用，并提出了病例对照研究、队列研究和干预研究的方法。在北京医科大学流行病学系钱宇平教授主编的《流行病学》教科书中，已开始意识到流行病学研究方法的分类及应用，并将流行病学研究方法分为描述流行病学、分析流行病学、实验流行病学和理论流行病学四大类。由此可知，流行病学研究方法的发展是随着流行病学研究领域的不断扩大、疾病预防和健康事业的不断发展和需要而不断发展、完善的。所以，流行病学研究方法是一个不断发展和应用的过程，而且，今后还会在实践中不断地发展、完善。

第三节 流行病学研究方法分类

现代科学方法分类一般分为两大类,一是观察法,就是对自然界的各种现象及其发生、发展、变化规律加以客观的描述、归纳和总结,而没有任何人为的干预措施。二是实验法,就是人类通过不同的方法、手段对自然界的事物进行干预、改造和实验。根据这个分类,流行病学研究方法同样可以分为观察性方法和实验性方法。观察性方法包括了描述流行病学研究和分析流行病学研究;实验法包括了临床试验、人群干预试验等。由于流行病学研究方法的发展和自身学科特点的需要,目前比较公认的分类方法,一是按照流行病学研究设计进行分类,另一就是按照流行病学实际工作需要进行分类。故本章重点介绍这两大类分类及其具体方法。在1993年出版的《中国大百科全书》(现代医学卷)中就是采用上述分类方法对流行病学研究方法进行定义与介绍的。

一、按研究设计分类

按流行病学研究设计分类,一般分为四种,即描述流行病学、分析流行病学、实验流行病学和理论流行病学。

1. 描述流行病学 又称描述性研究(descriptive study)。描述性研究的主要任务是描述疾病和健康状况在人群、时间和地区的分布情况,以了解人群疾病或健康状况及其变化趋势。例如,疾病的分布特征、发病或死亡与外环境或人群某特征的关系、可疑致病因素的探索及对某些人群防治措施以及其效果进行评价等。

描述性研究的基本方法是收集有关的资料。包括各种现有资料的收集(如人口统计资料、死亡报告资料、医院病案资料、生命统计资料等)和通过专门目的的调查所获得的资料。通过计算相应统计的指标和疾病率,并比较在不同时间、地区和人群中的分布情况,从而达到探索病因、评价防治措施及其效果的目的。描述性研究是流行病学工作者的基本任务,也是分析性研究的基础。

为了达到不同的研究目的,描述性研究可以采用不同的方法和手段。目前较多应用的有以下几种:

(1) 现况研究:又称横断面研究(cross sectional study)。这是描述性研究最常用的方法,它是研究在特定时间与特定范围内人群中的有关因素与疾病或健康状况的关系。现况研究的特点是在特定时间内调查每个人的情况,而不是对研究对象进行长期的随访调查,因此称横断面研究。一般地,在这类研究中收集的资料不是过去的暴露史,也不是将来的信息,故又称现况研究。这样研究时,疾病和有关因素是同时存在的,故一般不能进行时间上的因果关系分析与判断。现况研究又包括普查与抽样调查两种方法。

(2) 历史回顾法:又称历史资料分析法。利用现有的记录资料,对某一地区近年来的疾病或健康状况进行流行病学描述分析。这种研究优点是它能在较短时间里查明一个地区某疾病的流行情况。利用现有资料的分析获得所需数据,既可以补充现况资料的不足,又可为深入分析提供历史背景资料,因此得到了流行病学工作者的普遍应用。但是历史资料往往受时间限制,会出现诊断标准、方法的不一致或记录不全等问题,应用时需予以注意。

(3) 随访研究和疾病监测:在现况调查(或基线调查)的基础上,调查者往往感到对现况调查中某些重要疾病或指标进行长期、系统的观察是十分必要的,从而对一定的调查地区的特定人群进行某些内容的随访观察,系统地收集资料,从而发现疾病发展的趋势和分布的变化规律,对可能出现的疾病暴发或流行进行预测并采取及时、有效的预防措施,这就是通常所说的疾病监测。目前,公共卫生监测已在全世界各国得到了普遍的重视和应用。

2. 分析流行病学　又称分析性研究(analytic study)。分析性研究有人又称"检验假设的研究"。顾名思义,分析性研究就是在描述性研究的基础上,分析疾病和健康状态与可能的致病因素之间的关系,从而进行致病因素的筛选,并形成和检验病因假说。与描述性研究不同,分析性研究的最重要特点就是在研究设计中设立了可供对比分析的两个或多个比较组。分析性研究主要分为两大类,即病例对照研究和队列研究。病例对照研究一般按照疾病的有无进行分组;队列研究一般按照是否暴露于某种因素或具备某个特征进行分组。

(1) 病例对照研究(case-control study):又称回顾性研究(retrospective study)。是指在疾病发生之后,以现在患有该病的病人为一组(病例组),以未患有该病但其他条件如性别、年龄与病人相同的人为另一组(对照组),通过询问、化验比较或复查病史,按其既往各种可疑致病因素的暴露史,测量并比较病例组和对照组中各因素的暴露比例的差异,进而推断可能的致病因素或验证病因假说。这种从结果(疾病)探索病因的研究方法,由于时间上是由果及因的,方向上是回顾的,故又有回顾性研究之说。由于病例对照研究所需样本量不大,又是收集既往因素暴露史,所以实施比较容易,故应用相当普遍。

(2) 队列研究(cohort study):又称前瞻性研究(prospective study)。"队列(cohort)"一词最早是用来指在相同时期内出生、生活经历相同的一批人,在队列研究中队列是泛指共同暴露于某种因素或具有某种特征的一组人群。队列研究是将一定范围内未患病的人群按是否暴露于某因素(或具备某种特征)进行分组,随访一定的时间,比较两组的发病率或死亡率,以研究某因素或某特征是否与某疾病的发生或死亡存在着关系。这种研究是从原因(病因)随访观察到结果(疾病)的研究方法,从时间上看一般为前瞻性的研究,故有前瞻性研究之说。队列研究一般分为两类,一类就是从研究设计开始对两组进行前瞻性随访,称为前瞻性队列研究;另一类则是根据既往的暴露情况,将人群分为暴露组与非暴露组,把研究的起始时间倒退到以往某一时点,然后收集其结局资料并进行分析,称之为历史性队列研究。

队列研究因其研究的时间顺序是由因及果,故所得结果比较可靠,并可直接进行因果推断。同时,还可以进行一因多果的研究。但由于此类研究所需人数较多,时间较长,而失访又很难避免,故其应用受到了一定的限制。

3. 实验流行病学　又称实验性研究(experimental study)。顾名思义,实验性研究的核心特征是实验法而不是观察法,即研究对象被人为地施加某种研究因素。这是实验性研究不同于描述性研究和分析性研究的关键所在。实验研究与分析性研究的区别有以下几点:①与分析性研究相同的是,实验性研究必须设立对照组;②实验组和对照组的对象必须来自一个同样的总体人群而被随机分配到两组中;③对实验组给予由设计者控制的措施,即给予人为干预;④实验进行的方向是由实验或干预措施开始进行纵向前瞻。一般地,实验研究设计时将人群随机分为实验组和对照组,人为地给实验组施与措施,如待评价的新药、预防接种等;对照组则给予安慰剂或不给任何措施。在相同的条件下,随访并比较两组人群的结果以判断干预措施的效果,这就是流行病学实验性研究。实验性研究目前主要分为以下几类:

(1) 以评价新药或新的治疗手段为目的的随机对照试验(randomized controlled trial,RCT):是以医院为基础的,病人为主要对象的实验性研究。

(2) 以评价预防措施和手段为主要目的的现场试验（field trial）：是以人群为基础的评价计划免疫措施和手段的方法，以健康人群或易感人群为对象的实验性研究。

(3) 以评价社会、行为干预措施及其效果，降低人群疾病发生率为主要目的的社区干预研究（community-based intervention program, CIP）：是以社区人群为基础的，以病人、高危人群和/或健康人群为对象的实验性研究，像各种慢性非传染性疾病的人群干预研究。

4. 理论流行病学　又称理论性研究（theoretical study）。一般地说，理论性研究是以数字模型定量地表达疾病的流行规律，即疾病在流行过程中，各种因素之间的内在数量关系和疾病的理论分布。这种用数学模型进行流行病学理论研究的方法就称为理论流行病学（theoret-ical epidemiology）。理论性研究主要用于阐明流行过程、检验病因假说、进行流行因素的参数估计、设计控制疾病的措施和提出理论性预测模型。这是经典的理论流行病学研究。1986年北京医科大学钱宇平教授对理论性研究内容给予了扩展，他认为理论性研究还应该包括以下几点：①疾病防治和健康问题的策略研究；②医学伦理学的理论研究；③基层防病组织的形式和任务的理论研究；④经济效益的理论研究；⑤学术上的理论研究。钱宇平教授的论述明显地突破了纯数学模型的理论研究范畴，从而为理论性研究开拓了宽广的应用前景。

二、按工作任务分类

概括地讲，流行病学研究方法按实际工作任务分类通常包括三个方面：个案调查（或病例调查）、暴发调查和专题调查。

1. 个案调查　又称病例调查。对散发或暴发的传染病，为了研究清楚发病的原因，核实诊断，以便针对性地采取防疫措施，个案调查是十分重要的。在1859年冬，一位德国医生Zanker收治了一名被诊断为伤寒的20岁女青年。该患者圣诞节发病，元旦开始卧床不起，1月20日入院一周后即死亡。尸检时医生发现在病人的肌肉中有很多旋毛虫。于是，这位医生就开始到这位女青年工作的旅馆进行调查，结果发现该旅馆的老板娘也得了同样的病。通过询问得知在圣诞节前他们杀了一头猪，而从剩下的猪肉中也检出有包囊的猪旋毛虫。而这些患者病前都有食用该病猪肉的历史，从而确定了女青年的真正死因，并首次发现了人是怎样感染上旋毛虫的。

2. 暴发调查　暴发调查是流行病学工作者在实际工作中应用十分广泛的一类调查，它既可以进行传染病的暴发调查，也可以进行非传染病的或原因未明疾病的调查。同时，也可以进行各类集体中毒事件的调查。通常，此类调查都有时限性的要求，并且要有应急的防治措施，所以一般比较复杂，需要有经验的卫生防疫人员进行调查。但总的调查思路都是一样的，现简述如下。

(1) 核实诊断，确证暴发。对于初步报告所提出的诊断仍需根据病史、临床检查与诊断、该病的流行病学特点和实验室检验结果再次进行核实，对一时尚不能明确诊断的疾病，也需提出具体的处理方案，以保证迅速地作出正确诊断。同时，根据现场掌握的病情资料，排除无关或错误的信息，判断是否确为暴发及暴发的严重程度如何。

(2) 初步调查，弄清暴发的确切情况，形成进一步调查的假设。在确证暴发之后，应迅速弄清本次暴发开始的时间、发展过程，查明暴发病例的确切数目，按年龄、性别、职业及特殊暴露史等计算人群中的疾病发病率，并根据发病时间、地区绘制病例的分布图。即进行疾病暴发的时间、地区和主要的人群特征的描述，从而推测可能的暴发原因（如传染源、传播途径等），并据此形成病因假设，以便进一步展开调查，以验证暴发的病因假设。以传染病为例，初步调查的目标就是要明确传染源以及此次暴发的传播途径。

（3）尽快采取可能的措施，控制暴发。由于暴发的病例比较集中，而且往往有共同的传染源或传播途径，如不及时控制，则新病例会不断发生。因此，需在初步调查的基础上，尽快采取必要可行的措施，以防止其扩大。如肝炎病人的隔离、食物中毒可疑食物的停售等。采取措施时应采集现场标本（如食物、水样等），否则错过时机，不利于确证暴发原因。值得注意的是，在某些特殊紧急情况下或暴发的基本情况较明确时，不必等到初步调查结束就应先采取积极的措施控制暴发。

（4）进一步深入调查，验证假设。在完成上述步骤的基础上，可采用专门拟制的调查表或调查提纲，对全部病例，有时也需要对受到病因作用而未发病的人群通过访问、检查或自填表的方式进行深入调查，调查的主要内容一般包括以下几点：①姓名、性别、年龄、职业等；②发病时间；③主要症状、体征、病程及与诊断有关的实验室检查结果；④居住、饮食、生活情况；⑤近期社交情况。调查内容可以是根据初步调查结果考虑到的所有可能情况。同时要收集当地既往流行病学资料以及人口、地理、生态、气象、社会、民族、环境等资料，并进行必要的实验室检查。运用对比的方法对收集到的各种资料进行分析，可按时间、地区和人群的不同特征进行分组、列表、制图，并计算所需的各种疾病率指标，再次确定或修正初步调查所描述的暴发情况。通过资料的对比分析，特别是病例对照研究与群组研究的方法，确定暴发的来源、传播因子及促成暴发的因素，即检验了有关暴发原因的假设。

不同传播途径的传染病暴发或流行常有其不同的流行病学特点，相同传播途径的传染病的暴发常由某些共同因素引起。掌握这些规律将有助于我们进行暴发调查并确定传播途径和推断传染源。下面简单地列举一些例子供参考。

1）呼吸道传播：传染病经由空气飞沫传播，一般说来传播迅速、广泛，短时间发病率可升至很高；常在冬春季发生；儿童的患病率高；与居住条件、交通、人群聚集交往有明显关系。

2）节肢动物媒介传播：此类传染病暴发常与动物孳生条件和繁殖季节的变化有关，故有一定的地区性和季节性。如暴雨后蚊虫增多导致疟疾暴发。

3）水源传播：包括经饮水传播和疫水传播两种途径。经饮水传播的传染病其病例分布往往与供水范围一致，有饮用同一水源史；各年龄均可发病；饮水量多者罹患率高；暴发曲线常呈尖耸的高峰状，高峰距水源污染的时间与该传染病的潜伏期相一致；对水源采取措施后暴发很快平息。接触疫水传播的传染病患者均有疫水接触史；且具有地区性、季节性和职业特点；大量新迁移至疫区的易感人群易发生暴发；对疫水采取措施或加强个人防护即可控制病例的发生。

4）食物传播：经食物传播的传染病暴发，病人在发病的潜伏期内有食用被污染食物的记录，不吃者不发病；疾病常为突发，潜伏期短，病情重；停供该污染食物暴发可很快平息；其暴发曲线与水型暴发十分相似。

（5）暴发调查结论与报告。根据全部调查材料及对防治措施的效果观察，对暴发疾病的病因、促成因素或传播途径、经验教训等做出结论，并写成书面报告。报告的主要内容有以下几点：①本次暴发的一般情况，包括人数及范围、暴发疾病的诊断及流行病学特征，如果是传染病则应明确讨论传染源和传播途径及其易感者；②分析造成暴发的可能因素；③在暴发发生后所采取的控制措施及其效果；④根据本次暴发提出防止类似事件发生的建议。一次成功的暴发调查或原因未明疾病的调查，在流行病学上是具有一定学术价值的，而且能为某些疾病的防治甚至消灭作出巨大的贡献。

3. 专题调查 专题调查就是根据实际工作需要进行专门的调查。例如，为了进行某社区的诊断，以便开展慢性非传染性疾病的防治和干预工作，就可以进行社区慢性病基线调查，通常采用的就是描述性研究方法；为了评价某地区计划免疫工作开展得好坏，就可以进行干预效果的流行病学评价试验，这就是实验性研究。所以，专题调查主要是根据工作需要和目的，选择相应的流行病学研究方法，并且在调查前要有严格的调查设计。

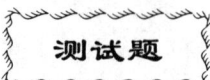

简答题

1. 流行病学研究，按照研究设计分类可以分为哪些方法？
2. 流行病学研究，按照工作任务分类可以分为哪些方法？

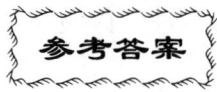

简答题

1. 按流行病学研究设计分类，一般分为四种方法，即描述流行病学、分析流行病学、实验流行病学和理论流行病学。
2. 概括地讲，流行病学研究方法按实际工作任务分类通常包括三个方面：个案调查（或病例调查）、暴发调查和专题调查。

（陶秋山　胡永华）

第五章 描述性研究

> **学习目标**
>
> 1. 掌握描述性研究的概念；现况研究的定义、特点；普查和抽样调查方法的基本概念和用途；筛检试验的评价方法和常用指标
> 2. 熟悉常用随机调查方法及其优缺点；筛检的定义、目的，筛检效果评价
> 3. 了解现况研究中常见偏倚及其预防；抽样调查样本量的计算方法；提高灵敏度和特异度的方法；生态学研究的概念、生态学谬误的产生

第一节 概 述

描述性研究（descriptive studies）又称描述流行病学（descriptive epidemiology），是指利用常规监测记录或通过专门调查获得的数据资料包括实验室检查结果，按照不同地区、不同时间及不同人群特征分组，描述人群中疾病或健康状态或暴露因素的分布情况，在此基础上进行比较分析，获得疾病三间分布的特征，进而提出病因假设和线索。描述性研究在揭示暴露和疾病的因果关系的探索过程中是最基础的步骤，可以说，对任何因果关系的确定，无不始于描述性研究。它既是流行病学研究工作的起点，也是其他流行病学研究方法的基础。当对所研究的疾病或健康状况了解不多的时候，往往从描述性研究着手，获取与该病或健康状况相关的基本分布特征，为进一步研究提供基础性资料。描述性研究属于观察性研究，即在研究中只是客观真实地记录、描述、采集各种信息，不人为地加入干预措施。描述性研究不设立专门的对照组，因而不能确定所研究的因素和效应（疾病、健康）之间的联系。描述性研究通常在一个特定的时间点或期间内进行，因此在描述疾病或健康状况的水平时主要用患病率指标。描述性研究主要包括历史常规资料的分析、现况研究、生态学研究和随访研究。筛检也是一类特殊的描述性研究。

第二节 现况研究

现况研究是指在一个特定的时间点或期间内对一个特定人群某种疾病或健康状况进行的调查研究，在部分文献中它被称为现况调查。现况研究所收集的资料不是被调查人群过去的历史记录，也不是多次随访的结果，而是调查当时的客观情况，这也是它得名现况研究的缘由。从时间序列角度讲，现况研究是特定时间对特定事件的调查研究，所收集的资料反映该时间断面的状态，因而它又被称为横断面研究（cross-sectional study）。现况研究在描述疾

病或健康状况的水平时主要用的是患病率指标，因此它还被称为患病率研究（prevalence study）。

一、现况研究的应用范围

1. 掌握目标群体中疾病或健康状况　描述目标群体中疾病或健康状况在特定时间、地区及人群中的分布情况。

2. 提供疾病病因线索　了解特定人群及其环境中的某些因素与特定疾病或健康状况的分布，通过分析比较，探索它们之间的联系，以获得有关病因的启示，并逐步建立病因假设。

3. 确定高危人群　在慢性病的预防与控制中，应用现况研究发现目标人群中的全部高危人群，为慢性病的早发现、早诊断、早治疗提供基础。

4. 评价防治措施效果　在疾病监测、预防接种的实施过程中，通过在不同阶段重复开展现况调查，对防治策略、措施的效果进行评价。

二、现况研究的种类

现况研究根据涉及研究对象的范围分为普查（census）和抽样调查（sampling survey）两类。

（一）普查

1. 普查的概念　普查是指对研究所确定的调查范围内的全部观察对象（总体）进行的调查。在流行病学研究中，普查通常是指在一个特定时间点或期间内对全部观察对象某种疾病或健康状况进行的调查。

2. 普查的目的
（1）早期发现疾病并使其得到及早治疗，如高血压普查、乳腺癌普查等。
（2）了解疾病的分布，如血吸虫病普查、疟疾普查等。
（3）了解人群的一般健康水平，如儿童发育状况普查。
（4）建立某些生理指标正常值，如人体的血脂、发铅、血红蛋白正常值等。

3. 普查的优缺点
（1）优点：
1）调查对象为全体目标人群，不存在抽样误差。
2）可以同时调查目标人群中多种疾病或健康状况的分布情况。
3）能发现目标人群中的全部病例。
（2）缺点：
1）普查不适用于患病率较低以及检测技术较复杂的疾病。
2）参加调查的人员多，调查技术和检测方法的标准难以统一，影响调查的质量。
3）普查对象多，调查期限短，难以避免遗漏情况的发生。
4）费用较高。

（二）抽样调查

1. 抽样调查的概念　抽样调查是相对于普查的一种比较常用的现况研究方法，指通过随机抽样的方法，对特定时点、特定范围内人群的一个代表性样本进行调查，以样本的统计量来估计总体参数所在范围，即通过样本中的研究对象的调查研究，来推论其所在总体的情况。

2. 抽样调查的优缺点

（1）优点：

1）抽样调查可节省时间、人力和物力。

2）抽样调查容易做到深入、仔细和准确。

（2）缺点：

1）抽样调查的设计、实施以及资料的分析都较复杂。

2）重复及遗漏不易被发现。

3）不适合变异过大的研究对象。

3. 抽样方法 在流行病学调查中，抽样方法主要有单纯随机抽样、系统抽样、分层抽样和整群抽样。

（1）单纯随机抽样（simple random sampling）：这是最基本的抽样方法。采用此抽样方法，需先将所有观察对象（总体）逐一编号，然后采用随机数字表或者抽签等方式选取一定数量的观察对象组成样本。此抽样方法通常只适用于观察对象数目不大的情况。

（2）系统抽样（systematic sampling）：系统抽样是先将全部观察对象按一定顺序分成 n 个相同的部分，然后从第一部分随机选取第 k 号观察对象，并依次以相等的间距，从以后的各部分中抽取一个观察单位组成样本。简单地讲，系统抽样是按照一定顺序机械地每隔一定数量的观察对象抽取一个观察对象的方法，因而又被称为机械抽样。这种抽样方法在总体很大时亦可行。样本在整个观察对象中的分布比较均匀。一般情况下，系统抽样比单纯随机抽样的抽样误差小。但是，如果研究总体的分布存在某种内在的规律时，可能会造成误差。

（3）分层抽样（stratified sampling）：分层抽样是先将研究对象按某种特征（如性别、年龄或居住地等）分层，然后再在各层中进行随机抽样组成样本。分层抽样比单纯随机抽样所得到的结果精确度更高，它保证了总体中每一层都有个体被抽到。这样除了能估计总体的参数值，还可以分别估计各个层内的情况，因此分层抽样技术常被采用。

（4）整群抽样（cluster sampling）：整群抽样是从要调查的总体中抽出部分群体，如城市的某些街道、学校的某些班级，然后对这些群体中的每个个体进行调查。在实际工作中整群抽样较方便且易为群众所接受，还可节约人力、物力，但最主要的缺点是抽样误差较大。

在实际抽样研究中常常同时使用上述两种或多种抽样方法，例如要调查某县成年人中糖尿病的患病情况，在抽样时，第一步可在全县所有乡中随机抽取若干有代表性的乡，第二步可在被抽中的乡中随机抽取若干有代表性的村，第三步对被抽中村的全部成年人进行全面调查。这种抽样形式被称为多阶段抽样（multistage sampling）。多阶段抽样是大型调查时常采取的一种抽样形式。其主要优点是可充分利用各种抽样方法的优势，节省人力、物力。缺点是需要事先掌握各级调查单位的基本情况，其抽样设计与实施较复杂。

4. 样本大小 抽样调查的样本大小是抽样调查设计时必须考虑的问题。样本过大不单是浪费人力、物力，而且容易造成因工作量过大调查不细致带来的误差。样本过小影响其代表性。在率的抽样研究中，样本大小主要取决于两个因素：①预期现患率，预期患病率高，则样本可以小些。②对调查结果精确性的要求，精确性要求愈高，即容许误差愈小，则样本要大些。样本量的估计的公式为：

$$n=\frac{u_a^2\pi(1-\pi)}{\delta^2} \tag{5-1}$$

式中 π 为总体的患病率，n 为样本量，δ 为容许误差，即样本患病率与总体患病率之差，u_α^2 为一定检验水准所对应的 u 值，可以查标准正态曲线下的面积表得到。

在实际工作中为计算方便起见对上式进行变换得到：

当 $\delta=0.1\pi$ 时，$n=400\times(1-\pi)/\pi$；当 $\delta=0.15\pi$ 时，$n=175\times(1-\pi)/\pi$；当 $\delta=0.2\pi$ 时，$n=100\times(1-\pi)/\pi$。

对均数的抽样研究其样本量的估计公式为：

$$n=\left(\frac{u_\alpha\sigma}{\delta}\right)^2 \qquad (5-2)$$

式中 σ 为总体的标准差，其余符号同上。

三、现况研究中常见的偏倚及其控制

偏倚是指从研究设计、实施、数据处理和分析的各个环节中产生的系统误差，以及结果解释、推论中的片面性，导致研究结果与真实值之间出现倾向性的差异，从而错误地估计暴露与疾病之间的联系。在现况研究中常常存在如下几种偏倚：

1. 无应答偏倚　调查对象不合作或因种种原因不能或不愿意参加调查从而降低了应答率，此种现象称为无应答偏倚。通常应答率不得低于 90%。

2. 幸存者偏倚　在现况研究中无法调查死亡的人，调查对象均为幸存者，因此不能全面反映实际情况的现象。由无应答和幸存者所导致的偏倚主要是选择偏倚，其最终导致研究样本缺乏代表性而使研究结果不能外推。

3. 报告偏倚和回忆偏倚　询问调查对象有关问题时，由于种种原因回答不准确从而引起报告偏倚或调查对象对过去的暴露史或疾病史等回忆不清，特别是健康的调查对象由于没有疾病的经历，而容易将过去的暴露等情况遗忘，导致回忆偏倚。

4. 测量偏倚　在进行理化测量时，由于仪器不准、试剂不统一、实验条件不同、测量标准不统一等造成的测量结果不准确而引起偏倚。

5. 调查员偏倚　调查员有意识地深入调查某些人的某些特征，而不重视或马虎对待其他一些人的这些特征而导致的偏倚。

偏倚是可以避免的。在现况研究中，偏倚主要通过如下途径进行控制：

(1) 严格遵照抽样方法的要求，确保抽样过程中随机化原则的完全实施；

(2) 提高研究对象的依从性和受检率；

(3) 正确选择测量工具和检测方法；

(4) 培训调查员；

(5) 做好资料复核等。

四、资料的整理和分析

现况研究所获得的资料，应先仔细检查这些原始资料的完整性和准确性，填补缺、漏项，对重复的予以删除，对错误的予以纠正；对疾病或某种健康状态按已明确规定好的标准进行归类、核实，然后可按不同空间、时间以及人群中的分布进行描述。由于现况研究通常只在某一特定时点或时期内对特定人群进行研究，通过收集该人群中每一个个体的暴露（特征）与疾病的资料，可进一步将人群分为暴露组和非暴露组或不同水平的暴露组，比较分析

各组间疾病或健康状况发生率的差异;也可将人群分为患病组和非患病组,评价各因素(暴露)与疾病的联系。

第三节 筛 检

根据疾病的自然史,疾病大致可分为易感期、临床前期、临床期和结局四个阶段。如果疾病在临床前期出现一些可以识别的异常特征,如肿瘤的早期标识物等,则可使用一种或多种方法将其查出,并对其作进一步的诊断和治疗,则可延缓疾病的发展,改善其预后,筛检(screening)就是在此背景下提出的。

一、筛检的概念及目的

(一)筛检的概念

筛检是运用快速、简便的试验、检查或其他方法,将健康人群中那些可能有病或缺陷,但表面健康的个体,同那些可能无病者鉴别开来。它是从健康人群中早期发现可疑病人的一种措施,不是对疾病作出诊断。图 5-1 所示为筛检过程。

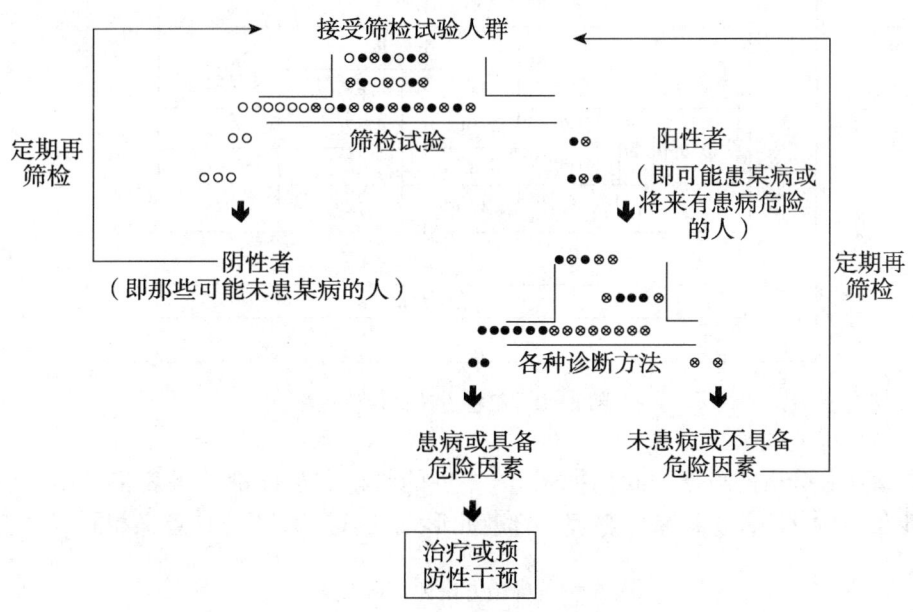

图 5-1 筛检试验流程图

图例○:筛检试验阴性 ⊗:筛检试验阳性但未患病 ●:筛检试验阳性且目前已患病

(Mansner 1985)

(二)筛检的目的

筛检的主要目的是早期发现某病的可疑患者,以便进一步确诊,达到早期治疗的目的。早期治疗往往可以延缓疾病的发展,有较好的预后。此外,筛检可以提供人群的患病率资料。再者,利用筛检可以研究疾病的自然史。

二、筛检方法的评价程序

通过把筛检方法与"金标准(gold standard)"——目前医学界公认的诊断某种疾病最准确的方法进行比较,以此来评价和确定筛检方法的真实性和价值。具体地讲,在筛检方法的评价过程中,我们首先选择一个"金标准",用"金标准"去筛选一定数量的患有和未患有某种疾病的研究对象,然后用被选的筛检方法再对这些病人和非病人做一次测试,将所获得的结果与"金标准"的诊断结果进行比较,用一些特殊的指标来评价筛检方法的特性。这就是筛检方法的评价程序,这一程序可以表示为图5-2的形式。

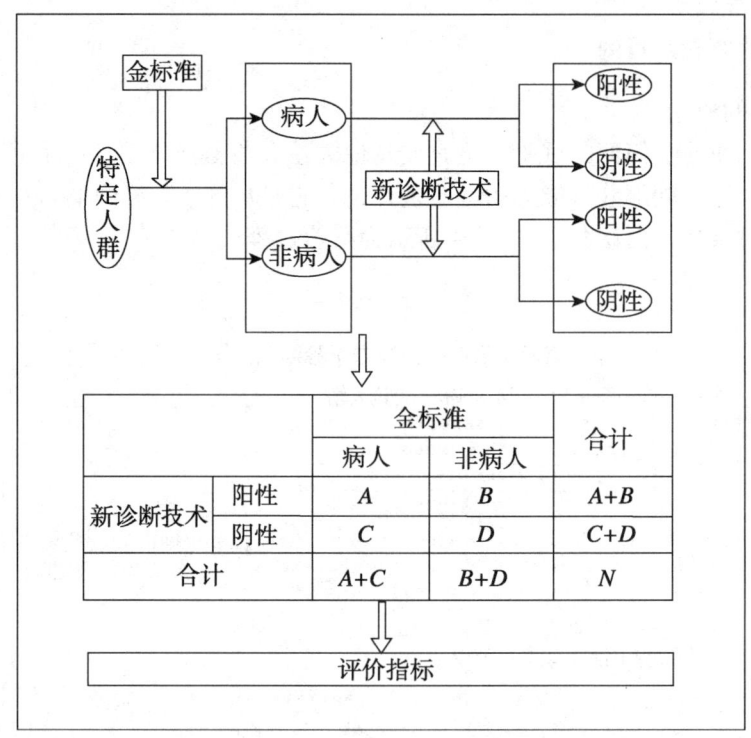

图 5-2 筛检方法的评价程序

为了叙述和分析的方便,我们把图5-2中的筛检方法评价结果表格摘出来,并约定,凡本章涉及筛检方法评价结果的整理,皆遵此形式且A、B、C、D意义相同(见表5-1)。

表 5-1 筛检方法评价结果整理表

筛检试验	金标准		合计
	患者	非患者	
阳性	A	B	$A+B$
阴性	C	D	$C+D$
合计	$A+C$	$B+D$	N

三、筛检方法的评价指标

理想的筛检方法应该是对人体无害、操作简便、出结果迅速、费用低廉的方法。此外，从方法学角度考虑，评价一项筛检方法应考虑筛检的真实性（validity）和可靠性（reliability）。

（一）真实性

真实性又称效度。指测量值与实际值相符合的程度，故又称准确性（accuracy）。用于评价真实性的指标有：灵敏度（sensitivity）与特异度（specificity），假阴性率与假阳性率。

1. 灵敏度与特异度　灵敏度是指在"金标准"确诊的病人中新诊断技术检测出的阳性人数所占的比例。灵敏度用公式表达为：

$$SN = \frac{A}{A+C} \times 100\% \tag{5-3}$$

灵敏度的分子 A 代表的是筛检方法检测阳性而实际有病的人数，相对于"金标准"而言，它是真正的"阳性"，因此，灵敏度又被称为真阳性率（true positive rate）。

特异度是指在"金标准"确诊的非病人中筛检方法检测出的阴性人数所占的比例。特异度用公式表达为：

$$SP = \frac{D}{B+D} \times 100\% \tag{5-4}$$

特异度的分子 D 代表的是筛检方法检测阴性而实际无病的人数，相对于"金标准"而言，它是真正的"阴性"，因此，特异度又被称为真阴性率（true negative rate）。

2. 假阴性率与假阳性率　研究表 5-1 中的 A、B、C、D 四个格子可以发现，在病人中，筛检方法仅仅检出了 A 这部分病人，而漏掉了 C。换句话说，筛检方法把 C 这部分病人错判为了"阴性"。计算被筛检方法错判为"阴性"的病人数占全部病人的比例，我们把它称之为假阴性率（false negative rate，FNR），或漏诊率，用公式表达为：

$$FNR = \frac{C}{A+C} \times 100\% \tag{5-5}$$

而且，假阴性率与灵敏度互补，即 $SN = 1 - FNR$。灵敏度越高，假阴性率越低，反之亦然。

相应地，在非病人中，筛检方法仅仅排除了 D 这部分非病人，而误诊了 B。换句话说，筛检方法把 B 这部分非病人错判为了"阳性"。计算被筛检方法错判为"阳性"的非病人数占全部非病人的比例，我们把它称之为假阳性率（false positive rate，FPR），或误诊率，用公式表达为：

$$FPR = \frac{B}{B+D} \times 100\% \tag{5-6}$$

而且，假阳性率与特异度互补，即 $SP = 1 - FPR$。特异度越高，假阳性率越低，反之亦然。

总结上述四个指标，灵敏度、特异度、假阴性率和假阳性率从不同的角度反映了筛检方法的真实性，是评价和选择筛检方法时主要考虑的因素。除此之外，反映筛检方法真实性的指标还有约登指数。

3. 约登指数（Youden's index） 约登指数是将灵敏度与特异度相加再减去 1，即

$$约登指数 = \frac{A}{A+C} + \frac{D}{B+D} - 1 \tag{5-7}$$

它反映诊断技术发现真正病人和非病人的总的能力。约登指数的取值范围为 0~1。约登指数越接近 1，诊断技术的真实性越高，反之越低。

下面举例说明上述指标的计算。

例：某医疗中心为了评价血清铁蛋白试验筛检缺铁性贫血的效果，对该中心收治的 257 例怀疑患有缺铁性贫血的病人，在通过骨髓铁染色"金标准"诊断之后，立即进行了血清铁蛋白试验。并规定血清铁蛋白<12μg/L 为异常，血清铁蛋白≥12μg/L 为正常。试验结果见表 5-2。

表 5-2 缺铁性贫血的筛检结果

血清铁蛋白试验	金标准		合计
	患者	非患者	
阳性	72	26	98
阴性	9	150	159
合计	81	176	257

根据上述计算公式可得：

$$SN = \frac{A}{A+C} \times 100\% = \frac{72}{81} \times 100\% = 88.89\%$$

$$SP = \frac{D}{B+D} \times 100\% = \frac{150}{176} \times 100\% = 85.23\%$$

$$FNR = \frac{C}{A+C} \times 100\% = \frac{9}{81} \times 100\% = 11.11\%$$

$$FPR = \frac{B}{B+D} \times 100\% = \frac{26}{176} \times 100\% = 14.77\%$$

$$\text{Youden's index} = SN + SP - 1 = 88.89\% + 85.23\% - 1 = 74.12\%$$

从计算的结果来看，血清铁蛋白试验只把 88.89% 的病人正确地判为了病人，85.23% 的非病人正确地判为了非病人，而漏诊了 11.11% 的病人，误诊了 14.77% 的非病人。总的来说，血清铁蛋白试验只正确判断了 74.12% 的病人和非病人，相对于"金标准"的诊断结果而言，该试验的结果是不理想的。

我们总是希望找到一种筛检方法，它的灵敏度和特异度都达到 100%，但是，实际上常常难以如愿。这一方面与筛检方法本身存在缺陷有关，另一方面也与生物的复杂性有关。对于后者，我们可以用一些例子来说明。比如人的许多生理参数，常常是病人的参数范围与正常人的相互交叉、重叠，不能完全分开。请看图 5-3，这是青光眼患者和非青光眼患者的眼压分布模式图。图中有两条曲线，左边的一条是非青光眼患者的眼压分布曲线，眼压值波

动在 14～26mmHg 之间；右边的一条是青光眼患者的眼压分布曲线，眼压值波动在 23～42mmHg 之间。青光眼患者的平均眼压高于非青光眼患者，且二者的眼压值在 23～26mmHg 段重叠。

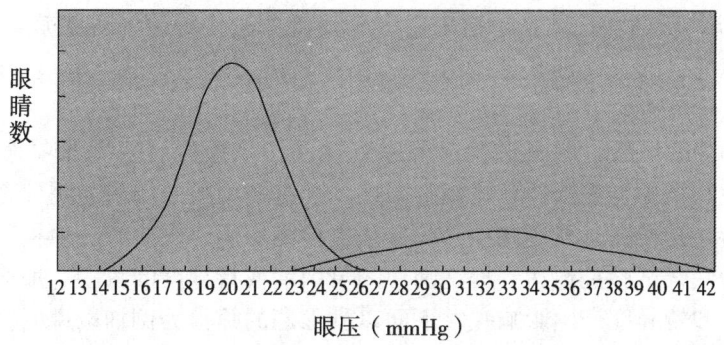

图 5-3　人群中青光眼患者与非青光眼患者眼压分布

青光眼的确切诊断包括三个部分：眼压升高、视神经萎缩和视野的典型缺损。由于检测眼压具有经济、简便、快速和安全等优点，因而常常把检测眼压作为青光眼初诊的手段。但是，需要说明的是，以眼压水平作为诊断青光眼的指标具有不确定性。因为眼压水平在一天中并非恒定不变，尤其青光眼病人。而且，眼压水平相同的人，眼内病理变化不一定相同，反之亦然。这也就是图 5-3 中青光眼患者和非青光眼患者的眼压值在 22～26mmHg 段重叠的原因。

在青光眼的筛检中，如果以眼压作为筛检指标，选择多大的眼压值作为筛检的阳性标准，或者称为分界点（cut-off point）直接关系到筛检的真实性。如果将筛检阳性标准定在 22mmHg，那么，所有青光眼患者将被判为阳性，即诊断的灵敏度为 100%。但是，眼压在 22～26mmHg 之间的非青光眼患者也将被判为阳性，造成误诊，即筛检的特异度较差（不是 100%）；如果将筛检的阳性标准定在 26mmHg，那么，所有非青光眼患者将被判为阴性，即筛检的特异度为 100%。但是，眼压在 22～26mmHg 之间的青光眼患者也将被判为阴性，造成漏诊，即筛检的灵敏度较差（不是 100%）。到底将筛检的阳性标准定在哪一点合适呢？这涉及灵敏度和特异度的权衡问题。

从上述青光眼的例子可以看出，如果筛检的阳性标准值服从连续性分布，其筛检的灵敏度和特异度不是固定不变的，它随着筛检阳性标准值的改变而改变，并且灵敏度和特异度的变化方向是相反的，随着灵敏度的升高特异度下降，反之亦然。因此，在筛检中，我们很难追求灵敏度和特异度均高的筛检方法，通常是采取降低一定程度的灵敏度或特异度，以获得较高的另一方的策略。至于要牺牲哪一方，需根据筛检的目的和具体情况而定。通常，选择灵敏度和特异度的原则是：

（1）如果疾病的早期或及时诊断将有利于病人的治疗和康复，漏诊将会造成严重的后果，并且有现成的治疗方法可供利用，病人从伦理和经济的角度可以接受，应将筛检的阳性标准定在高灵敏度的水平，尽量把病人检测出来。这类疾病如结核病等。

（2）如果误诊将会对病人造成严重的心理、生理和经济上的影响，应将诊断的阳性标准定在高特异度的水平，尽量排除非病人。这类疾病如艾滋病等。

(3) 如果漏诊和误诊同等重要,应将诊断的阳性标准定在灵敏度和特异度均较高的位置。

这里对灵敏度和特异度的选择是在不改变筛检试验的前提下的一种权衡,具有消极性。如果要想使筛检方法的真实性提高,需要通过其他途径来实现,例如联合试验。

2. 联合试验　所谓联合试验是指采用多个筛检方法去检测一种疾病,达到提高筛检的灵敏度或特异度的目的。根据联合的方式,联合试验又分为串联试验(serial test)和并联试验(parallel test)两种。

串联试验和并联试验:串联试验又称序列试验,是指先后采用几项筛检方法去检测疾病,只有全部检测结果皆为阳性者才判为阳性,凡有一项检测结果为阴性者即判为阴性。并联又称平行试验,是指同时采用几项筛检方法去检测疾病,只要有一项检测结果为阳性者就判为阳性。进行联合试验是想达到提高筛检的灵敏度或特异度的目的。那么,到底联合试验将怎样对灵敏度和特异度产生影响呢?下面以乳腺癌的筛检为例加以说明。

例:某肿瘤医院对前来就诊的疑诊乳腺癌病人进行了联合试验,检测方法包括触诊、红外线扫描和X线摄片,检测结果见表5-3。

表5-3　乳腺癌检测的联合试验结果

检测结果			病人	非病人
触诊	红外线扫描	X线摄片		
＋	＋	＋	8	7
＋	＋	－	6	10
＋	－	＋	2	3
＋	－	－	2	9
－	＋	＋	38	21
－	＋	－	1	1
－	－	＋	26	21
－	－	－	6	40
合计			89	112

为了说明联合试验对灵敏度和特异度的影响,首先计算触诊、红外线扫描和X线摄片各自的灵敏度和特异度,在此为了与联合试验相区别,称之为独立试验。

1) 独立试验的灵敏度和特异度

触诊:

$$SN=\frac{8+6+2+2}{89}\times 100\%=20.22\%$$

$$SP=\frac{21+1+21+40}{112}\times 100\%=74.11\%$$

红外线扫描:

$$SN = \frac{8+6+38+1}{89} \times 100\% = 59.55\%$$

$$SP = \frac{3+9+21+40}{112} \times 100\% = 65.18\%$$

X 线摄片：

$$SN = \frac{8+2+38+26}{89} \times 100\% = 83.15\%$$

$$SP = \frac{10+9+1+40}{112} \times 100\% = 53.57\%$$

2）联合试验的灵敏度和特异度

串联试验：

$$SN = \frac{8}{89} \times 100\% = 8.99\%$$

$$SP = \frac{10+3+9+21+1+21+40}{112} \times 100\% = 93.75\%$$

并联试验：

$$SN = \frac{8+6+2+2+38+1+26}{89} \times 100\% = 93.26\%$$

$$SP = \frac{40}{112} \times 100\% = 35.71\%$$

从计算的结果来看，串联试验的灵敏度低于各独立试验的灵敏度，串联试验的特异度高于各独立试验的特异度。与此相反，并联试验的灵敏度高于各独立试验的灵敏度，并联试验的特异度低于各独立试验的特异度。可以得出结论：串联试验使特异度升高，灵敏度下降。并联试验使灵敏度升高，特异度下降。

（二）可靠性

可靠性又被称为信度、精确度（precision）和可重复性（repeatability）。是指在相同条件下用某测量工具（如筛检试验）重复测量同一受试者时获得相同结果的稳定程度。对于检测结果属于连续性分布的数据，实际工作常常用复测相关系数来反映，即积差相关系数或 Spearman 等级相关系数。对于检测结果属于非连续性分布的数据，通常采用 Kappa 值来评价两次检测的结果的一致程度。分析过程请参考相关统计书，此处不再赘述。

四、筛检效果评价

对筛检效果的评价，一些书籍中称为"收益评价"。主要包括预测值估算、检出的新病例的预后、卫生经济学的评价等。

（一）预测值

预测值可以界定为：应用筛检的结果来估计患病的可能性的大小。因筛检结果分为阳性和阴性，且有关心阳性者患病的可能性和阴性者未患病的可能性的需要，将预测值分为阳性预测值（positive predictive value，记为"PV+"）和阴性预测值（negative predictive value，记为"PV－"）。很明显，前者是指筛检阳性者患病的可能性，后者是指筛检阴性者未患病的可能性。阳性预测值和阴性预测值的计算公式可以表示为：

$$PV+=\frac{A}{A+B} \tag{5-8}$$

$$PV-=\frac{D}{C+D} \tag{5-9}$$

下面以颅骨骨折的例子说明阳性预测值和阴性预测值的计算。

例：某国家急救中心在1980年以500名头部外伤的急诊患者作为试验对象，用受伤后失去知觉的时间长短、外伤严重程度和神经检查结果作为筛检指标，并最后用拍片检查以确诊有无颅骨骨折，以评价筛检效果。试验结果见表5-4。

表5-4 颅骨骨折筛检结果

多项筛检指标	有无颅骨骨折		合计
	患者	非患者	
阳性	68	130	198
阴性	18	284	302
合计	86	414	500

根据上述计算公式可得：

$$PV+=\frac{A}{A+B}\times 100\%=\frac{68}{68+130}\times 100\%=34.34\%$$

$$PV-=\frac{D}{C+D}\times 100\%=\frac{284}{18+284}\times 100\%=94.04\%$$

从上述结果可知，筛检的阳性预测值为34.34%，阴性预测值为94.04%。前者表明在筛检阳性者中，34.34%的疑诊病人最后被确诊为颅骨骨折，或者说在筛检阳性者中有34.34%的人是真正的颅骨骨折病人，其余皆为假阳性。后者表明在筛检阴性者中，94.04%的人最后被排除颅骨骨折，或者说在筛检阴性者中有94.04%的人的确不是颅骨骨折病人，其余皆为假阴性。

筛检的预测值难以达到100%，主要受到患病率以及筛检方法的灵敏度和特异度等的影响。下面以一项糖尿病的筛检为例来说明三者之间的关系。

例：有研究者利用血糖试验检测糖尿病患者，他选择了两个具有不同患病水平的人群，并同时选取两个血糖试验阳性标准值，筛检结果见表5-5。

表5-5 糖尿病筛检结果

患病率(%)	灵敏度(%)	特异度(%)	血糖试验结果	糖尿病	非糖尿病	合计	阳性预测值(%)	阴性预测值(%)
1.5	22.9	99.8	＋	34	20	54	63.0	98.8
			－	116	9830	9946		
			合计	150	9850	10000		

续表

患病率(%)	灵敏度(%)	特异度(%)	血糖试验结果	糖尿病	非糖尿病	合计	阳性预测值(%)	阴性预测值(%)
1.5	44.3	99.0	+	66	98	164	40.2	99.1
			−	84	9752	9836		
			合计	150	9850	10000		
2.5	44.3	99.0	+	111	97	208	53.3	98.6
			−	139	9653	9792		
			合计	250	9750	10000		

表中数据显示，在患病率不变的情况下（1.5%），随着灵敏度的升高（22.9%→44.3%），特异度的下降（99.8%→99.0%），阳性预测值下降（63.0%→40.2%），阴性预测值上升（98.8%→99.1%）。在灵敏度和特异度不变的情况下（44.3%、99.0%），随着患病率由1.5%上升到2.5%，阳性预测值上升（40.2%→53.3%），阴性预测值下降（99.1%→98.6%）。

对于预测值与患病率、灵敏度和特异度的关系，更一般的结论是：在灵敏度和特异度不变的情况下，随着患病率的升高，阳性预测值呈上升趋势，阴性预测值呈下降趋势。在相同患病率时，随着灵敏度的升高，阴性预测值上升；随着特异度的升高，阳性预测值上升。

（二）检出的新病例的预后

理论上讲，通过筛检发现的新病例应该较自然病程出现症状后自动就医而诊断的新病例在病程上要早，并且早发现、早诊断、早治疗带来的治愈率、阴转率和生存率等应该较高，死亡率应该较低。因此，可以通过比较筛检病例和自动就医病例的预后来评价筛检的效果。

（三）卫生经济学评价

卫生经济学评价主要从三个方面进行：①成本效果分析，即比较筛检投入的总费用与其获得的生物学效果。②成本效益分析，即比较筛检投入的总费用与其获得的经济效益。③成本效用分析，即比较筛检投入的总费用与其使病人生活质量的改善之间的关系。

第四节 生态学研究

生态学（ecology）是研究活的生物体与其生存环境的关系的一门学科。人类生态学则涉及不同人群如何受环境因素的影响及其相互关系的问题。环境因素不仅包括理化环境，还包括社会环境。从医学的角度来看，生态学则是研究人类的生活方式与生存条件对健康或疾病的影响及其相互关系。

一、生态学研究的概念及目的

（一）生态学研究的概念

生态学研究（ecological study）是以群体而非个体为观察单位，探讨人群某种疾病或健康状况的平均水平与某种因素在分布上的一致性和数量上的相关性的一种观察性研究。

例如20世纪80年代Breslow等人在西方部分国家开展的啤酒消耗量与直肠癌之间的关系研究属于典型的生态学研究，结果见图5-4。图中数据为不同国家年人均啤酒消耗量（横轴）和年调整直肠癌发病率（纵轴）（由于空间位置关系，图中仅标注了部分散点的国家名）。

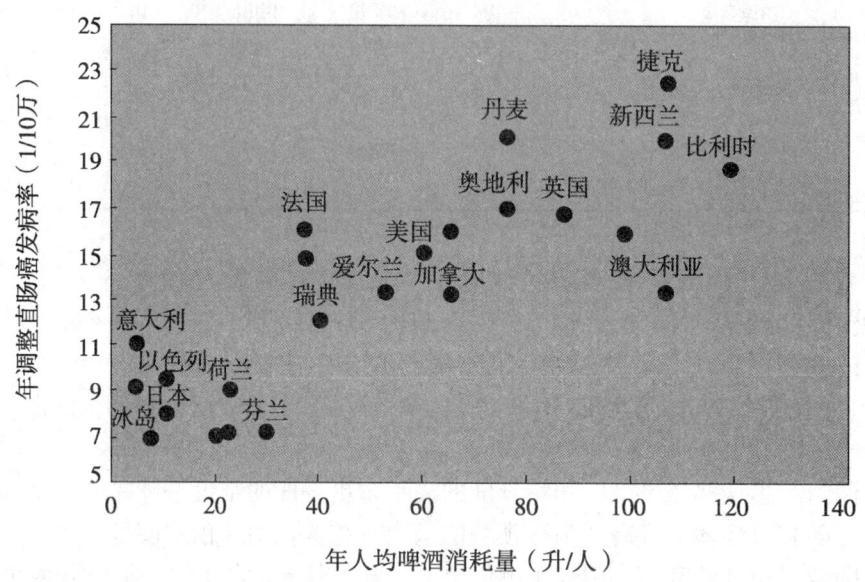

图5-4 部分国家啤酒消耗量与直肠癌的关系

从上述概念和实例可以看出，生态学研究与其他描述性研究方法存在一定的差异，主要表现在观察单位上。在生态学研究中，收集疾病或健康状态及其相关因素的资料时，不是以个体为观察单位，而是以群体为观察单位，通过描述某种疾病或健康状态在不同人群中出现的频率以及某个或某些因素在相应人群中所占的比例，分析该疾病或健康状态的分布与人群中该因素的分布的关系。而其他描述性研究，在收集疾病或健康状态和相关因素的资料时，是以个体为观察单位，通过分析个体的疾病或健康状况以探索其与某个或某些因素之间的关系。简言之，生态学研究是从群体的平均水平或状态来把握疾病与因素之间的关系，它所提供的信息是粗略的、简单的，它缺乏疾病或健康状态与因素之间的个体证据。因而，生态学研究只是一种粗线条的描述性研究。

（二）生态学研究的目的

通过描述、分析人群中某种疾病或健康状况与某种或某些因素之间的关系，可以为疾病病因研究提供线索。

二、生态学研究的优缺点

生态学研究常常是利用已有的资料，例如不同地区疾病的发病率、患病率或死亡率资料，以及该地区某些因素的登记资料、消耗资料、报告资料等开展研究，因而省时、省力、省钱。生态学研究的缺陷主要表现为生态学谬误（ecological fallacy）或称"生态偏倚"（ecological bias），即由于生态学研究是由各个不同情况的个体"集合"而成的群体（组）为观察和分析的单位，以及存在的混杂因素等原因而造成的研究结果与真实情况不符。例如有人通过调查发现，城市社区中干洗店的数量与心血管病的发病率在分布上一致，从而得出干洗店是心血管病的危险因素。显然，这是一个错误。造成这种错误的原因是研究者把仅仅在数量上相关，而不可能在生物学上相关的两种事物联系在一起所致。这种相关实质上是一种表面上的相关、一种间接的相关。隐藏在背后的直接关系未被挖掘出来。例如上述例子，干洗店的数量只是一个表象，其背后的原因可能是经济、文化和人的行为的改变等因素，这些因素可能与心血管病的发生有关。

测试题

一、名词解释

1. 描述性研究
2. 现况研究
3. 筛检
4. 灵敏度
5. 阳性预测值
6. 生态学谬误

二、选择题

1. 某地开展一次乳腺癌抽样调查，可以得到下列哪个指标
   A. 乳腺癌罹患率
   B. 乳腺癌发病率
   C. 乳腺癌续发率
   D. 乳腺癌患病率
   E. 乳腺癌引入率

2. 关于普查的目的，以下哪一项不正确
   A. 早期发现病例
   B. 检验病因
   C. 了解疾病的分布
   D. 为病因研究提供线索
   E. 普及医学知识

3. 为制定某地区人群原发性高血压的社区综合防治方案，拟对该地区某时点人群原发性高血压的患病情况进行调查。这类研究是
   A. 流行病学实验研究
   B. 队列研究
   C. 横断面研究
   D. 病例对照研究
   E. 纵向研究

4. 关于描述性研究以下论述错误的是
   A. 客观真实地记录、描述、采集各种信息，不人为地加入干预措施
   B. 不设立专门的对照组，因而不能确定所研究的因素和效应（疾病、健康）之间的因果联系
   C. 指对研究所确定的调查范围内的全部观察对象（总体）进行的调查
   D. 描述性研究属于观察性研究
   E. 能够揭示疾病或健康状况的真实分布情况

5. 关于普查的论述正确的是
   A. 不能获得观察对象多种疾病或健康状况的全貌
   B. 可以节省时间、人力和物力
   C. 由于调查全部对象，所以不容易发生遗漏情况
   D. 不适用于患病率较低以及检测技术较复杂的疾病
   E. 可以节省时间、人力和物力，并且容易做到深入、仔细和准确

6. 关于现况研究中常见偏倚的论述正确的是
   A. 如果一部分研究对象没有按照研

究设计对被调查内容予以应答，那么就一定会存在无应答偏倚
B. 报告偏倚是指研究对象有意夸大或缩小某些研究信息而导致的偏倚
C. 回忆偏倚是指研究对象在回忆过去的经历的或发生的事件时，故意隐瞒一些事实
D. 测量偏倚是指测量人员不负责任而错报测量结果
E. 调查员偏倚主要是指调查者的性别、年龄等的构成不同而引起的偏倚

7. 关于筛检的论述正确的是
A. 评价指标包括金标准、真实性和可靠性三个主要方面
B. 评价指标包括真实性、可靠性和预测值三个主要方面
C. 评价指标包括金标准、真实性、可靠性和预测值四个主要方面
D. 评价指标包括金标准、灵敏度、特异度和约登指数四个主要方面
E. 评价指标包括灵敏度、特异度、假阳性率、假阴性率四个方面

8. 关于筛检的论述正确的是
A. 真实性是指在"金标准"确诊的病人中新诊断技术检测出的阳性人数所占的比例
B. 特异度是指在"金标准"确诊的非病人中筛检方法检测出的阳性人数所占的比例
C. 串联试验是指先后采用几项不同的筛检方法去检测同种疾病，只有全部检测结果皆为阴性者才判为阴性
D. 串联试验使灵敏度升高，特异度下降
E. 并联试验使灵敏度升高，特异度下降

三、简答题

1. 简述描述性研究的特点。
2. 简述抽样调查的优缺点。

参考答案

一、名词解释

答案（略）

二、单选题

1. D   2. B   3. C   4. C   5. D   6. B   7. B   8. E

三、简答题

1. 描述性研究是流行病学研究的基础步骤。当对所研究的疾病或健康状况了解不多的时候，往往从描述性研究着手，获取与该病或健康状况相关的基本分布特征，为进一步研究提供基础性资料。描述性研究属于观察性研究，即在研究中只是客观真实地记录、描述、采集各种信息，不人为地加入干预措施。描述性研究不设立专门的对照组，因而不能确定所研究的因素和效应（疾病、健康）之间的联系。描述性研究通常在一个特定的时间点或期间内

进行，因此在描述疾病或健康状况的水平时主要用患病率指标。

2. 优点：抽样调查可节省时间、人力和物力；抽样调查容易做到深入、仔细和准确。缺点：抽样调查的设计、实施以及资料的分析都较复杂；重复及遗漏不易被发现；不适合变异过大的研究对象。

（高文静　詹思延）

第六章 病例对照研究

> **学习目标**
> 1. 掌握病例对照研究的定义、特点
> 2. 理解病例对照研究实施过程中的技术要点
> 3. 理解病例对照研究存在的主要偏倚及其控制
> 4. 理解病例对照研究结果的解释

病例对照研究（case-control study）设计始于19世纪，但直到20世纪中期才得到广泛应用和快速发展。它是分析流行病学中两种重要方法类型之一，主要用于探索疾病的危险因素，概括病因假说，也可用于检验病因假设。

第一节 概 述

一、定义

病例对照研究是指以确诊的患有某特定疾病的病人作为病例，以不患有该病但具有可比性的个体作为对照，通过询问、体检、实验室检查或复查病史，搜集研究对象既往各种可能的危险因素的暴露史，测量并比较病例组与对照组中各种因素的暴露比例，经统计学检验，若两组差别有意义，则可认为因素与疾病之间存在着统计学上的关联。在评估了各种偏倚对研究结果的影响之后，再借助病因推断技术，推断出某个或某些暴露因素是疾病的危险因素，从而达到探索和检验疾病病因假说的目的。

例如，为了检验短肢畸形与母亲孕期服用沙利度胺有无联系，调查50个短肢畸形患儿的母亲，同时以90个正常出生儿的母亲为对照，调查她们孕期沙利度胺服用情况，结果见表6-1。

表6-1 沙利度胺与短肢畸形的病例对照研究

服用沙利度胺	病例组母亲	对照组母亲
有	12 (a)	2 (b)
无	38 (c)	88 (d)
	50 ($a+c$)	90 ($b+d$)

如果病例组的暴露比例 $a/(a+c)$ 显著地大于对照组的暴露比例 $b/(b+d)$，本例即是如

此（通过比较 12/50 与 2/90，得出 $P<0.01$），可以认为母亲孕期服用沙利度胺与出生儿发生短肢畸形在统计学上存在关联，进一步再进行因果关系的推断。

二、特点

病例对照研究有几个基本特点，部分特点可由研究设计示意图（图 6-1）体现。

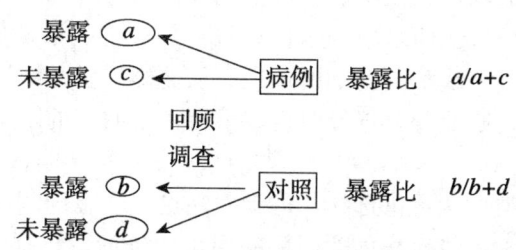

图 6-1 病例对照研究结构示意图

若 $a/(a+c)>b/(b+d)$，且 $P<0.05$，则暴露与疾病关联有统计学意义

1. **属于观察性研究方法** 研究者不给研究对象以任何干预，而只是客观地收集对象的暴露情况。这是观察性研究方法的共有特征。

2. **设立对照** 有专门设立的对照组，由未患所研究疾病的人组成，供与病例组比较之用。

3. **观察方向由"果"及"因"** 是先有结果，即已知对象患某病或不患某病，再追溯其可能与疾病有关的原因。其调查方向是纵向的、回顾性的。

4. **不能证实暴露与疾病的因果关系** 本方法受到回顾性观察方法的限制，不能观察到由"因"到"果"的发展过程并证实其因果关系，故只能推测判断暴露与疾病是否有关联。

三、用途

1. **广泛地探索疾病的可疑危险因素** 如在一次食物中毒的暴发中，可以从食谱中逐一探索哪一种食物为可能致中毒的因素。冠心病的研究中，在病因不明的阶段，可广泛从机体内外诸因素中筛选可疑危险因素，如家族遗传史、个人患病史、饮食史、吸烟饮酒史、体力活动情况、职业史、经济情况和居住地等。

2. **深入检验某个或某几个病因假说** 经过描述性研究或探索性的病例对照研究，初步形成了病因假说后，可以利用精心设计的病例对照研究加以检验。例如经过探索，发现吸烟与肺癌的发生关系极大，环境污染也可能与肺癌发病有关。于是着重调查吸烟量、吸烟年限、吸烟方式、戒烟历史、被动吸烟、吸烟种类等有关吸烟的详细情况以验证吸烟与肺癌有关的假说；着重调查大气污染程度、住址居住面积、通风习惯、厨房通风程度、热源种类、从事炊事操作时间等有关因素，以考察暴露于空气污染的各种情况。

第二节 病例对照研究的实施

实施的主要内容和步骤首先是明确研究目的，根据研究目的做好调查研究的设计，其中主要是选择研究对象，确定调查的内容和方法，设计好调查表。然后是访问对象，填写调查表。随后对调查得来的资料进行统计分析，对结果作讨论，最后写出报告。

一、研究对象的选择

研究对象选择的基本原则是病例足以代表总体人群中该病的病人，对照足以代表产生病例的人群总体。

1. 病例的选择

(1) 病例内外部特征的限定：当明确了进行何种疾病的病例对照研究之后，所选择的病例必须是患同一种疾病的病人。而且患病部位、病理学类型、诊断标准都要有明确的规定，否则，病例中可能混入非病人或不同型别的病人，从而影响研究结果的真实性。病例的外部特征如年龄、性别、种族、职业等，选择时也要求有一个明确的限定，其目的是控制非研究因素以增强两组的可比性。

(2) 病例类型：有三类病例可供选择，即新发病例、现患病例和死亡病例。首选新发病例，其优点是病人刚刚发病，对疾病危险因素的回忆比较清楚，提供的信息较为准确可靠。其缺点是对发病率低的病，短期内不易收集到足够的例数。使用现患病例的优点是可得到的例数较多，搜集资料较容易。缺点是病例对暴露史的回忆极易受患病后改变了的环境条件和生活习惯的影响，因而不易判断疾病的时间关系。而死亡病例由于是他人代为回忆，可靠性较差，很少应用。

(3) 病例的来源：一种是来源于医院的现患病人或医院和门诊的病案及出院记录记载的既往病人。这种以医院为基础的病例的优点是可容易获得，节省费用，合作好，信息较完整、准确，但容易发生选择偏倚。另一种来源是社区、社区的监测资料或普查、抽查的人群资料。这种以社区为基础的病例代表性较强，但实施难度较大。

2. 对照的选择

(1) 对照选择的原则：对照的选择往往比病例更为困难和复杂。一方面要保证对照的代表性，即能代表产生病例的一般人群，另一方面还必须使对照与病例具有良好的可比性，即除研究因素外，可能影响发病的其他因素在病例组与对照组要尽量保持均衡。而且，对照应经过与病例相同的诊断确定不患所研究的疾病。

(2) 对照的类型：设置的对照按是否与病例在某些因素上进行匹配分为两类。一类是不进行匹配的对照，称为成组对照，即当对照来源确定后，用抽样的方法从该人群中选择足够的人数，没有任何其他限制与规定。这种不匹配的方法适合于前述的以探索病因为主要目的的研究设计，实行起来容易，能获得较多的信息。另一类是进行匹配的对照。匹配(match)或称配比就是要求对照在某些因素或特征上与病例保持一致，目的是进行两组比较时排除匹配因素的干扰，是一种限制手段。如以年龄做匹配因素，在分析比较两组资料时，可免除由于两组年龄构成的差别对疾病和因素关系的影响，因而可以更正确地说明所研究因素与疾病的关系。匹配的优点是能够提高研究效率。但是，匹配的同时也增加了选择对照的难度，一旦某个因素做了匹配，我们将不能再分析它与疾病的关系。

按匹配方法可进一步分为群体匹配（频数匹配）和个体匹配两类。

1) 频数匹配(frequency matching)：在选择对照组时，使要求匹配的因素在比例上与病例组保持一致。如病例组中男女各半，65岁以上者占1/3，则对照人群也是如此。

2) 个体匹配(individual matching)：从对象人群中选择一个或以上的对照配给每一个病例，使对照在规定的特征上与病例相同。这个特征叫匹配变量。常用的匹配变量有年龄、性别、住址、出生地区、经济水平、民族等。例如，一个病例选择一个对照，要求与病例同性别、同一年龄组、同一个县的居民、同一民族等。匹配变量越多，对照选择越困难。而且容易造成匹配过头（overmatching）的问题，即对不必要的因素进行匹配，可能徒然丢失信息，增加工作难度，结果反而降低了研究效率。

一个病例配一个对照叫作1∶1匹配，又称配对，配两个或以上的对照叫作1∶M匹配。就统计效率而言，超过1∶4时，统计效率的增加幅度越来越小，而工作量却显著增大，故匹配一般不超过1∶4。

（3）对照的来源：第一来源是从一地的全人口中选择。当病例组系一地的全部或大部分病例时，可从当地未患该病的人中选对照。其优点是研究结论推及总体的可靠性大。缺点是选择和调查时都比较费事，应答率较低；第二个来源是从医院的其他病人中选对照。即在选病例的医院内选其他病人做对照，这样比较方便，且可与病例在相同的环境中接受调查，这种对照的应答率和信息的质量均较高；第三个来源是利用病例的配偶、同胞、亲戚、同事或邻居作对照，但要注意研究遗传因素为主的疾病时不宜选同胞、亲戚作对照，研究环境因素为主的疾病时，不宜选同事（工作环境）或邻居（居住环境）作对照。

3. 确定样本量　样本量的大小取决于下列4个因素：①研究因素在对照组中的暴露率 p_0；②预期的该因素的效应强度，即相对危险度 RR 或暴露的比值比 OR（含义详见后文）；③希望达到的检验的显著性水平，即假设检验第Ⅰ类错误的概率 α；④希望达到的检验把握度 $(1-\beta)$，β 为统计学假设检验第Ⅱ类错误的概率。这四项数值确定之后，可用公式计算或从样本含量表中查得需要的病例和对照数。

需要注意的是：①所估计的样本量并非绝对精确的数值，因为样本量的估计是有条件的，而这些条件并非是一成不变的。②应当纠正样本量越大越好的错误看法。样本量过大，常会影响调查工作的质量，增加负担、费用。③总的样本量相同的情况下，病例组和对照组样本量相等时统计学效率最高。

（1）非匹配设计且病例数与对照数相等

$$n = 2\bar{p}\bar{q}(U_\alpha + U_\beta)^2 / (p_1 - p_0)^2 \qquad (6-1)$$

式中，n 为病例组或对照组人数。U_α 和 U_β 分别为与 α 及 β 值对应的标准正态分布的分位数，可以从表6-2中查出。p_1 与 p_0 分别为病例组及对照组估计的某因素暴露率。另外，

$$p_1 = \frac{p_0 RR}{1 + p_0 (RR-1)}, \quad \bar{p} = 0.5 \times (p_1 + p_0), \quad \bar{q} = 1 - \bar{p} \qquad (6-2)$$

例：现设计一个研究吸烟与肺癌关系的病例对照研究，估计对照组中的吸烟比例为20%，吸烟者发生肺癌的相对危险度 RR 约为2.0，要求 $\alpha = 0.05$（双侧），$\beta = 0.10$，求样本量大小 n。

病例的暴露史 p_1 可用公式6-2估计

$p_1 = (0.2 \times 2) / [1 + 0.2 \times (2-1)] = 0.333$

$\bar{p} = (0.2 + 0.333)/2 = 0.267$

$\bar{q} = 1 - 0.267 = 0.733$

从表6-2中查得 $U_\alpha = 1.96$，$U_\beta = 1.282$，代入公式6-1，则：

$$n = 2 \times 0.267 \times 0.733 \times (1.962 + 1.282)^2 / (0.333 - 0.2)^2 = 232$$

即每组需要调查约232人。

表6-2 标准正态分布的分位数表

α及β	U_α（单侧检验）U_β（单侧和双侧检验）	U_α（双侧检验）
0.001	3.090	3.290
0.002	2.878	3.090
0.005	2.576	2.807
0.010	2.326	2.576
0.020	2.058	2.326
0.025	1.960	2.242
0.050	1.645	1.960
0.100	1.282	1.645
0.200	0.842	1.282

如查表6-3，得 $n=229$，与公式法所得样本量非常接近。

表6-3 病例对照每组样本数（不匹配的，两组人数相等）
$\alpha=0.05$（双侧） $\beta=0.10$

RR	p_0						
	0.01	0.1	0.2	0.4	0.6	0.8	0.9
0.1	1420	137	66	31	20	18	23
0.5	6323	658	347	203	176	229	378
2.0	3206	378	229	176	203	347	658
3.0	1074	133	85	71	89	163	319
4.0	599	77	51	46	61	117	232
5.0	406	54	37	35	48	96	194
10.0	150	23	18	20	31	66	137
20.0	66	12	11	14	24	54	115

(Schlesselman, 1982, 附表摘编)

(2) 1∶1匹配设计：此时病例与对照暴露状况不一致的对子对分析是有意义的（见资料的整理与分析一节）。Schlesselman推荐的公式如下：

$$m=[U_\alpha/2+U_\beta\sqrt{p(1-p)}]^2/(p-1/2)^2 \qquad (6-3)$$

式中，$p=OR/(1+OR)\approx RR/(1+RR)$。

如果以 m 表示结果不一致的对子数，则需要的总对子数 M 为：

$$M\approx m/(p_0q_1+p_1q_0) \qquad (6-4)$$

式中 p_0 为对照组的暴露比例，p_1 为病例组的暴露比例。$p_1=p_0RR/[1+p_0(RR-1)]$，$q_1=1-p_1$，$q_0=1-p_0$。

例：在研究口服避孕药与先天性心脏病的关系的配对病例对照研究中，对照暴露的比例是 $p_0=0.3$，$\alpha=0.05$（双侧），$\beta=0.1$，估计 $RR=2$，计算所需要的总对子数 M。

$p_1 = 0.3 \times 2/[1+0.3(2-1)] = 0.46$

$q_1 = 1-0.46 = 0.54$

$q_0 = 1-0.3 = 0.7$

$m = [1.96/2+1.28\sqrt{2/3(1-2/3)}]^2/(2/3-1/2)^2 = 90$

$M = 90/[(0.3\times 0.54)+(0.46\times 0.7)] = 90/0.484 = 186$

即不一致对子数为90,本次研究共需总对子数为186。

还可用查表法获得研究所需样本数。表6-4和表6-5是在$\alpha=0.05$和$\alpha=0.01$时,把握度$=0.90$,单侧检验,人群中暴露者比例(以对照组暴露者比例为估计值)及与暴露有关的相对危险度不同时,配比研究所需要的病例数。三行数字从上至下为病例与对照数之比是1:1,1:2,1:4时所需要的病例数,对照数则按比例推算。例如,要求把握度为90%,显著性水平为0.05,在人群暴露率为50%而与暴露有关的相对危险度是3时,查表6-4可见所需病例数在病例对照数之比为1:1时,是70(对照也需70例),1:2时是53(对照为106),1:4时是44(对照为176)。显著性水平为0.01而其他条件不变时,可查表6-5。

表6-4 病例对照研究的样本含量

$\alpha=0.05$ $1-\beta=0.90$ (单侧检验)

RR	\.01	\.05	\.10	\.15	\.20	\.25	\.30	\.40	\.50	\.60	\.70	\.80
					对照组暴露者比例							
1.5	9090	1927	1039	749	610	531	485	442	442	479	570	778
	6758	1434	774	559	455	397	362	331	332	360	429	586
	5583	1186	641	463	377	329	301	275	276	300	358	489
2.0	2815	605	332	243	201	178	165	155	160	178	218	305
	2079	448	246	181	150	133	123	116	120	134	164	230
	1740	368	202	149	124	110	102	96	100	112	137	192
2.5	1493	325	181	134	113	101	95	91	96	210	137	195
	1097	239	134	100	84	75	71	68	72	82	103	147
	893	195	109	82	69	62	58	57	60	69	86	123
3.0	977	215	121	91	77	70	66	65	70	81	103	149
	715	158	89	67	57	52	50	49	53	61	78	112
	578	128	73	55	47	43	41	40	44	51	64	94
4.0	566	125	72	55	48	44	43	43	48	57	74	109
	405	91	53	41	35	33	32	32	36	43	55	82
	325	73	43	33	29	27	26	27	30	35	46	69
5.0	382	97	51	40	35	33	32	34	38	46	61	91
	277	64	38	30	26	25	24	25	29	35	46	69
	221	51	30	24	21	20	20	21	23	29	38	57
7.5	211	50	31	25	23	22	22	24	28	35	47	72
	152	36	23	18	17	16	16	18	21	26	35	54
	120	29	18	15	14	13	13	15	17	21	29	45
10.0	145	36	23	19	18	19	18	20	24	30	42	64
	105	26	17	14	13	13	13	15	18	23	31	48
	82	21	23	11	11	10	11	12	15	19	25	40

续表

RR	对照组暴露者比例											
	.01	.05	.10	.15	.20	.25	.30	.40	.50	.60	.70	.80
15.0	90	24	16	14	14	14	14	17	20	26	37	58
	65	17	12	10	10	10	11	12	15	20	28	43
	50							10	12	16	22	35
20.0	66	18	13	12	12	12	13	15	19	25	35	54
	47	13						11	14	18	26	41
	36	10							11	15	21	33

(摘自 P. Smith, 1980)

表 6-5 病例对照研究的样本含量

$\alpha=0.01$ $1-\beta=0.90$（单侧检验）

RR	对照组暴露者比例											
	.01	.05	.10	.15	.20	.25	.30	.40	.50	.60	.70	.80
1.5	13608	2886	1556	1122	913	796	726	662	662	718	854	1165
	10010	2127	1149	831	678	592	541	495	497	541	645	834
	8198	1745	945	684	559	489	448	411	414	452	541	742
2.0	4177	898	493	361	299	265	245	230	237	265	323	453
	3031	654	360	265	220	196	182	172	179	200	246	346
	2448	530	293	217	181	161	150	143	149	168	207	292
2.5	2202	479	267	198	166	149	140	135	142	162	202	228
	1585	346	194	145	122	110	104	101	107	123	154	221
	1263	278	156	118	100	90	85	84	89	103	129	167
3.0	1433	315	178	134	114	103	98	96	103	119	151	219
	1032	226	129	98	83	76	73	72	78	91	116	163
	809	180	103	79	68	62	59	59	65	76	97	142
4.0	811	182	105	81	70	65	62	63	70	83	108	159
	572	130	76	59	51	48	46	48	53	63	83	123
	446	102	60	47	41	39	38	39	44	53	70	104
5.0	555	127	75	58	52	48	47	45	56	67	88	132
	389	90	54	42	38	36	35	37	42	51	68	103
	300	70	42	34	30	29	29	30	35	43	57	87
7.5	305	73	45	36	33	32	32	35	41	51	68	104
	212	51	32	26	24	24	24	26	31	39	53	81
	161	39	25	21	19	19	19	21	26	32	44	68
10.0	210	52	33	28	26	25	26	29	35	44	60	93
	145	36	24	20	19	19	19	22	26	34	46	72
	109	28	18	16	15	15	15	18	22	28	39	61
15.0	129	34	23	20	20	20	21	24	29	38	53	83
	89	24	17	15	14	15	15	18	22	29	41	65
	66	18	13	11	11	12	12	15	18	24	34	54
20.0	94	26	19	17	17	17	18	22	27	35	50	78
	65	19	13	12	12	13	14	16	21	27	33	61
	48	14	10	10	10	10	11	13	17	22	32	51

二、研究因素信息的收集

病例对照研究的第二个重要步骤是收集与测量病例和对照的既往暴露史。

1. 暴露因素的选择和定义　除了姓名、性别、年龄、住址等一般信息外，研究者还需要根据研究目的确定相关的暴露变量。如在吸烟与肺癌关系的研究中，不仅要调查"是否吸烟"这个变量，还要调查开始吸烟的年龄、吸烟的年限、每日吸烟量、烟吸入的深度、烟的种类、戒烟的时间等，即从多个侧面反映该变量的特点，以获得较多的信息。每项变量在开始调查前都要给出明确的定义，尽可能地采取国际或国内统一的标准，以便交流和比较。如规定吸烟者为每天吸烟至少一支而且持续一年以上者，否则不视为吸烟。

2. 暴露因素信息的收集　主要靠询问调查对象并填写问卷，有时需辅以查阅档案、采样化验、实地查看或从有关方面咨询获得。例如调查疾病史时，可以辅以医疗档案，如门诊病历、住院病历、检验报告单。调查职业史时，可以利用工厂的档案。对污染因素的暴露，需靠仪器的测量。对男人的吸烟量，还可同时询问其妻子或子女，综合考察加以评定。

三、资料的整理和分析

病例对照研究的第三个重要步骤是对调查获得的数据资料进行整理和分析。

整理就是对收集到的原始资料进行再核查，纠错补漏，尽可能提高资料的质量和完整性；进一步对资料进行适当的编码后输入计算机。

分析包括对调查数据的描述性分析和推断性分析。

1. 描述性分析

（1）描述研究对象的一般特征：首先对研究对象的各种特征如年龄、性别、职业、居住地、暴露因素等的分布情况进行描述，即计算出各种特征的构成比，从而对资料的一般情况有一定的了解。

（2）均衡性检验：比较病例组和对照组某些基本特征是否相似或齐同，目的是检验病例组与对照组的可比性。对确有统计学显著差异的因素，在后面的推断性分析时应考虑到它对主要暴露因素关联分析的可能影响。

2. 推断性分析　主要是分析暴露与疾病有无统计学关联以及关联强度的大小。

（1）不匹配不分层的资料分析

1）资料按每个暴露因素整理成表 6-6 的四格表形式。

表 6-6　病例对照研究资料整理表

暴露史或特征	病例	对照	合计
有	a	b	$a+b=n_1$
无	c	d	$c+d=n_0$
合计	$a+c=m_1$	$b+d=m_0$	$a+b+c+d=t$

例：Stwart 调查了 1299 个患癌症而死亡的儿童，另调查 1299 个同年出生的但没有患癌症的儿童为对照。两组儿童的母亲在怀孕期中有的用 X 射线照过腹部，有的没照过，资料结果见表 6-7。

表 6-7 母亲孕期照过 X 射线与儿童死于癌症的病例对照研究

孕期照过 X 射线	出生儿童因癌而死的	对照组	合计
照过	178 (a)	93 (b)	271
未照过	1121 (c)	1206 (d)	2327
合计	1299 ($a+c$)	1299 ($b+d$)	2598

2) 首先要比较两组有暴露史的比例，即比较 $a/a+c$ 与 $b/b+d$ 的差异是否有统计学意义，如果有，说明该暴露因素与疾病存在统计学关联。差异的统计学检验可用一般四格表 χ^2 或校正 χ^2 检验。

本例即检验病例组与对照组间 X 射线暴露比例的差异是否有统计学意义，用四格表 χ^2 检验公式来计算。

$$\chi^2 = \frac{(ad-bc)^2 n}{(a+b)(c+d)(a+c)(b+d)} \tag{6-5}$$

$$= \frac{(178 \times 1206 - 93 \times 1121)^2 \times 2598}{271 \times 2327 \times 1299 \times 1299} = 29.8$$

查 χ^2 界值表，$P<0.001$，说明母亲孕期腹部照过 X 射线与儿童死于癌症存在统计学关联。

3) 计算暴露与疾病间的关联强度

某因素与某疾病如存在关联，则可以进一步估计关联的强度。关联强度通常用相对危险度（relative risk，简称 RR）来表示，即暴露组的发病或死亡率与非暴露组的发病或死亡率之比（详见队列研究一章）。它的含义是暴露组发病或死亡的危险性为非暴露组的多少倍。

但是，由于病例对照研究不是按是否暴露进行分组设计的，而是按是否患病进行分组设计，不能计算暴露组和非暴露组的发病率或死亡率，亦不能直接计算相对危险度。因此，在病例对照研究中，通常是用比值比（odds ratio，简称 OR）作为反映关联强度的指标。

比值（odd）是指某事件发生的概率与不发生的概率之比。在表 6-6 中，病例组中有暴露史与无暴露史的概率分别为 a/m_1 与 c/m_1，暴露比值为 $(a/m_1)/(c/m_1) = a/c$；同理，对照组的暴露比值为 $(b/m_0)/(d/m_0) = b/d$。病例组与对照组的暴露比值之比，即：

$$OR = \frac{a/c}{b/d} = \frac{ad}{bc} \tag{6-6}$$

本例中，$OR = \frac{178 \times 1206}{93 \times 1121} = 2.3$。

4) OR 的含义

OR 的含义与 RR 类似，指暴露者的疾病危险性为非暴露者的多少倍。$OR>1$ 说明疾病的危险度因暴露而增加，暴露与疾病之间为"正"关联；$OR<1$ 说明疾病的危险度因暴露而减少，暴露与疾病之间为"负"关联。但是，在不同患病率和不同发病率的情况下，OR 与 RR 是有差别的。疾病率小于 5% 时，OR 是 RR 的极好近似值。

本例 $OR=2.3$，说明母亲孕期腹部照过 X 射线的儿童死于癌症的危险性是未照过的 2.3 倍。

5) OR 的可信区间

OR 为一个点估计值，即用一次研究（样本人群）所计算出来的一次 OR 值，没有考虑抽样误差，因此还要按一定的概率（称为可信度）来估计总体 OR 的范围，即 OR 的可信区间，其上下限的数值称可信限。通常采用 95% 的可信度。计算 95% 可信区间的方法很多，本章简介建立在 OR 方差基础上的 Woolf 法。

OR 的自然对数的方差为：

$$Var(\ln OR) = 1/a + 1/b + 1/c + 1/d \tag{6-7}$$

$\ln OR$ 的 95% 可信区间（CI）用下式计算：

$$\ln OR(95\% CI) = \ln OR \pm 1.96\sqrt{Var(\ln OR)} \tag{6-8}$$

其反自然对数值即 OR 的 95% 可信区间，上限用 OR_U 表示，下限用 OR_L 表示。

本例 OR 的 95% 可信区间计算如下：

$Var(\ln OR) = 1/178 + 1/93 + 1/1121 + 1/1206 = 0.01809$

$\ln OR(95\% CI) = \ln 2.3 \pm 1.96\sqrt{0.01809}$
$= 0.833 \pm 0.264 = 0.569, 1.097$

$\exp(0.569, 1.097) = 1.77, 3.0$

即 $OR_L = 1.77$，$OR_U = 3.0$。

由于 OR 的 95% 可信区间不包含 1，可以认为该 OR 值在 0.05 水平上有统计学显著性。

(2) 匹配资料的分析：本节主要介绍 1:1 配对资料的分析。

将资料整理成四格表，如表 6-8。

表 6-8 配对数据的四格表

对照		病例		合计
		暴露	未暴露	
	暴露	r	s	a
	未暴露	t	u	c
	合计	b	d	N/2

字母 r, s, t, u，分别代表四种情况的对子数（例如，t 代表病例有暴露而对照无暴露的对子数，s 代表病例无暴露而对照有暴露的对子数，等等）。N/2 是对子数，N 是总人数。计算比值比时只用病例与对照暴露状况不一致的对子数（s, t）。

$$OR = \frac{t}{s} \quad (s \neq 0) \tag{6-9}$$

例：有一项关于子宫内膜癌的病例对照研究，以用过雌激素制剂治疗作为可疑病因。63 对病例与对照按暴露史的分布如表 6-9。

表 6-9　雌激素治疗与子宫内膜癌关系的病例对照研究

		对照		合计
		暴露	未暴露	
病例	暴露	27 (r)	29 (t)	56
	未暴露	3 (s)	4 (u)	7
	合计	30	33	63

计算 $\chi^2=19.5$，$P<0.01$

请留意表 6-9 中病例和对照的行列布局不同于表 6-8，所以表 6-8 中 s 和 t 的位置要对调。本例中计算比值比：$OR=\dfrac{t}{s}=\dfrac{29}{3}=9.67$，说明子宫内膜癌的发生与服用雌激素有关，服用雌激素制剂个体发生子宫内膜癌的危险性是不服用的 9.67 倍。

第三节　主要偏倚及其控制

一、主要偏倚

1. 选择偏倚　这是由于选择研究对象的方法不当，导致入选者与未入选者的某些特征存在系统的差异而引起的误差。例如，由于病例对照研究中常常无法从目标人群中进行随机抽样，故易产生选择偏倚，特别是在医院选择病例与对照时更易产生偏倚。医院收治病人有不同的选择，同时，病人到哪个医院也有选择，不同病种也有不同的入院条件，这使研究的病例或对照不能代表目标人群。由于不同的进入率，使病例组与对照组缺乏可比性。由于诊断标准不明确，或标准不够详细，使病例组内构成不一致。例如肝癌可能是原发性或继发性，可以是肝细胞肝癌或肝内胆管癌，其病因是不同的，标准不同，则引起选择偏倚。

2. 信息偏倚　又称观察偏倚或测量偏倚，是在收集整理信息过程中由于测量暴露与结局的方法有缺陷造成的系统误差。在调查时对病例组和对照组的暴露史采取了不同的标准或收集手段可引起信息偏倚。例如调查妇女 X 射线暴露史，对病例组详细查阅病历或其他记录，而调查对照时则多依据对照口头提供的信息，这样获得的信息可比性较差，从而产生偏倚。另外，被调查者记忆失真、不完整或不愿提供真实的信息，也会产生信息偏倚。

3. 混杂偏倚　当我们研究某个因素与某种疾病的关联时，由于某个既与疾病有制约关系，又与所研究的暴露因素有联系的外来因素的影响，掩盖或夸大了所研究的暴露因素与疾病的联系。这种现象叫混杂，该外来因素叫混杂因素，造成的偏倚叫混杂偏倚。年龄、性别与许多疾病及暴露都有联系，所以是最常见的混杂因素。例如，在研究吸烟与肺癌的关系中，因为不同年龄个体的吸烟率不同，且年龄越大，发生肺癌的危险性越高。如果不注意控制年龄的作用，年龄会歪曲吸烟与肺癌的关联。

二、偏倚的控制

1. 加强科学设计，注意选取对象的代表性，避免有问题的选取方式，严格掌握对象的纳入与排除标准，进行检查或调查时尽可能采取盲法，调查的变量尽可能采取客观性强的指标。如果在医院选择病例，则尽可能多选几所医院进行。对无应答的对象，要设法补救并在分析时对无应答的影响做专门分析。

2. 对混杂因素的作用，在研究设计阶段可采用限制和匹配的方法进行控制。在数据分析阶段可采用分层分析方法、标准化处理或应用多因素分析方法进行处理。

此外，分析资料时要讨论偏倚的产生及存在的大小，如存在明显的偏倚，下结论时应慎重。

第四节 病例对照研究结果的解释

病例对照研究资料经统计学推断后，若病例和对照之间在某因素的暴露比例上有统计学差异，我们就称暴露因素和疾病之间存在着统计学上的关联。这种关联可以是因果性质的也可以不是。因此，对结果的解释，有下列三种可能：

一、机会的作用

利用统计学上的显著性检验及 OR 值的可信区间可以说明观察到的研究因素和疾病间的关联是否为抽样误差导致或机会的作用。但需注意的是，如果结果无显著性差异，不能轻易地肯定该因素与疾病之间不存在统计学关联，因为有可能是由于因素对疾病的作用较小，而样本含量没能达到分析所要求的精度和把握水平而造成的。此时，应扩大样本量，再进行研究。

二、偏倚的作用

病例对照研究中最重要的偏倚是抽样时的选择偏倚和资料收集中的回忆偏倚。结果解释时要详细探讨发生偏倚的可能性、样本的代表性和资料的可比性。如进行的是以医院为基础的病例对照研究，就要详细探讨本次研究的病例和对照是如何选择的，病例的选择是否是多家医院选择，病例的诊断标准是否一致，对照是否是多科室随机选择。在调查时，是否注意保证研究对象有较高的应答率。调查因素的设计是否客观、合理，调查员工作态度如何，被调查者的回答情况如何等。另外，对混杂因素造成的混杂偏倚也应有充分的估计和判断。要说明当混杂因子的作用得到控制之后，关联强度指标（如比值比）发生何种程度的变化或不发生变化。如果发生变化，那么这种变化就是混杂作用大小的一个指标。混杂作用被控制后，依然存在的联系，可以解释为研究因素与疾病之间的特异性联系。对混杂作用的处理是数据分析的一部分。

三、因果联系

流行病学研究的目的之一是确定一些可能会引起疾病或能预防疾病的因素，其最终目标是通过对这些因素的干预而改变疾病的发生频率或严重程度，或阻止疾病率的升高。从这个意义上来说，若某因素的水平改变以后疾病频率或特征亦随之变化，则我们可以把这一因素称为是一个病因因素。这一定义包括两个要素：其一是时间顺序，是因在前，果在后；其二是若对这个要素进行干预或其本身发生改变，发病率也会发生改变。实验性流行病学研究可以证实因素之间是否存在这种关系，而病例对照研究仅能借助于逻辑推理即病因推断技术判断是否存在因果联系，它对因果关系仅限于是一种判断而不是因果联系的证明。如何进行病因推断本章不予叙述,可参阅其他参考书。

四、病例对照研究的优缺点

病例对照研究有许多的优点。它特别适用于罕见病的研究,有时往往是罕见病病因研究的唯一选择。这种方法较容易组织实施,相对更节省人力、物力和时间,收集资料后可较快得到结果。病例对照研究在一次调查中可以同时调查多个因素与某种疾病的联系。

病例对照研究的缺点也是明显的。不适用于在研究人群中暴露比例很低的因素的研究。选择研究对象时,难以避免选择偏倚。调查暴露史经常是通过调查对象回忆得到的,可靠程度往往不等,易产生信息偏倚。一般不能计算发病率。暴露与疾病的时间先后也常难以判断,因此论证因果关系的能力没有队列研究强。

(吕　筠　詹思延)

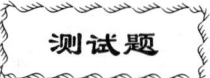

测试题

一、名词解释

1. 频数匹配
2. 个体匹配
3. 匹配过头
4. 比值比
5. 选择偏倚
6. 信息偏倚
7. 混杂偏倚

二、单选题

1. 以医院为基础的病例对照研究,最常见的偏倚是
   A. 社会期望偏倚
   B. 信息偏倚
   C. 混杂偏倚
   D. 选择偏倚
   E. 礼貌偏倚

2. 就大多数病例对照研究而言,它们不具备下列哪种特点
   A. 耗资较少
   B. 可估计关联强度
   C. 可计算发病率
   D. 选择没有疾病的人作对照
   E. 估计暴露史时可能出现偏倚

3. 比值比主要应用于
   A. 描述研究
   B. 生态学研究
   C. 病例对照研究
   D. 队列研究
   E. 流行病学实验研究

4. 病例对照研究中,下列哪组病例最佳
   A. 死亡病例
   B. 现患病例
   C. 新发病例
   D. 死亡病例和现患病例
   E. 死亡病例和新发病例

5. 病例对照研究中,使用新发病例的主要优点是
   A. 需要的样本量较小
   B. 减少选择偏倚和信息偏倚
   C. 病例好募集
   D. 对象容易配合
   E. 代表性好

6. 在某些情况下，用病例对照研究方法估计暴露和疾病的联系可能比队列研究方法更好，其原因是
   A. 病例对照研究更容易估计随机误差
   B. 队列研究更容易区分混杂偏倚
   C. 疾病的发病率很低
   D. 病例对照研究更容易判断暴露与疾病的时间前后
   E. 病例对照研究可以计算比值比
7. 与队列研究相比，在疾病病因研究中病例对照研究的最大缺陷是
   A. 花费大，时间长
   B. 判断暴露与疾病的时间先后有困难
   C. 获得对照有很大困难
   D. 确定疾病的存在与否可能有偏差
   E. 保证病例和对照的可比性有很大困难
8. 在流行病学研究中，混杂变量必须与下列哪些因素有关
   A. 与暴露因素有关，与疾病无关
   B. 与疾病有关，与暴露因素无关
   C. 与病例有关，与对照无关
   D. 与暴露有关，与非暴露无关
   E. 与疾病和暴露因素都有关
9. 对于病例对照研究，以下哪种看法是错误的
   A. 如果疾病常见而研究的暴露罕见，则很难进行
   B. 如果疾病罕见而暴露常见，则很难进行
   C. 可近似估计相对危险度
   D. 通常要考虑混杂因素的影响
   E. 所需时间短，花费小
10. 在病例对照研究中，匹配过头会造成
    A. 对研究结果无影响
    B. 高估暴露因素的作用
    C. 降低研究效率
    D. 增加信息量
    E. 提高研究效率
11. 对病例对照研究资料进行分层分析的目的是
    A. 控制选择偏倚
    B. 控制混杂偏倚
    C. 控制信息偏倚
    D. 提高分析效率
    E. 提高资料的利用率

三、简答题

1. 病例对照研究的基本原理和特点是什么？
2. 简述病例和对照的类型和来源。
3. 简述病例对照研究中的主要偏倚及其控制方法。
4. 简述病例对照研究的优缺点。

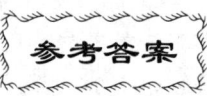

一、名词解释

答案（略）

二、选择题

1. D   2. C   3. C   4. C   5. B   6. C   7. B   8. E
9. B   10. C   11. B

三、简答题

1. 病例对照研究是指以确诊的患有某特定疾病的病人作为病例，以不患有该病但具有可比性的个体作为对照，通过询问、体检、实验室检查或复查病史，搜集研究对象既往各种可能的危险因素的暴露史，测量并比较病例组与对照组中各种因素的暴露比例，经统计学检验，若两组差别有意义，则可认为因素与疾病之间存在着统计学上的关联。在评估了各种偏倚对研究结果的影响之后，再借助病因推断技术，推断出某个或某些暴露因素是疾病的危险因素，从而达到探索和检验疾病病因假说的目的。病例对照研究的基本特点是：①属于观察性研究方法。研究者不给研究对象以任何干预，而只是客观地收集对象的暴露情况。这是观察性研究方法的共有特征。②设立对照。有专门设立的对照组，由未患所研究疾病的人组成，供病例组比较之用。③观察方向由"果"及"因"。研究之始，是先有结果，即已知对象患某病或不患某病，再追溯其可能与疾病有关的原因。其调查方向是纵向的、回顾性的。④不能证实暴露与疾病的因果关系。本方法受到回顾性观察方法的限制，不能观察到由"因"到"果"的发展过程并证实其因果关系，故只能推测判断暴露与疾病是否有关联。

2. 病例有三种类型，即新发病例、现患病例和死亡病例。首选新发病例，其优点是病人刚刚发病，对疾病危险因素的回忆比较清楚，提供的信息较为准确可靠。其缺点是对发病率低的病，短期内不易收集到足够的例数。使用现患病例的优点是可得到的例数较多，搜集资料较容易。缺点是病例对暴露史的回忆极易受患病后改变了的环境条件和生活习惯的影响，因而不易判断疾病的时间关系。而死亡病例由于是他人代为回忆，可靠性较差，很少应用。病例可以来源于医院的现患病人或医院和门诊的病案及出院记录记载的既往病人。这种以医院为基础的病例的优点是容易获得，可节省费用，合作好，信息较完整、准确，但容易发生选择偏倚。另一种来源是社区、社区的监测资料或普查、抽查的人群资料。这种以社区为基础的病代表性较强，但实施难度较大。根据对照是否与病例在某些因素上进行匹配，将对照分为两类。一类是不进行匹配的对照，称为成组对照，适合于以探索病因为主要目的的研究设计，实行起来容易，能获得较多的信息；另一类是进行匹配的对照，又按匹配的方法分为频数匹配和个体匹配两种。对照可以从一地的全人口中选择，其优点是研究结论推及总体的可靠性大，缺点是选择和调查时都比较费事，应答率较低；第二个来源是从医院的其他病人中选对照，这种对照的应答率和信息的质量均较高；第三个来源是利用病例的配偶、同胞、亲戚、同事或邻居作对照，但要注意研究遗传因素为主的疾病时不宜选同胞、亲戚作对照，研究环境因素为主的疾病时，不宜选同事（工作环境）或邻居（居住环境）作对照。

3. 主要是选择偏倚、信息偏倚和混杂偏倚。选择偏倚是由于选择研究对象的方法不当，导致入选者与未入选者的某些特征存在系统的差异而引起的误差。信息偏倚是在收集整理信息过程中由于测量暴露与结局的方法有缺陷造成的系统误差。混杂偏倚是当我们研究某个因素与某种疾病的关联时，由于某个既与疾病有制约关系，又与所研究的暴露因素有联系的外来因素的影响，掩盖或夸大了所研究的暴露因素与疾病的联系。这种现象叫混杂，该外来因素叫混杂因素，造成的偏倚叫混杂偏倚。偏倚的控制：①加强科学设计，注意选取对象的代表性，避免有问题的选取方式，严格掌握对象的纳入与排除标准，进行检查或调查时尽可能采取盲法，调查的变量尽可能采取客观性强的指标。如果在医院选择病例，则尽可能多选几所医院进行。对无应答的对象，要设法补救并在分析时对无应答的影响做专门分析。②对混杂因素的作用，在研究设计阶段可采用限制和匹配的方法进行控制。在数据分析阶段可采用分层分析方法、标准化处理或应用多因素分析方法进行处理。此外，分析资料时要讨论偏倚的产生及存在的大小，如存在明显的偏倚，下结论应慎重。

4. 病例对照研究的优点是它特别适用于罕见病的研究，有时往往是罕见病病因研究的唯一选择。这种方法较容易组织实施，相对更节省人力、物力和时间，收集资料后可较快得到结果。病例对照研究在一次调查中可以同时调查多个因素与某种疾病的联系。病例对照研究的缺点也是明显的，不适用于在研究人群中暴露比例很低的因素的研究。选择研究对象时，难以避免选择偏倚。调查暴露史经常是通过调查对象回忆得到的，可靠程度往往不等，易产生信息偏倚。一般不能计算发病率。暴露与疾病的时间先后也常难以判断，因此论证因果关系的能力没有队列研究强。

（吕　筠　詹思延）

第七章 队列研究

> **学习目标**
> 1. 掌握队列研究的基本原理，队列研究的资料整理分析，包括累积发病率、发病密度、相对危险度、特异危险度及人群特异危险度
> 2. 熟悉队列研究的特点，队列研究的偏倚及其防止，队列研究的优缺点
> 3. 了解队列研究的实施步骤、样本大小的估计、随访方法、人年的计算及率的显著性检验等

第一节 概 述

队列研究（cohort study）也称前瞻性研究（prospective study），是分析流行病学的研究方法之一。队列研究的基本原理是在一个特定的人群中选择所需的研究对象，根据目前或过去某个时期是否暴露于某个危险因素将研究对象分成不同的组，如暴露组和非暴露组，随访观察一段时间，记录各组人群预期结局的发生情况（如疾病或死亡），比较各组结局的发生率，从而评价和检验危险因素与结局的关系。

队列研究在开始的时候，结局尚未出现，是从可疑的暴露因素入手，观察此后一段时期内这个因素是否引出结局，是从因到果的观察。而病例对照研究的起点是从已发病的病人入手，调查过去可疑的致病因素，是从果推因的研究。从时间顺序上看，队列研究能肯定果来自因。所以，一般认为，在检验病因假设时，队列研究比病例对照研究更有说服力。

队列研究的特点：①属于观察法：暴露因素不是人为给予的，而是客观存在；②设立对照组：同病例对照研究一样，队列研究中要设立对照组用于比较，这是分析性流行病学的共同特征之一；③由"因"及"果"：在探求暴露因素与疾病的先后关系上，先确知其因，再纵向前瞻观察而究其果；④能确证暴露因素与疾病的因果联系：由于观察者能切实知道暴露的作用和疾病的发生，且疾病是发生在确切数目的人群中，所以能准确计算出发病率，即人群发病的危险度。

第二节 研究实例

英国的 Doll 和 Hill 在 20 世纪中期进行过一次吸烟与肺癌的队列研究。他们曾于 1948—1952 年间，采用病例对照方法研究了吸烟与肺癌的关系，结果表明肺癌患者与对照组相比，吸烟者多，吸烟量大，开始吸烟年龄小，而且吸烟时间长，因而认为吸烟是肺癌非常可疑的致病因素。在这个基础上，他们从 1951—1976 年间，又用队列研究方法研究了两者间的关

系，共观察了 25 年。

他们选择英国登记在册的所有开业医生作为研究对象，通过邮寄的方式发放调查表，共获得了 40 701 位医生寄回的合格调查表。调查表中详细询问了研究对象的吸烟情况。根据这一资料，他们将调查对象分为暴露组和非暴露组。随后他们对这些医生进行了 4 年 5 个月的追踪随访，从多方面获取这些医生中死于肺癌者的报告，并加以反复核实，以保证诊断的准确性。经分析，得到表 7-1 的结果。由表 7-1 可见，吸烟使得肺癌死亡率增高，吸烟量越大，死于肺癌的危险性也越大，而其他疾病与吸烟无明显联系。

表 7-1 35 岁或以上每年每 1000 男性标准化死亡率与最近吸烟量的关系

死因	死亡数	标准化死亡率（‰）			吸烟者每日平均吸烟量		
		全部	非吸烟者	吸烟者	1～	15～	≥25
肺癌	84	0.81	0.07	0.90	0.47	0.86	1.66
其他癌	220	2.02	2.04	2.02	2.01	1.56	2.63
其他呼吸道病	126	1.10	0.81	1.13	1.00	1.11	1.41
冠状动脉栓塞	508	4.78	4.22	4.87	4.64	4.60	5.99
其他死因	779	6.79	6.11	6.89	6.82	6.38	7.19
全部死因	1717	15.48	13.25	15.78	14.29	14.49	18.84

（引自《流行病学研究实例（第一卷）》，人民卫生出版社，1984）

Doll 和 Hill 对这些医生继续进行了更长期的观察，包括平均每日吸烟量与肺癌死亡率的关系，不同吸烟量在不同年龄组的肺癌死亡率，吸烟斗与吸纸烟等不同方式与死亡率的关系。并且还观察了吸烟者戒烟后不同时间的肺癌死亡率。结果表明，戒烟与继续吸烟的肺癌死亡率有显著差异，同时，随着戒烟时间的加长，肺癌死亡率呈下降变化。

第三节 队列研究的实施

一、确定研究对象

（一）暴露因素的规定

在设计阶段就应对暴露做出明确的规定，如暴露的定性标准和定量标准，也可将暴露水平分级，如轻度、中度、重度等，有时还需了解暴露的不同形式。如调查吸烟与肺癌的关系时，以吸烟为暴露，对象是否吸烟是定性测量，平均每日吸烟量是定量测量，吸纸烟、吸雪茄和吸自种烟叶则是不同形式的暴露。

（二）基本资料的收集

在现场实施开始之前，要进行一次基础调查，以获得各有关变量的本底数据，为今后的追踪随访及结局资料分析奠定基础。首先需要了解人群的暴露情况，据此将观察人群分为暴露组和非暴露组，其次需要了解人群的结局情况，已经发生所研究结局的人应当被排除。此外，还需了解其他有关资料，如姓名、住址、电话、身份证等，以备查询；以及年龄、性别、生活习惯、职业及职业接触史等等可能与结局有关的情况，以备分析。

获取基线资料的方式一般有下列 4 种：①查阅医院、工厂、单位及个人健康保险的记录或档案；②访问研究对象或其他能够提供信息的人；③对研究对象进行体格检查和实验室检查；④环境调查与检测。

（三）研究队列的选择

队列研究中最基本的工作是选择好暴露组和非暴露组，其前提是确定暴露。

1. 暴露人群的选择　通常选择暴露人群有下列几种方式：

（1）特殊暴露人群：职业人群常为队列研究的首选对象，因为在某些职业中常存在特殊暴露因子，如研究石棉与肺癌的关系，选择石棉作业工人。

（2）一般人群：即某地区的全体人群，选择其中暴露于欲研究因素的人作暴露组。例如 Framingham 心脏病研究，就是选择美国马塞诸塞州的 Framingham 镇上 30～59 岁（1984 年）人口的三分之二的随机样本作为研究对象。

（3）有组织的人群团体：为了便于有效地收集随访资料，往往选择一个团体，它有自己的组织系统，能够协助我们工作，而且该组织内成员的职业与经历往往是相同的，可使对照组与暴露组增加可比性。如 Doll 和 Hill 选择了所有登记注册的开业医生。

2. 对照组的选择

（1）内对照：如果调查对象是一个整体人群，人群内暴露于某因素的人们作为暴露组，非暴露的或暴露最少的人们就作为对照组。如 Doll 和 Hill 调查英国所有登记注册的开业医生，其中不吸烟者或偶尔吸烟者就都作为对照组成员。

（2）外对照：另选择一组非暴露人群作为对照组。如以放射科医生为研究射线致病作用的暴露对象时，可以不接触射线或接触射线极少的其他科室例如耳鼻喉科医生为外对照。

（3）人群对照：有时不另设对照，而是以人群为对照，这在职业流行病学研究中常用。以某职业人群为暴露组，与此地区整个人群的发病（或死亡）率进行比较。

（4）多种对照：为了增强判断依据，可将上述方法综合起来，设立多种对照，进行多重比较。

一般说，队列研究要持续较长时间，所需样本量较大，所以，选择观察人群的时候特别要考虑收集资料的可能性和完整性。还要考虑：观察对象最好比较集中；所研究的疾病不是罕见病；观察对象能够理解调查、配合调查；观察对象有可能、有能力提供可靠的资料；观察人群相对稳定；当地有较高水平的医疗保健机构；当地有较高效率的登记报告系统等。

（四）样本含量估计

队列研究的样本量可由下列公式来计算：

$$n=\frac{(z_\alpha \sqrt{2\bar{p}\bar{q}}+z_\beta \sqrt{p_1q_1+p_2q_2})^2}{(p_1-p_2)^2} \tag{7-1}$$

式中：n——暴露组或非暴露组的所需调查人数；

$\bar{p}=(p_1+p_2)/2$；$\bar{q}=1-\bar{p}$；$q_1=1-p_1$；$q_2=1-p_2$；

p_1——暴露组发病率；p_2——非暴露组发病率；

α——显著性水平；$\beta=1-$把握度，z——α 及 β 处的标准正态差。

非暴露组的发病率 p_2 可以根据以往工作经验估计或用人群一般发病率来代替。而暴露组的发病率 p_1 比较难以估计，如果能够估计相对危险度（RR），那么 $p_1=RR\times p_2$。

举例：用队列研究方法分析孕妇暴露于某种药物与婴儿先天性心脏病之间的联系，已知非暴露组的发病概率 $p_2=0.008$，估计 $RR=2$，当 $\alpha=0.05$（双侧），$\beta=0.10$ 时，求所需样本数。

解：$z_\alpha=1.960$，$z_\beta=1.282$，$p_2=0.008$，$RR=2$

$p_1=2\times 0.008=0.016$，$\bar{p}=(0.008+0.016)/2=0.012$

$\bar{q}=1-\bar{p}=0.988$，$q_1=0.984$，$q_2=0.992$

代入公式，得：

$n=(1.96\sqrt{2\times 0.988\times 0.012}+1.282\sqrt{0.016\times 0.984+0.008\times 0.992})^2/(0.016-0.008)^2$
$=3892.1$（人）

即暴露组和非暴露组各需样本 3892 人。

队列研究耗时长，时间越长，失访越多，所以估计样本量时要加上因失访而可能丢失的量。上面例题中，估计失访率 10%，则

$n=3892\times(100+10)/100=4281$

即暴露组和非暴露组各需样本 4281 人。

二、资料收集

资料收集的成败关系到整个研究的成败。在确定了暴露组与非暴露组后，即需按照研究设计进行随访观察，收集或记录两组研究对象的结局资料及有关资料。结局资料一般是指死亡、发病及疾病状态的测量指标（如血压）等。

（一）收集资料的方法

组织调查人员对研究对象定期随访，获取随访资料的方式与基线资料相同。不论收集基础资料还是收集结局资料，都要求所得到的资料是客观的，尽量做到有据可查；资料应是明确的，暴露资料要求统一标准，并做到定量、分级，而结局资料要求诊断标准统一，诊断明确、详细。如诊断为肺癌，最好有资料说明是鳞状上皮癌还是腺癌，癌症的部位，转移情况等。同时，要做到对非暴露组资料的收集标准、方式、过程等同暴露组的一样。

（二）资料收集中的失访偏倚

队列研究的要点之一就是需要随访不同暴露组的全部成员，但要做到这一点是非常困难的。由于研究对象移居外地、死亡于非结局的其他疾病、意外死亡、外出或不合作等原因而使随访中断的，包括研究者因种种原因未能随访的案例，都作为失访。

失访偏倚影响研究的真实性。影响的程度取决于两个方面：一是失访人群的质。失访人群在所研究的主要方面如果与研究人群区别不大，无显著性差异，那么偏倚影响不大；二是失访人群的量。如果失访量小于观察人群总数的 5%，可认为所产生的偏倚不大，若失访率大于 20%，解释结果宜慎重。

资料收集中还会遇到其他的选择偏倚和信息偏倚，与病例对照研究类似，本章不再赘述。

（三）资料收集过程的质量控制

队列研究样本量大，时间长，容易出现质量问题，需要在设计阶段就给予足够的重视，并在整个研究实施过程中强调并采取措施保证设计所要求的质量标准。

1. 培训调查员　在实施开始前，要选择和培训调查员。调查员要具备一定的文化水平，有敬业精神，对工作认真负责。培训时，除应讲清研究的意义，强调减少失访量对研究的重要性外，还应培训调查员掌握获得可靠资料的调查方法和技巧等。

2. **制定调查员手册** 由于队列研究所涉及的调查员多，跨时长，因此编一本调查员手册，内列全部操作程序、注意事项及调查问卷的完整说明等是十分必要的。

3. **监督** 例如由另一名调查员作抽样重复调查；数值检查或逻辑检错；定期观察每个调查员的工作；对不同调查员所收集的变量分布进行比较等。应注意将监督结果及时反馈给调查员。

三、资料分析

队列研究的资料分析步骤：①计算各组的发病（或死亡）率；②对组间率的差异进行统计学显著性检验；③对差异有统计学显著性的进一步计算关联程度。

（一）计算率

队列研究中的发病（或死亡）率计算由于数据资料的性质不同而有不同的方法和指标。

1. **累积发病率（cumulative incidence）** 在观察人群比较固定且稳定地维持在一个较长的观察期内时，可以用累积发病（或死亡）率，公式为：

$$累积发病率 = \frac{观察期间发病人数}{观察队列人数} \times k$$

累积发病率（或死亡率）作为分析指标，比较简单，分母为此队列人数，分子为此队列内观察历年间发病（或死亡）人数之和。它可以进行常规的统计学检验。

2. **发病密度（incidence density）** 若整个研究持续了较长时间，其间观察人群人数产生了较大变动，例如因迁移、死于非研究疾病、退出等，造成观察人数减少，此时，不能以稳定的观察人群作为分母计算率，而需将变动的人群转变为人时数为单位代替以人数为单位作为分母来计算率，这种率称为发病密度。人时就是将人与时间因素结合起来作为率的分母的单位，常用的单位是人年。一个观察对象被观察满一年计为一人年，被观察满十年计为十人年，十人被观察满一年也计为十人年。分子仍为观察期间发病或死亡的人数。人年的计算方法：

（1）小样本观察对象（表7-2）：小样本可以直接计算。以个人为单位逐个计算人年数，该法比较准确，但较费事。

表7-2 3例进出研究时间及暴露人年

对象编号	进入研究日期	退出研究日期	暴露人年数
1	1966.7.19	1977.9.14	11.156
2	1961.11.11	1973.12.1	12.054
3	1970.2.1	1981.1.1	10.918

以上3人共计34.13暴露人年。

（2）大样本观察对象（表7-3）：以一个时点为标准，如以年末12月31日的人数为终、起点计算。上一年12月31日时点的观察人数减去次年内所有的死亡、迁移、失去联系人数总和，得到次年末12月31日的观察人数。两个人数之和除以2，就得到该年内暴露人年数。

表7-3　1951—1956年观察35～64岁男医生人数

年龄（岁）	观察期间的人数						人年数
	1951.11.1	1952.11.1	1953.11.1	1954.11.1	1955.11.1	1956.4.1	
35～	8886	9149	9287	9414	9710	9796	41 212
45～	7117	7257	7381	7351	7215	7191	32 156
55～	4094	4212	4375	4601	5057	5243	19 909
合计	20 097	20 618	21 043	21 366	21 982	22 230	93 277

计算某年龄组的率时，应以属于该年龄组的对象计算出人年作为分母。以表7-3的35岁组的人年计算为例：

人年数＝(8886＋9149)/2＋(9149＋9287)/2＋(9287＋9414)/2＋(9414＋9710)/2＋(9710＋9796)/2×5/12＝41 212

即35岁组观察人年数为41 212人年。算式中的最后一项乘以5/12，是因为最后的观察期间为5个月，除以12将其转换成年。

（二）组间率的差异的统计学检验

当观察样本量较大时，样本量的频数分布近似正态分布，可采用u检验来进行差异的显著性检验。如果率比较低，可能不符合正态分布，则可改用二项分布或泊松分布进行检验。具体的检验方法可查阅统计学书籍。

（三）暴露因素与结局事件的关联强度的计算

队列研究资料的整理形式基本上与病例对照研究的一样，见表7-4。从中可以计算出两组的发病率a/n_1和c/n_0，这是关键的指标。

表7-4　队列研究资料归纳表

	病例	非病例	合计	发病率
暴露组	a	b	$n_1=a+b$	a/n_1
非暴露组	c	d	$n_0=c+d$	c/n_0
合计	$m_1=a+c$	$m_0=b+d$		

队列研究可计算的关联强度的流行病学指标有：

1. 相对危险度（relative risk，RR）　相对危险度又称危险比（risk ratio）或率比（rate ratio），计算公式为：

$$RR=I_e/I_0 \tag{7-2}$$

式中：$I_e=a/n_1=$暴露组发病（或死亡）率
$I_0=c/n_0=$非暴露组发病（或死亡）率

相对危险度是暴露组发病（或死亡）率与非暴露组发病（或死亡）率的比值。它表明暴露组发病（或死亡）危险是非暴露组的多少倍。至于相对危险度数值的大小反映关联的强弱并无统一的标准。一般地讲：

当 $RR<1$，说明暴露因素与疾病负相关，暴露越多，疾病越少，暴露具有保护意义。$RR=1$，说明暴露因素与疾病无关联。$RR>1$，说明暴露因素与疾病正相关，暴露越多，疾病越多，暴露因素可能是致病因素。

表 7-5 提供了相对危险度与关联的强度之间的一种判断标准，并没有得到公认，仅供参考。

表 7-5　相对危险度与关联的强度

相对危险度		关联的强度
0.9~1.0	1.0~1.1	无
0.7~0.8	1.2~1.4	弱
0.4~0.6	1.5~2.9	中等
0.1~0.3	3.0~9.9	强
<0.1	10~	很强

(Monson RA, 1980)

2. 特异危险度（attributable risk，AR）　它也叫归因危险度，或率差（rate difference，RD）。暴露组发病率通常总是高于非暴露组的发病率，高低之差推理应特异地归因于所研究的暴露因素。因此，特异危险度表示单独由某因素所致的发病（或死亡）危险。

特异危险度为暴露组发病（或死亡）率与非暴露组发病（或死亡）率之差，用公式表式为：

$$AR = I_e - I_0 \qquad (7-3)$$

或

$$AR = I_0(RR-1) \qquad (7-4)$$

相对危险度与特异危险度同为估计危险度的指标，彼此又密切相关，但它们代表的公共卫生意义却不同，可以由表 7-6 资料为例加以说明。

表 7-6　吸烟者与非吸烟者死于不同疾病的 RR 与 AR

疾病	吸烟者 (1/10万人年)	非吸烟者 (1/10万人年)	RR	AR (1/10万人年)
肺癌	48.33	4.49	10.8	43.84
心血管疾病	294.67	169.45	1.7	125.22

(Lee, 1982)

它说明吸烟对每个受害者来说，患肺癌的危险性比患心血管病的危险大得多。但就整个人群来看，吸烟引起心血管病的死亡率却比肺癌高。前者具有病因学的意义，后者更具有疾病预防和公共卫生上的意义。

3. 人群特异危险度（population attributable risk，PAR）与人群特异危险度百分比（$PAR\%$）　特异危险度（AR）仅仅是从抽取的暴露及非暴露人群资料中计算出来的，而未涉及人群中的比例。如果人群中暴露比例很高，特异危险度对于全人群的意义就很大；暴露比例很低时，暴露人群的特异危险度再高，其实际影响也不大。因此，除计算暴露人群的特异危险度外，还需计算目标人群的特异危险度。其计算公式为：

$$PAR = I_t - I_0 \tag{7-5}$$

式中：I_t为全人群发病率，I_0为非暴露组发病率。

人群特异危险度百分比（$PAR\%$）是人群中因暴露于某因素所致某病占人群中某病发病的百分比，其计算为：

$$PAR\% = (I_t - I_0) / I_t \times 100\% \tag{7-6}$$

或

$$PAR\% = \frac{P_e(RR-1)}{P_e(RR-1)+1} \times 100\% \tag{7-7}$$

式中：P_e为人群中暴露于某因素的比例。

下面通过一个例子介绍这几个指标的计算。

举例：某队列研究获得了下列肺癌死亡率资料：吸烟者肺癌死亡率0.96‰；不吸烟者肺癌死亡率0.07‰；人群的肺癌死亡率0.56‰；人群中吸烟者的比例55%。

求：吸烟者死于肺癌的相对危险度（RR）和特异危险度（AR）；因吸烟死于肺癌的人群特异危险度（PAR）和人群特异危险度百分比（$PAR\%$）。

解：依据题意，得：$I_e=0.96‰$ $I_0=0.07‰$ $I_t=0.56‰$ $P_e=55\%$

则：①$RR = I_e/I_0 = 0.96‰/0.07‰ = 13.7$

说明吸烟者死于肺癌的危险性为非吸烟者的13.7倍。

②$AR = I_e - I_0 = 0.96‰ - 0.07‰ = 0.89‰$

说明单纯由吸烟所致的肺癌死亡率为0.89‰。

③$PAR = I_t - I_0 = 0.56‰ - 0.07‰ = 0.49‰$

说明人群中吸烟所致的肺癌死亡率为0.49‰。

④$PAR\% = (I_t - I_0)/I_t \times 100\% = (0.56‰ - 0.07‰)/0.56‰ \times 100\% = 87.5\%$

说明人群中死于肺癌的人有87.5%是由于吸烟引起的，其他原因仅占12.5%。

第四节 回顾性队列研究

前述的吸烟与肺癌的队列研究，在观察时间上是由研究起点向前，结局事件尚未出现，这种队列研究称为前瞻性队列研究（prospective cohort study）。另一种类型的队列研究，在开始研究时，结局事件已经发生，在观察时间上是从研究起点向后，称作回顾性队列研究（retrospective cohort study）（或历史性队列研究，图7-1）。其特点为：

1. 观察人群的确定和分组所依据的资料主要靠查阅过去的记录资料获得，尤其是医院病历的记录。

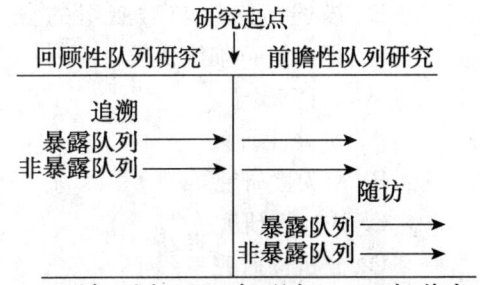

图7-1 两类队列研究方法的示意图

2. 疾病的发生或死亡等结局事件在研究开始时已经发生。
3. 尽管回顾性追查的年代可能很长，却可在很短的时间内完成。

第五节　队列研究的优缺点

1. 可以直接计算发病（或死亡）率，直接计算相对危险度和特异危险度。
2. 从时间顺序上看，从因到果，所得结论比较可信。
3. 可以测定一种因素与多个疾病之间的关联。
4. 结果的出现往往需要较长时间的随访观察，这是一个缺点。但是，如果有完整的记录资料，可以利用回顾性队列方法将时间缩短。
5. 研究比较耗费人力、物力和时间，如果得不出预期结果，则损失较大。况且一般只能研究一个因素，不适宜多因素疾病。
6. 不适宜罕见病的研究，因为那需要极大的样本量。

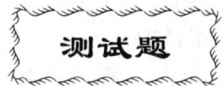

一、名词解释

1. 相对危险度（RR）
2. 归因危险度（AR）
3. 发病密度（ID）

二、选择题

1. 队列研究的主要目的是
   A. 描述疾病分布特征，寻找病因线索
   B. 探讨暴露组与非暴露组的发病情况及其差别，并验证病因假说
   C. 探讨干预措施在干预组与非干预组的效果及差别，评价干预效果
   D. 探讨病例组与对照组之间对某些因素暴露的差别，检验病因假说
   E. 描述疾病组与对照组的分布特征，进行临床比较

2. 队列研究属于
   A. 实验性研究
   B. 相关性研究
   C. 描述性研究
   D. 分析性研究
   E. 理论性研究

3. 在队列研究中，调查对象应选择
   A. 在有该种疾病者中，选择有、无某种暴露的两组人群
   B. 在有该种疾病者中，选择有某种暴露的为一组；在无该种疾病者中，选择无某种暴露的为另一组
   C. 在无该种疾病者中，选择有某种暴露的为一组；在有该种疾病者中，选择无某种暴露的为另一组
   D. 在无该种疾病者中，选择有、无某种暴露的各为一组
   E. 任选有、无暴露的两组人群

4. 队列研究的对象是
   A. 未患某病的人群
   B. 具有暴露因素的人群
   C. 患某病的人群
   D. 患某病且具有暴露因素的人群
   E. 未患某病而有或无暴露因素的人群

5. 特异危险度是
   A. 暴露组的发病率或死亡率与未暴露组的率之比
   B. 暴露组的发病率或死亡率与未暴露组的率之差
   C. 病例组有某因素的比例与对照组有该因素的比例之比
   D. 病例组有某因素的比例与对照组有该因素的比例之差
   E. 暴露组的发病率或死亡率与一般人群的率之差

6. 病例对照与队列研究的相同之处在于
   A. 分组标准
   B. 时间顺序
   C. 均设立对照
   D. 暴露与疾病联系的指标
   E. 检验病因假说的能力

7. 队列研究中最重要的偏倚是
   A. 住院偏倚
   B. 转诊偏倚
   C. 回忆偏倚
   D. 混杂偏倚
   E. 失访偏倚

8. 队列研究的基本特征是
   A. 调查者必须在研究人群发病或发生死亡前开始研究，并同时确定暴露状况
   B. 调查者必须根据疾病或死亡发生前就已经存在的暴露因素对研究人群分组，并追踪该人群中的新发病例或死亡者
   C. 调查者必须在研究开始就分清人群队列
   D. 调查者必须选择病例和合适的对照，并确定暴露组发病的危险是否大于非暴露组
   E. 调查者必须在研究开始就分清病例组和对照组

9. 队列研究的最大的优点是
   A. 省钱、省力
   B. 发生选择偏倚的可能比病例对照研究少
   C. 因果现象发生的时间顺序合理
   D. 容易控制混杂因子的作用
   E. 研究的结果常能代表全人群

10. 在一项队列研究中，计算出某研究因素的 RR 值的 95% 可信区间为 $0.2 \sim 1.8$，那么该研究因素可能为
    A. 危险因素
    B. 保护因素
    C. 有害因素
    D. 无关因素
    E. 有益因素

三、简答题

1. 队列研究有何特点？
2. 队列研究中，对照的选择有哪些方式？
3. 与前瞻性队列研究相比，回顾性队列研究有哪些特点？
4. 队列研究有哪些优缺点？

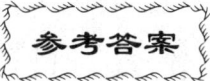

参考答案

一、名词解释

答案（略）

二、选择题

1. B 2. D 3. D 4. E 5. B 6. C 7. E 8. B
9. C 10. D

三、简答题

1. 队列研究的特点：①属于观察法：暴露因素不是人为给予的，而是客观存在。②设立对照组：同病例对照研究一样，队列研究中要设立对照组用于比较，这是分析性流行病学的共同特征之一。③由"因"及"果"：在探求暴露因素与疾病的先后关系上，先确知其因，再纵向前瞻观察而究其果。④能确证暴露因素与疾病的因果联系：由于观察者能切实知道暴露的作用和疾病的发生，且疾病是发生在确切数目的人群中，所以能准确计算出发病率，即人群发病的危险度。

2. 队列研究中，对照的选择包括：内对照、外对照、一般人群对照、多种对照。

3. 与前瞻性队列研究相比，回顾性队列研究的特点有：①观察人群的确定和分组所依据的资料主要靠查阅过去的记录资料获得，尤其是医院病历的记录。②疾病的发生或死亡等结局事件在研究开始时已经发生。③尽管回顾性追查的年代可能很长，却可在很短的时间内完成。

4. 队列研究的优缺点：优点：①可以直接计算发病（或死亡）率，直接计算相对危险度和特异危险度。②从时间顺序上看，从因到果，所得结论比较可信。③可以测定一种因素与多个疾病之间的关联。缺点：①结果的出现往往需要较长时间的随访观察。②研究比较耗费人力、物力和时间，如果得不出预期结果，则损失较大。况且一般只能研究一个因素，不适宜多因素疾病。③不适宜罕见病的研究，因为那需要极大的样本量。

（高文静　李立明）

第八章 实验流行病学

> **学习目标**
> 1. 掌握实验流行病学的原理、设计类型、偏倚及控制
> 2. 熟悉实验流行病学研究的实施过程和资料的整理分析
> 3. 了解研究应注意的问题和优缺点

第一节 概 述

实验流行病学（experimental epidemiology）是流行病学重要的研究方法之一。又被称为流行病学实验（epidemiological experiment）、干预性研究（intervention study）等。实验流行病学是在 20 世纪以后发展起来的，当时英国的 Topley 和 Greenwood，德国的 Neufeld 等学者把实验性研究的证据引入流行病学，开创了实验流行病学的先河。随着医学科学研究的快速发展，特别是第二次世界大战后，在英国的流行病学和统计学家 Bradford Hill 等学者的大力推动下，随机对照的理念逐渐进入流行病学学者头脑中，实验流行病学研究逐渐走出实验室，以人群为对象，以工厂、学校、医院或社区为研究场所，实验流行病学的方法不断成熟起来。

本章涉及实验流行病学的原理、设计类型、研究的实施、资料的整理分析、偏倚及控制、研究应注意的问题和优缺点。

一、基本原理

在实验流行病学研究中，研究对象被分为两组或多组，分别接受不同的干预（处理或对照）措施，随访观察一段时间，然后比较各组的某（些）结局或效应。实验流行病学具有以下基本特点：

（1）它是前瞻性研究，即实验流行病学必须是干预在前，效应在后。

（2）随机分组：严格的实验流行病学研究应采用随机方法把研究对象分配到实验组和对照组，以控制研究中的偏倚和混杂。

（3）具有均衡可比的对照组：实验流行病学的研究对象均是来自同一总体的样本人群，其基本特征、自然暴露因素和预后因素应相似。

在一些研究中，因为受到实际条件所限不能随机分组或不能设立平行的对照组，这种研究称为"类实验"或"准实验"（quasi-experiment）。

（4）有干预措施：这是与观察性研究的一个根本不同点，实验流行病学研究的干预措施是研究者为了实现研究目的而施加于研究对象，因此实验流行病学研究容易产生医学伦理学

问题。

根据上述特征可以看出,实验流行病学研究方法有其独到之处。如描述流行病学和分析流行病学是用观察法进行研究,研究对象可以随机抽样,但不能随机分组。与描述性研究相比,实验性研究还有一个明显特征是能够检验假设;与分析性研究相比,虽然两者都可以用来检验假设,但实验性研究在检验效应能力上比任何分析性研究都强得多,往往可以作为一系列假设检验的最终手段加以确证,从而做出肯定性的结论。其基本原因就是措施由研究者所控制,实验现象是由实验者亲自追踪的,研究人群的分组是随机的,从而对结局作解释时能够较好地排除那些外部因素的干扰作用。

二、设计类型

目前实验流行病学尚没有统一的分类方法。一般的,根据不同的研究目的和研究对象等,把实验流行病学分为临床试验(clinical trial)、现场试验(field trial)和社区试验(community trial)。

(一)临床试验

临床试验是以病人为研究对象的实验研究,常用于评价药物或治疗方法的效果。例如对呋喃唑酮治疗溃疡病的效果评价等。

(二)现场试验

现场试验是在社区(一定区域内的人群)或现场环境下进行,以自然人群作为研究对象的实验研究。常用于评价疾病预防措施的效果,例如评价疫苗预防传染病的效果。

(三)社区试验

社区试验也称社区干预项目,是以社区人群整体作为干预单位的实验研究,常用于评价某种预防措施的效果。如评价食盐加碘预防地方性甲状腺肿的效果,将碘统一加入到当地食盐中,使整个研究地区的人群食用,而不是分别给予每个个体。社区试验难以贯彻随机分组的原则,因此常属于类试验。

第二节 实验研究的实施

一、明确研究目的

首先应说明研究的背景和实验研究的目的。例如,研究能解决什么临床或健康问题?依据是什么?研究是为了评价某项预防或治疗措施的效果,还是验证病因?阐明研究背景是为了指出研究的科学意义,而明确研究目的是决定采用何种具体方法解决问题。

二、研究对象

根据研究目的选择研究人群,即研究对象。研究对象既包括实验组,也包括对照组,选择研究对象时应制订出严格的选入和排除的标准,避免某些外来因素的影响。选择研究对象的主要原则有以下几点:

1. **选择对干预措施有效的人群** 如在现场试验中,对某疫苗的预防效果进行评价,应选择某病的易感人群为研究对象,要防止将患者或非易感者选入。

2. **要注意研究对象的代表性**,即样本应具备总体的基本特征,如性别、年龄、种族等特征要与总体一致。

3. 选择预期结局事件发生率较高的人群 如评价疫苗的预防效果，应选择在疾病高发区人群中进行。

4. 容易随访的人群 例如可选择有组织的人群、离实验中心不太远的人群等。

5. 选择干预对其有益或至少无害的人群 例如在碘缺乏区开展碘盐预防地方性碘缺乏病的实验研究，对该地区的人群有利。要充分估计干预措施可能产生的不良反应，若干预措施对其有害，一定不能选作研究对象。例如，在新药临床试验时，往往将老年人、儿童、孕妇除外，因为这些人对药物易产生不良反应。有些药物对某类人可能会产生严重不良反应，这些人也应予排除。

6. 选择依从性好、乐于接受并能将实验坚持到底的人群 所谓依从性是指研究对象能服从实验设计安排并能密切配合到底。为了防止和减少不依从者的出现，对研究对象要进行宣传教育，讲清实验目的、意义和依从性的重要性；注意设计的合理性，实验期限不宜过长；要简化干预措施等，以便取得研究对象的支持和合作。

三、确定实验现场

根据研究目的选择实验现场。选择实验现场应考虑以下几个方面：

1. 实验现场人口相对稳定，流动性小，并要有足够的数量。
2. 实验研究的预期结局事件（如疾病）在该地区有较高而稳定的发生率，以期在实验结束时，能有足够的结局事件（如发病人数）达到有效的统计分析。
3. 评价疫苗的免疫学效果时，应选择近期内未发生该疾病流行的地区。
4. 实验地区有较好的医疗卫生条件，卫生防疫保健机构比较健全，登记报告制度较完善，医疗机构的诊断水平较高等。
5. 实验地区（单位）领导重视，群众愿意接受，有较好的协作条件等。

四、估计样本量

为保证实验质量，在设计时就应对研究所需的样本量加以适当估计。样本量过小，抽样误差较大，不易获得正确的结论；样本量过大，不仅导致人力、物力和时间的浪费，可能还会增加偏倚的机会。

1. 影响样本量大小的主要因素

（1）结局事件（如疾病）在未干预人群/对照组中的预期发生率：发生率越低，需要的样本量越大，反之亦然。这些数据可以根据以往的研究结果或预试验（pilot study）的结果估计。

（2）实验组和对照组结局事件比较指标的差异大小：差异越小，即干预效果越不明显，所需样本量越大，反之亦然。

（3）研究对象分组数量：分组数量越多，则所需样本量越大，反之亦然。

（4）第Ⅰ型（α）错误出现的概率，即出现假阳性错误的概率：α水平由研究者自行确定，通常将α定为0.05，有时也可定为0.01。取0.01时，所需观察的人数比0.05时为多，即要求的显著性水平越高，所需样本量就越大。

（5）第Ⅱ型（β）错误出现的概率，即出现假阴性错误的概率：β水平也由研究者自行确定，一般常将β定为0.20、0.10或0.05。（1-β）称把握度，把握度要求越高，则所需样本量就越大。

(6) 单侧检验或双侧检验：单侧检验比双侧检验所需样本量小。如果只关心实验组的效果是否优于对照组，就用单侧检验；当哪组出现更好效果的可能性均存在，研究者对两者都同等关心，则用双侧检验。

2. 实验样本大小的计算

(1) 非连续变量样本大小的计算：所谓非连续变量是指计数资料，如发病率、感染率、死亡率、病死率、治愈率等，实验组和对照组之间比较时可按下列公式计算样本大小：

$$n = \frac{[z_\alpha \sqrt{2\bar{p}(1-\bar{p})} + z_\beta \sqrt{p_1(1-p_1) + p_2(1-p_2)}]^2}{(p_1 - p_2)^2} \tag{8-1}$$

式中：p_1 为对照组结局事件发生率；p_2 为实验组结局事件发生率；$\bar{p}$ 等于 $(p_1 + p_2)/2$；z_α 为 α 水平相应的标准正态差，z_β 为 β 水平相应的标准正态差；n 为各组的样本大小。

举例：假设对照组的发病率为 40%，通过干预措施发病率下降到 20% 才有推广使用价值，规定 α 水平为 0.01，β 水平为 0.05，把握度 $(1-\beta)$ 为 0.95，本研究为双侧检验，问两组要观察多少人？

$p_1 = 40\%$，$p_2 = 20\%$，z_α 和 z_β 可从表 8-1 查出，双侧检验时 z_α 为 2.58，z_β 为 1.64，$\bar{p} = (0.4 + 0.2)/2 = 0.3$。

表 8-1 不同 α 或 β 水平的 z_α 和 z_β 值的标准正态差简表

α 或 β	单侧检验时 z_α (或 z_β*)	双侧检验 z_α
0.005	2.58	2.81
0.010	2.33	2.58
0.025	1.96	2.24
0.05	1.64	1.96
0.1	1.28	1.64
0.2	0.84	1.28

* 双侧检验时 z_β 与单侧检验时相同

代入公式：

$$n = \frac{[2.58\sqrt{2 \times 0.3 \times (1-0.3)} + 1.64\sqrt{0.4 \times (1-0.4) + 0.2 \times (1-0.2)}]^2}{(0.4-0.2)^2}$$

$$= \frac{[1.67+1.04]^2}{0.04} = \frac{7.34}{0.04} \approx 184$$

即每组需观察 184 例。

如用查表法确定样本大小，首先要提供以下数据：两组中较小率为 20%，两组间率之差为 20%，α=0.01，β=0.05

用查表法，每组需样本大小为 180 例，与公式计算法近似。

(2) 连续变量样本大小的计算：所谓连续变量是指身高、体重、血压、血脂和胆固醇等计量资料。如按样本均数比较，当两组样本量相等时，可按下列公式计算样本大小：

$$n=\frac{2(z_\alpha+z_\beta)^2\sigma^2}{d^2} \quad (8-2)$$

式中：σ 为估计的标准差；d 为两组连续变量均值之差；z_α、z_β 和 n 所示意义同上述计数资料的计算公式。

以上公式适用于 $n\geq30$ 时。

举例：用某种药治疗矽肺患者，可使病人尿矽排出量平均增加到 1.8mg/100ml（$\bar{x}_c$），常规治疗平均为 1.2mg/100ml（$\bar{x}_t$），标准差（s）为 1mg/100ml，$\alpha=0.05$，$\beta=0.05$，双侧检验欲使两组差别显著，问两组各需观察多少人？

本例 σ 为 1.0，d 为 0.6，z_α 为 1.96，z_β 为 1.64，代入公式：

$$n=\frac{2\times(1.96+1.64)^2\times1.0^2}{(1.8-1.2)^2}=72.20$$

即每组需观察 73 例。

如用查表法，首先计算：

$$\sigma=\frac{\bar{x}_c-\bar{x}_t}{s}=\frac{1.8-1.2}{1}=0.6$$

用查表法，每组需观察 74 例，与计算法接近。

五、随机化分组

在流行病学实验中应将研究对象进行随机分组（random allocation），而不是由研究者主观地把他们分为实验组和对照组，或由研究对象自己选择进入任何一组。换句话说，随机分组是使每个研究对象进入实验组和对照组的机会相同。随机分组的目的是使各种非实验因素，如年龄、性别、职业、文化程度等，在两组间均匀分布，以保证两组资料的可比性，并使获得的数据符合统计学处理和分析的要求。

常用的随机化分组的方法有以下三种。

1. 简单随机分组（simple randomization）　可将研究对象以个人为单位用掷硬币、抽签和随机数字表。抽签或掷硬币法简单易行，适合小样本临床试验，不适用于受试对象数目较大的分组分配，而且其随机过程不能重现，故限制了其应用。随机数字表是一种完全随机排列制成的数字表，可使用此表将研究对象随机分组。具体方法可以是：将每个研究对象编号后顺序排列。然后，闭目用铅笔在随机数字表上任意点出一个数字，以其作为起点，可选上、下、左、右任意一个方向，顺次给每个研究对象一个两位随机数，此随机数为双数的研究对象分到实验组，单数者分到对照组，反之亦可。

随机分组后，当样本量较大时，每组的个体数差别较小，但一般不会完全相等；当样本量较小时，每组内的个体数有时相差较大，必要时可重新分组或进行调整。在没有随机数字表时，可使用具有产生随机数功能的电子计算器或计算机作随机分组。随机数字表法可进行大样本、多个组的随机分组。

2. 分层随机分组（stratified randomization）　分层是将总体按某（些）特征分割为次级总体。分层随机分组首先根据研究对象进入试验时某些重要的临床特征或危险因素分层

（如年龄、性别、病情、疾病分期等），然后在每一层内进行随机分组，最后分别合并为试验组（处理组）和对照组。

3. 整群随机分组（cluster randomization） 按社区或团体分配，即以一个家庭、一个学校、一个医院、一个村庄或居民区等为单位随机分组。这种方法比较方便，但必须保证两组资料的可比性。

随机分配方案的隐匿，是指在随机分配时防止随机序列被事先知道，因而可以避免选择性偏倚，它在临床试验最后一名患者完成分组后即告结束。进行随机分配方案的隐匿，首先要求产生随机分配序列和确定受试对象合格性的研究人员不应该是同一个人；其次，如果可能，产生和保存随机分配序列的人员最好是不参与试验的人员。隐匿的方法有按顺序编码、不透光、密封的信封，中心随机系统，编号或编码的瓶子或容器，中心药房准备的药物等，前两种方法较常用。

六、设立对照

实验研究设计的一个重要原则就是必须有对照。实验研究最终要回答的问题是干预措施的效果有或无、高或低，要回答这两个问题，只有通过合理的对比鉴别才能确定干预措施是否有效，以及有效程度；合理的对照能成功地将干预措施的真实效应客观地、充分地暴露或识别出来，使研究者有可能做出正确评价。通常干预实验的效应受以下几方面因素的影响：

（1）不能预知的结局（unpredictable outcome）：由于个体生物学差异的客观存在，往往导致同一种疾病在不同个体中表现出来的疾病特征不一致，也就是疾病的发生、发展和结局的自然史不一致。不同病型或病情的患者，对治疗的反应可能也不同，如接受同一种有效药物治疗的一组病人其疗效高，可能与该组病人中轻型病例占的比例大有关。

（2）疾病的自然史：不同疾病的发生、发展过程有一定的变化规律，有些疾病有自愈倾向，有些有季节性或周期性波动。对于一些疾病自然史不清楚的疾病，其"疗效"也许是疾病发展的自然结果，不设立可比的对照组，则很难与治疗措施的真实疗效区分开来。

（3）霍桑效应（Hawthorne effect）：是指正在进行的研究对被研究者的影响（常常是有利的影响）。被研究者知道研究工作的内容，常常会影响他们的行为。如某些研究对象因迷信有名望的医生和医院，而产生的一种心理、生理效应，对疗效产生正向效应的影响。当然，有时因厌恶某医生或不信任某医院而产生负向效应。

（4）安慰剂效应（placebo effect）：某些疾病的患者，由于依赖医药而表现的一种正向心理效应，因此，当以主观感觉的变化情况作为疗效评价指标时，其"效应"中可能包括有安慰剂效应在内。

（5）潜在的未知因素的影响：人类的知识总是有局限性的，很可能还有一些影响干预效应的因素，但目前尚未被我们所认识。

鉴于上述情况，为了避免偏倚，在设置实验组和对照组时，要求除了实验组接受的干预措施外，两组在其他方面都必须是相似的。设立对照的方式主要有以下几种：

（1）标准疗法对照：是临床试验中最常用的一种对照方式，是以常规或现行的最好疗法（药物或手术）作对照。适用于已知有肯定疗效的治疗方法的疾病。

（2）安慰剂对照：安慰剂（placebo）通常用乳糖、淀粉、生理盐水等成分制成，不加任何有效成分，但外形、颜色、大小、味道与试验药物或制剂极为相近。在所研究的疾病尚无有效的防治药物或使用安慰剂后对研究对象的病情无影响时才使用。

(3) 自身对照：即实验前后以同一人群作对比。如评价某预防规划实施效果，在实验前需要规定一个足够的观察期限，然后将预防规划实施前后人群的疾病和健康状况进行对比。

(4) 交叉对照：即在实验过程中将研究对象随机分为两组，在第一阶段，一组人群给予干预措施，另一组人群为对照组。干预措施结束后，两组对换试验，这样，每个研究对象均兼作实验组和对照组成员。但这种对照必须有一个前提，即第一阶段的干预一定不能对第二阶段的干预效应有影响，这在许多实验中难以保证，因此，这种对照的应用受到一定限制。

此外，尚有历史对照、空白对照等非均衡对照，由于这类对照缺乏可比性，除某种特殊情况外，一般不宜采用。

七、盲法的应用

流行病学实验往往容易出现偏倚，这种偏倚可以来自研究对象和研究者本人，可产生于设计阶段，也可来自资料收集或分析阶段。为避免偏倚可采用盲法（blinding 或 masking），根据盲法程度可分为以下三种：

1. 单盲（single blind） 研究中只对研究对象设盲，即研究对象不知道自己是试验组还是对照组。这种盲法的优点是研究者可以更好地观察了解研究对象，在必要时可以及时恰当地处理研究对象可能发生的意外问题，使研究对象的安全得到保障；缺点是避免不了研究者方面带来的主观偏倚，易造成试验组和对照组的处理不均衡。

2. 双盲（double blind） 研究对象和给予干预或结果评估的研究人员均不了解试验分组情况，而是由研究设计者来安排和控制全部试验。其优点是可以避免研究对象和研究者的主观因素所带来的偏倚，缺点是方法复杂，较难实行，且一旦出现意外，较难及时处理，因此，在实验设计阶段就应慎重考虑该方法是否可行。

3. 三盲（triple blind） 在双盲基础上对负责资料收集和分析的人员也设盲。其优缺点基本上同双盲，从理论上讲该法更合理，但实际实施起来很困难。

与上述盲法相对应的是非盲法，又称开放试验（open trial），即研究对象和研究者均知道试验组和对照组的分组情况，试验公开进行。这多适用于有客观观察指标的临床试验，例如，关于外科手术、改变生活习惯（包括饮食、锻炼、吸烟等）的干预效果的观察。

盲法常与随机分配方案的隐匿混淆。方案的隐匿是指通过在随机分配时防止随机序列被事先知道，它在临床试验最后一名患者完成分组后即告结束；而盲法是为了避免干预措施实施过程中和结局指标测量时来自受试者和研究者的主观偏性，需要在整个治疗和随访过程中保持盲的状态，直到试验干预和结局测量完成后才结束。盲法并非是在所有的临床试验中都能进行，但是随机分配方案的隐匿却在任何临床试验中都能进行，无论是分配前或者在分配的时点时。

八、确定实验观察期限

流行病学实验是前瞻性研究，在实际操作时就要根据实验目的、干预时间和效应（结局事件）出现的周期，明确规定每个研究对象开始观察和终止观察的日期。一般而言，临床试验观察期限较短，现场试验和社区试验观察期限较长；传染病观察期限较短，慢性病观察期限较长。如观察疫苗预防某传染病的效果，可从接受干预措施日为开始观察时间，以该传染病的最长潜伏期为最短观察期限，如果为了观察保护时间的长短，可根据实际情况延长观察期限。肿瘤、心血管疾病等的实验研究，往往观察的时间较长。

九、研究对象的随访和资料收集

在流行病学实验中，所有的研究对象，不论是试验组或对照组，都要同等地进行随访，并要求所有研究对象都坚持随访到终止期，不可中途放弃或遗漏。随访观察的内容，主要有三方面：①干预措施的执行状况；②有关影响因素的信息；③结局变量。现场试验的资料收集方法有：

1. 随访研究对象或知情人；
2. 通过研究对象体检或采样检测，例如测量血压、尿糖、血脂、抗体等数据；
3. 到有关单位获取，多为档案、记录，如气象和环境监测资料、医院的病案、户籍出生及死亡登记、工厂企业就业和工种档案、工作日志等；
4. 对环境的调查，如居住及环境卫生情况、饮用水源、水质及工作环境等。

第三节 资料的整理与分析

实验资料的收集与分析和其他任何研究资料的处理一样，应该首先将研究资料进行核对、整理，然后对资料的基本情况进行描述和分析。为了保证达到实验研究的预期目的，在资料的收集和分析过程中还要注意防止偏倚的产生。

一、资料的整理

资料整理是资料分析的首要步骤。整理资料是依据研究目的和设计对研究资料的完整性、规范性和真实性进行核实，并进一步录入、归类，使其系统化、条理化，便于进一步分析。资料整理时要注意以下对象的资料：

1. 不合格（ineligibility） 在资料整理时，一般要把不合格的研究对象剔除，包括不符合纳入标准者、一次也没有接受干预措施或没有任何数据者。一般在实验研究时，研究者对试验组往往观察仔细，因此试验组中的不合格者比较容易发现，结果造成不合格而被剔除的人数多于对照组。有时，研究者对某些研究对象的反应的观察与判断可能有倾向性，对效果差的可能特别注意，因此，更易于从中发现其不符合标准并将其剔除，而留在组内的往往是效果较好的研究对象，由此得出的结论往往比实际的效果要好。鉴于上述情况，有的学者主张在随机分配后发现不符合标准者，可根据入选标准将研究对象分为"合格者"和"不合格者"两个亚组分别进行分析，如果两者结果不一致，则在下结论时应慎重。

2. 不依从（noncompliance） 是指研究对象在随机分组后，不遵守实验所规定的要求。试验组成员不遵守干预规程，相当于退出（drop-out）试验组，对照组成员不遵守对照规程而私下接受干预规程，相当于加入（drop-in）试验组。研究对象不遵守实验规程的原因一般有以下几种：①实验或对照措施有副作用。②研究对象对实验不感兴趣。③研究对象的情况发生改变，如病情加重等。

在资料整理时可以根据研究对象的依从性进行分组并分析，有三种结局分析方法：

(1) 意向性分析（Intention-to-treat，ITT）：所有病人被随机分为实验组和对照组，不管他们是否完成试验，或者是否真正接受了该组治疗，都保留在原组进行结果分析。它反映了原来实验意向干预的效果。

(2) 遵循研究方案分析（per-protocol analysis，PP）：只分析对实验依从的研究对象，能反映试验药物的生物效应,但由于剔除了不依从者,可能高估干预的效果。

(3) 接受干预措施分析:对接受了实际干预措施者进行分析。但因为比较的对象非随机分组,可能存在选择偏倚。

不依从会对实验研究的真实效应造成影响,在评价随机对照干预实验的效应时,单独用上述任何一种结果分析均存在一定的局限性,所以建议同时使用上述三种分析方法,以获得更全面的信息,使结果解释更合理。

此外,为了防止和减少不依从者的出现,对研究对象要进行宣传教育,讲清实验目的、意义和依从性的重要性;要注意设计的合理性,实验期限不宜过长;要简化干预措施等,以便取得研究对象的支持与合作。

3. 失访(loss to follow-up) 是指研究对象因迁移或因与本病无关的其他疾病死亡等而造成失访。在流行病学实验中应尽量设法减少失访,一般要求失访率不超过10%,在实验中出现失访时,尽量用电话、通讯或专门访视进行调查。

在资料分析时,应考虑两组失访率的差异,若失访率不同,则资料分析结果可能产生偏倚,即使两组失访率相同,但失访原因或失访者的特征不同,则两组预后也可能不同。

二、资料的分析

1. 统计描述 用统计指标、统计表、统计图等方法,对资料的数量特征及分布规律进行测定和描述。如描述调查对象的一般特征,进行比较组的均衡性检验,计算疾病发病频率指标、死亡频率指标等。

2. 统计推断 包括参数估计、显著性检验和可信区间的计算等。不同的设计方案和数据类型,所采用的统计分析方法不同。

3. 临床或公共卫生意义分析 通过干预,能否达到预期满意的效果,需要根据实际情况对实验组和对照组的差异进行评估。例如,对于一项评价疾病预防措施的干预研究,如果研究结果表明保护率低于25%或不良事件发生率高于25%,尽管两组差异有统计学意义,但实际推广意义很小。

三、实验效果的主要评价指标

实验效果评价指标的选择应视实验目的而定,但基本原则是:①不但用定性指标并尽可能用客观的定量指标;②测定方法有较高的真实性(信度)和可靠性(效度);③要易于观察和测量,且易为受试者所接受。具体指标如下:

1. 评价治疗措施效果的主要指标

(1) 有效率:

$$有效率 = \frac{治疗有效例数}{治疗的总例数} \times 100\% \tag{8-3}$$

(治疗有效例数包括治愈人数和好转人数)

(2) 治愈率:

$$治愈率 = \frac{治愈人数}{治疗人数} \times 100\% \tag{8-4}$$

(3) n 年生存率:

$$n\text{年生存率} = \frac{n\text{年存活的病例数}}{\text{随访满}\,n\,\text{年的病例数}} \times 100\% \qquad (8-5)$$

这是直接法计算生存率的公式。当观察期较长，观察对象加入观察的时间不一致，观察期间因其他原因死亡或失访，为了充分合理利用研究的资料信息，可用寿命表法进行分析。

2. 评价预防措施效果的主要指标

（1）保护率（protective rate，PR）：

$$\text{保护率} = \frac{\text{对照组发病（或死亡）率} - \text{试验组发病（或死亡）率}}{\text{对照组发病（或死亡）率}} \times 100\% \qquad (8-6)$$

$$PR\,95\%\text{可信限} = PR \pm 1.96\sqrt{\frac{1}{p_1^2} \times \frac{p_2 q_2}{n_2} + \frac{p_2^2}{p_1^4} \times \frac{p_1 q_1}{n_1}} \times 100\% \qquad (8-7)$$

式中：n_1、n_2 分别为对照组、试验组人数；p_1、p_2 分别为对照组、试验组发病率；$q_1 = 1 - p_1$，$q_2 = 1 - p_2$。

（2）效果指数（index of effectiveness，IE）

$$\text{效果指数} = \frac{\text{对照组发病（或死亡）率}}{\text{试验组发病（或死亡）率}} \qquad (8-8)$$

此外，治疗措施效果的考核还可用病死率、病程长短、病情轻重及病后携带病原状态、后遗症发生率、复发率等指标评价；预防措施效果考核可用抗体阳转率、抗体滴度几何平均数、病情轻重变化等指标评价；考核病因预防可用疾病发病率、感染率等指标评价。

在评价治疗或预防措施效果的实验研究中，还有一个常用指标为需治疗人数（number needed to treat，NNT）。NNT 表示在特定时间内，为防止 1 例某种不良结局或获得 1 例某种有利结局，用某种干预方法处理所需要的人数，计算公式为 $1/ARR$，ARR 是绝对危险度降低（absolute risk reduction），等于对照组与实验组的事件发生率之差。例如，某项关于加强胰岛素治疗减少视网膜病变恶化的随机对照临床试验，ARR 为 25%，那么 $NNT = 1/ARR = 1/25\% = 4$，即用加强胰岛素治疗每 4 例患者，可防止 1 例发生视网膜病变恶化。NNT 值越小越好。若 NNT 值为负数，表示在特定时间内，用某种干预引起 1 例某种不良反应所需要的人数（number needed to harm，NNH），NNH 用于评价干预造成的有害效应，NNH 越大越好。

第四节　研究应注意的问题及优点和局限性

一、研究应注意的问题

（一）伦理问题（problems of ethics）

实验流行病学以人作为对象开展研究，是一项十分严肃谨慎的工作，在实验中应遵循伦理道德。如果进行药物试验，药物须获批准才可以开展临床试验，试验前还要向医学伦理委员会提交申请。为了不违反伦理道德，应注意以下问题：

1. 研究必须遵从普遍接受的科学原则，必须有充分的科学依据，要有严格的设计和充分的准备，以保证涉及人群的试验能获得有科学价值的结果。

2. 试验的设计和实施均应在试验方案中明确说明，并应将试验方案提交伦理委员会进行审核、评论、指导，适当情况下，进行审核批准。

3. 受试人群能够从研究的结果中受益。

4. 受试者必须是自愿参加并对研究项目有充分的了解（知情同意），包括了解试验目的、方法、预期结果以及可能的危险性，要征得他们（或监护人）的同意并签署知情同意书。

5. 尊重受试者保护自身的权利，尽可能采取措施以尊重受试者的隐私、病人资料的保密并对受试者身体和精神以及人格的影响减至最小。

6. 任何新的预防或干预措施一般应当同目前通常进行（标准）的措施比较，为了实验目的而去除已经存在的有效干预措施不符合伦理。在不存在确实有效的预防或干预措施时，或者在不采取措施情况下不存在"延误"的问题，可以考虑安慰剂或空白（自然状态）对照。

7. 较长试验期限可能会导致"延误"问题。因此要估计"延误"造成的健康损害风险，如果风险较大，该长期试验在伦理上就不能接受。

（二）可行性问题

在正式实验前，应先在小范围作一次少量人群的预实验（pilot study），其目的是检验实验设计的科学性和可行性，以免由于设计不周、盲目开展实验而造成人力、物力和财力的浪费。此外，预试验可以先取得一些资料和数据，作为正式试验时修订试验设计的参考。

（三）随机化分组与均衡性问题

在实验流行病学研究中，随机化分组是很重要的。但由于人群生物学和社会学特征的多样性，随机化只能较好的保证大样本研究分组的均衡性，对于小样本的研究，随机化并不能保证分组的均衡性。

（四）报告研究结果要注意的问题

近年来，如何有效报告随机对照试验备受重视，很多杂志要求试验报告应遵循试验报告统一标准（Consolidated standard of reporting trials，CONSORT）指南。指南分标准版和扩展版，前者适合以个体为单位的随机对照试验，后者适合群组随机对照试验的设计。两版指南均由试验报告条目清单和流程图组成。清单有 22 条，包括试验设计方案、实施过程、分析方法和结果解释，要求作者完整清晰的表述这些内容；流程图指导研究者如何报告研究对象在试验过程各阶段的情况，包括有无经过合格评估、排除的标准、如何分组、不依从和失访的情况和原因、进入分析的人数、剔除人数和原因等。

二、优点和局限性

（一）主要优点

1. 在研究中随机分组，平行比较，因此能够较好的控制研究中的偏倚和混杂。

2. 为前瞻性研究，研究因素事先设计，结局变量和测量方法事先规定，研究中能观察到干预前、干预过程和效应发生的全过程，因果论证强度高。

3. 有助于了解疾病的自然史，并且可以获得一种干预与多种结局的关系。

（二）局限性

1. 实验性研究要求研究对象有很好的依从性，但实际工作中有时候很难做到。

2. 受干预措施适用范围的约束，所选择的研究对象代表性不够，以致会不同程度的影响实验结果推论到总体。

3. 观察时间长，现场范围广的研究容易失访。
4. 费用常较观察性研究高。
5. 研究因素是研究者为了实现研究目的而施加于研究对象，故容易涉及伦理道德问题。

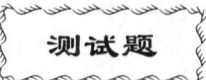

一、名词解释

1. 社区试验
2. 双盲
3. 安慰剂效应
4. 效果指数

二、选择题

1. 流行病学实验不具备以下哪个特征
   A. 将同一批研究人群随机分为试验和对照两个组
   B. 人为地给予试验组以干预措施
   C. 实验中运用盲法
   D. 运用 OR 进行分析
   E. 评价干预措施的有效性
2. 流行病学实验研究在选择研究对象时，下列哪条是错误的
   A. 被选择的对象应该能够从实验研究中受益
   B. 选择预期发病率较高的人群作为实验研究对象
   C. 选择预期发病率较低的人群作为实验研究对象
   D. 选择依从性好的人群作为实验研究对象
   E. 已知实验对其有害的人群不能选作研究对象
3. 与前瞻性队列研究相比，流行病学实验研究有以下不同
   A. 研究方向由因到果
   B. 设立了对照组
   C. 给试验组实施了干预措施
   D. 可以用于病因推断
   E. 以上均对
4. 流行病学实验中研究对象的随机分组是为了
   A. 增加参与研究对象的依从性
   B. 提高试验组和对照组的可比性
   C. 使试验组和对照组都受益
   D. 在试验期间对干预病人和对照病人的处理与评价相似
   E. 试验的病人能代表该试验的目标人群

三、简答题

1. 一个完全的流行病学实验必须具备哪些基本特征？
2. 流行病学实验中，对照的选择有哪些方式？

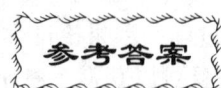

一、名词解释

答案（略）

二、选择题

1. D   2. C   3. C   4. B

三、简答题

1.（1）它是前瞻性研究，即实验流行病学必须是干预在前，效应在后；

（2）随机分组　严格的实验流行病学研究应采用随机方法把研究对象分配到实验组和对照组，以控制研究中的偏倚和混杂；

（3）具有均衡可比的对照组　实验流行病学的研究对象均是来自同一总体的样本人群，其基本特征、自然暴露因素和预后因素应相似；

（4）有干预措施　这是与观察性研究的一个根本不同点，实验流行病学研究的干预措施是研究者为了实现研究目的而施加于研究对象。

2. 设立对照的方式主要有以下几种：(1) 标准疗法对照；(2) 安慰剂对照；(3) 自身对照；(4) 交叉对照；(5) 历史对照；(6) 空白对照。

（秦雪英　詹思延）

第九章 疾病的预防策略与措施

> **学习目标**
> 1. 了解预防策略与措施的制定原则
> 2. 掌握疾病的分级预防
> 3. 了解全球卫生策略和初级卫生保健

在疾病的预防中,预防策略和措施要同等考虑。缺乏有效的措施或不考虑措施的可行性,制定的策略无法落实而达不到目的;而缺乏策略思想指导下的措施,在实施后往往事倍功半,收效甚微。只有在正确、合理的策略指导下,采取有效、可行的措施,才能以最少的投入取得最大的预防控制效果。预防策略与措施的制定一般遵循以下原则:贯彻预防为主、从实际出发的原则;以影响健康的主要问题为出发点;以全球卫生战略为依据。根据疾病的自然史,可将疾病的预防分为三级。一级预防对整个人群的健康贡献最为显著,但其他各级预防也很重要,他们之间是相互补充的关系。

第一节 疾病预防的策略与措施

一、概述

在疾病的预防中,策略和措施要同等考虑。策略是根据具体情况而制定的指导全局的工作方针,可以说是预防疾病的战略。措施是实现预期目标所需要采取的具体行动方法、步骤和计划,可以说是战术问题。策略与措施二者不同,但关系密切。措施是否得力关系到预防结果的成败。策略是否合适则关系到预防措施的效率。不考虑措施的可行性而制定的策略是达不到目的的,而无策略思想的具体措施往往局限于经验,其效果是微小的。

人类消灭天花就是正确运用预防策略与措施的光辉典例。种痘预防天花是有效的措施。大规模普遍种痘使天花得到了控制,但有些国家仍有天花流行,这说明预防天花的策略有待完善。经过深入的调查研究,发现监测工作是切实可行的。因此,从1976年起预防天花的策略从单纯着眼于大规模种痘转变到同时加强监测工作。此后又采取了停止大规模种痘,保持有效监测的预防策略。由此可见,人们在疾病预防中不断研究和修改策略的意义在于力求以最小的投入取得最理想的效果,即使预防措施能充分发挥作用;同时,预防措施的具体方法也影响着预防策略,如麻疹疫苗、脊髓灰质炎疫苗的研制成功和广泛使用,改变了这两种病的预防策略。因而策略与措施之间是相互依存、相辅相成的关系。

二、预防策略与措施的制定原则

(一) 贯彻预防为主、从实际出发的原则

历史上,有许多疾病是通过有效的预防而消灭和控制的。新中国成立之后,预防为主的方针一直是我国卫生工作的核心。我国逐步实施的对脊髓灰质炎、麻疹、乙脑、白喉、破伤风、百日咳和结核等7种传染病的常规免费计划免疫,显著降低了相应传染病的发病,保护了儿童的健康。我国早在20世纪60年代初就已消灭了天花,比全球消灭天花提前了十几年。环境卫生的改善和使用自来水使伤寒、霍乱等肠道传染病发病率显著下降。近20年来,发达国家心脑血管疾病死亡率的不断下降,预防也起了重要作用,主要是生活方式的改变,包括饮食习惯的改变、增加体力活动、戒烟等。

尽管如此,进入20世纪80~90年代,结核、鼠疫、性病、白喉等古老传染病复苏,而艾滋病、传染性非典型肺炎、人感染高致病性禽流感等新发传染病涌现,给我国的传染病防制体系带来了巨大的挑战。随着人口老龄化进程的加快,以及越来越多的人采纳不健康的生活方式,心脑血管疾病、肿瘤、慢性呼吸系统疾病、糖尿病等慢性病已经成为造成我国疾病负担、医疗费用过度上涨和威胁劳动力人口健康的重要公共卫生问题。我国面临着疾病的双重负担。在这种形势下,只有继续贯彻预防为主的方针,才是控制和消灭疾病、促进健康的最经济最根本的途径。

预防策略与措施还要从实际出发,符合客观情况,为此要加强调查研究,使策略符合具体需求,使措施具有科学性、可行性,从而达到预期效果。

(二) 以影响健康的主要问题为出发点

对于一个地区来说,制定预防策略与措施,要考虑当地的自然环境、人口状况、科学技术水平和经济条件,分析导致发病或死亡的主要危险因素,确定重点领域,以保证地区健康目标的实现。

确定重点领域应以影响健康的主要问题为出发点。现代医学认为,影响健康的主要因素有:①环境因素:包括自然环境、社会环境和心理环境,即除了生物学因素外,同时还有物理、化学、社会、经济、文化等因素;②生活方式:包括风俗习惯、嗜好(吸烟、饮酒等)、体育锻炼、生活节奏及心理压力等;③生物遗传因素:包括生物、遗传、生理、免疫等;④卫生保健系统。这四个因素之间的关系是相互依存、相互影响的。

确定主要卫生问题可以从以下几方面分析:

1. 从流行病学角度分析　主要分析疾病在人群中的发生、分布,在一个群体或一个区域内疾病对人群健康的影响程度及防治工作的有效性。

2. 技术的可推广性　某些疾病虽然对人群健康状况有重要影响,但预防过程中技术要求高,难以推广。

3. 潜在危害　某地区有些疾病虽然目前还未对健康构成严重威胁,但从疾病严重性,参考其他国家的流行情况,判断其将来会成为重要的卫生问题,也要考虑。

4. 公共、社会关心程度和群众的可接受程度。

5. 卫生资源的承受能力。

6. 经济影响程度。

20世纪80年代末,美国在制定2000年国家卫生目标时,从预防保健、卫生防护、预防服务、卫生系统改革四方面确定了营养、体育锻炼等21个重要领域。欧洲地区在制定地区性卫生目标时,其出发点是当今欧洲面临的主要健康问题,即与生活方式有关的疾病,因此提出三个方向,第一是引导人们改变生活方式以解决富裕生活给健康带来的影响;二是采取有效措施控制环境污染;三是改变卫生保健服务过于集中在医院部门的做法,加强社区保健。《中国2000年预防保健战略目标》则根据我国的实际情况确定了15个重点领域(表9-1)。

表9-1 中国2000年预防保健战略目标重点领域

方　面	领　域
预防保健政策与资源	1. 预防保健政策
	2. 预防保健资源
疾病预防	3. 预防传染病,加强计划免疫
	4. 预防寄生虫病
	5. 预防非传染病
	6. 口腔卫生与预防口腔病
卫生防护	7. 控制环境危害,改善饮水卫生
	8. 控制职业危害
卫生保健	9. 合理营养
	10. 食品卫生
	11. 儿童、青少年卫生
	12. 妇幼卫生
	13. 老年卫生
	14. 减少吸烟危害
	15. 加强健康教育,培养卫生行为

(三)以全球卫生战略为依据

1977年第30届世界卫生大会决定,WHO和各国政府的主要卫生目标是"2000年人人享有卫生保健"(health for all by the year 2000,HFA),这是一项以全人类卫生保健为宗旨的全球性卫生战略目标。HFA的基本思想是:

1. 人们在工作和生活场所都能保持健康。

2. 人们将运用更有效的办法预防疾病,减轻疾病与伤残的痛苦,并通过更好的途径进入成年、老年,最后安然地告别人世。

3. 在全体居民中均匀地分配卫生资源。

4. 所有个人和家庭通过自身充分地参与,将享受到初级卫生保健。

5. 人们将懂得自己有力量摆脱可以避免的疾病,赢得健康,并明白疾病不是不可避免的。

1988年41届世界卫生大会再次声明,人人享有卫生保健将作为2000年以前及以后年代的一项永久性目标。

三、疾病的分级预防

疾病的分级预防是根据疾病的自然史进行的。疾病自然史是指不施加任何措施(治疗、预防)的疾病的自然发展过程。任何疾病,不论其病因是否确定,都有其一定的病程阶段,大致分为：发病前期，发病期与发病后期。在发病前期，已具备发病的基础，体内可有某些病理生理的改变，但外表是呈健康状态，此时已存在各种潜在的危险因子，如高血清胆固醇是冠心病的危险因素，吸烟是肺癌的危险因素，有高血压家族史是高血压的危险因素；发病期，由于致病因子的作用，机体代偿功能减弱，发生各种功能障碍，表现出各种临床症状；在发病后期，其结局并不是简单的完全痊愈或死亡，有些疾病经过急性阶段后容易转为慢性，长期不愈，如肾炎、肝炎等，有些疾病还可能发生病残。对于预防工作者来说，在疾病的每一阶段，都可以做许多工作来阻止疾病的发生和严重恶化。

Leavell HR，Clark EG（1953年）根据疾病的自然过程提出疾病预防的五阶段，并分为三级。①健康促进与②特殊保护属一级预防；③早发现、早诊断、早治疗属二级预防；④防止病残与⑤康复医疗属三级预防。预防越早，收效越显著。一级预防对整个人群的健康贡献最为显著，但其他各级预防也很重要，他们之间相互补充。公共卫生最为关注的往往是一级预防。但流行病学在二级和三级预防中也起着重要作用，如筛检方法的评价、治疗方法的评价、选择医疗事业实施的模式等。表9-2为疾病自然史与三级预防的关系。

表9-2 疾病自然史与三级预防的关系

疾病自然史	预防分级	目标	预防五阶段
发病前期 ↓	一级预防	全体人口或选择性人群/个体	1. 健康促进 2. 特殊保护
发病期（早、中） ↓	二级预防	病人	3. 早发现、早诊断、早治疗
发病后期	三级预防	病人	4. 对症治疗，防止伤残 5. 康复医疗

（一）一级预防（primary prevention）

一级预防又称病因预防，是在疾病尚未发生时针对致病因素（或危险因素）采取措施，也是预防疾病和消灭疾病的根本措施。选择卫生策略就是以此为出发点，确定卫生工作的战略和重点。病因预防无论从保护人群健康、提高健康水平，还是从成本-效益来分析，都是最佳选择。病因预防可从健康促进、特殊保护两方面进行。

1. 健康促进（health promotion） 健康促进并不是针对某种疾病的措施，而是使人们不断改善生活方式，逐步增强体质的过程。美国健康教育学家Dr. Green认为健康促进是通过健康教育和有关组织、政策、经济及环境的支持，以引导个体、团体、社区和机构的卫生行为改善。1986年WHO在渥太华召开的第一届国际健康促进大会制定的健康促进宪章中提出"健康促进是促使个人及社区增加对健康影响因素的控制能力和改善其整体健康的全过程，以达到身体的、精神的和社会的完善状态，确保个体或群体能确定和实现自己的愿望，满足自己的需求，改变或处理周围环境。"目前，健康促进的概念还在发展，它已成为一种涉及多系统的综合方法或措施。

健康促进的基本内容包括医疗服务、健康教育、社会参与、卫生立法、环境保护等几方面内容。医疗服务活动是健康促进的必需手段，这一点更适合高危个体所需的特殊预防保健需求。健康教育是健康促进的重要手段。健康教育在提高社区对不良生活方式危害的认知，培养自觉采取有利于健康的生活方式过程中起重要作用。大量资料证明，当今严重威胁人民健康的主要问题如心脑血管疾病、肿瘤、病毒性肝炎、呼吸道感染等，都与行为和生活方式密切相关，可以通过健康教育传授个体必要的健康知识，促进个体改变不健康的行为而达到预防的目的。健康促进的艺术在于动员社区群众自觉地为实现社区及个人的健康目标而努力。而卫生立法是健康促进的保证。健康促进活动如缺乏法律、法规的支持，往往不易深入，成效不易巩固。环境保护也是健康促进的重要措施之一，旨在保护和改善人们生产和生活环境的空气、水、土壤不受"工业三废"（废气、废水、废渣）和"生活三废"（粪便、污水、垃圾）以及农药、化肥等的污染。

新中国成立初期（1952年）开始的全国性的以除害灭病、讲卫生为主的爱国卫生运动是提高全民族健康水平的一个创举，在较短时间里取得显著的成效，改善了我国人民的健康状况，提高了群众对卫生知识的认识水平。在今天看来，爱国卫生运动可以作为健康促进的一个典范。

2. 健康保护　健康保护是对有明确病因（危险因素）或具备特异预防手段的疾病所采取的措施，在预防和消除病因上起主要作用。如长期供应碘盐来预防地方性甲状腺肿；增加饮水中的氟含量来预防儿童龋齿的发生；改进工艺流程，使职工的职业暴露降低到不损害健康的水平或完全消除危害。

3. 一级预防的两种策略　全人群策略旨在降低全人群对疾病危险因素的暴露水平。高危策略则是旨在消除具有某些疾病的危险因素人群的特殊暴露。全人群策略的优点在于无须鉴别全人群中的高危人群，作用面广，可使为数众多的中低危险者也受益。从公共卫生角度看，全人群策略对群体防病作用最大。但其主要缺点是个体受益较小。例如，在人群中进行免疫接种，对整个社会是必要的，但对每个人未必受益，而且少数人可能发生接种不良反应。高危策略的优点在于预防措施针对性强，容易被个人接受，对具有某一疾病高发危险的人群能收到明确效益。其缺点是对整个人群所起作用较小，受益者仅是高危人群，而且筛检高危个体往往花费较大人力、物力，代价较高。全人群策略和高危策略是一级预防的两种互为补充的策略。

（二）二级预防（secondary prevention）

二级预防又称"三早"预防，即早发现、早诊断、早治疗，是为防止或减缓疾病发展而采取的措施。慢性病的发生、发展时期较长，如宫颈癌从原位癌发展到浸润癌可长达10余年之久，所以诊断时间越早，预后越好。做好三早预防的重点在于主动发现病人，在表面健康的人群中发现病人，可通过普查、筛检、定期健康检查等发现病人，同时要提高医务人员诊断水平，开发适宜的筛检方法及检测技术，在群众中宣传防病知识和有病早治的好处，启发群众积极参与。

普查是在较大范围人群中早期发现疾病的方法之一，但是需要投入大量的人力、物力和经费。筛检是早期发现疾病的主要方法，但要决定是否对某个疾病开展筛检活动时，必须考虑：①疾病危害的严重程度；②对疾病自然史的了解；③检测方法要简便、安全、准确；④治疗方法要有效；⑤具备保健服务的条件；⑥根据人力、物力和财力状况做成本-效益的分析。一些肿瘤还可通过个人的自我检查达到早期发现的目的，如通过乳房自检早期发现乳腺癌。

癌前病变不是癌，但及早发现和治疗各种癌前病变属于二级预防。如宫颈糜烂有可能发展为宫颈癌。久治未愈的胃溃疡可能发展为胃癌。所以应积极治疗癌前病变，并密切观察。

对于遗传病的预防，除了遗传咨询等一级预防措施外，还可进行产前检查，如果发现染色体异常和隐性致病基因携带者，要尽早诊断，进而终止妊娠，避免有遗传病的患儿出生，这属于二级预防的范畴。

（三）三级预防（tertiary prevention）

三级预防又称临床预防，可以防止伤残和促进功能恢复，提高生存质量，延长寿命，降低病死率。三级预防是对已患病者采取的措施，包括对症治疗和康复治疗措施。

对症治疗可以改善症状、减轻病痛，提高生存质量；防止恶化，预防并发症和伤残等。对已丧失劳动力或伤残者通过康复治疗，促进其身心方面早日康复，使其恢复劳动力，争取病而不残或残而不废，保存其创造经济价值和社会价值的能力。康复治疗的措施包括功能康复、心理康复、社会康复和职业康复等。

第二节　全球卫生策略和初级卫生保健

1977年第30届世界卫生大会通过了全球卫生策略——"2000年人人享有卫生保健"，从而确定了世界卫生组织和各国政府的主要卫生目标。1978年世界卫生组织和联合国儿童基金会（UNICEF）联合在阿拉木图召开会议，会议发表了著名的《阿拉木图宣言》。宣言明确了推行初级卫生保健（primary health care，PHC）是实现上述目标的基本策略和基本途径。1988年世界卫生组织在里加召开会议，声明人人享有卫生保健将作为2000年以前及以后年代的一项永久性目标。我国政府已明确表示对这一目标的承诺，并将其纳入国家社会经济发展的总体目标中。

人人享有卫生保健常和初级卫生保健并提，前者是目标，后者是手段。

一、全球卫生策略的目标和指标

全球卫生策略的目标是"到2000年世界上所有的人都达到在社会上、经济上使生活富有成效的那种健康水平"。这个目标简要通俗的说法就是2000年人人享有卫生保健。为了实施全球卫生策略，监督和评价各国的进展，1981年第31届世界卫生大会通过了12项供全球使用的最低限度指标：

1. 人人享有卫生保健策略已获批准成为官方最高一级的政策　即国家元首发表宣言承担义务；公平分配有限的资源；社区充分参与；建立适宜的组织机构和管理程序。

2. 已经建立或加强了吸收人民参加实施策略的机构　即让人民提出要求和希望的积极而有效的机构；各政党和社团能积极参加；卫生事业的决策权充分下放到各个行政级别。

3. 至少有5%的国民生产总值用于卫生事业。

4. 有一个适当比例的卫生经费用于初级卫生保健。

5. 资源分配公平　即在不同的人群或地区中，按人口拥有的卫生经费、卫生人员和卫生设施大体相同。

6. 发达国家的卫生经费至少有0.7%转拨给发展中国家。

7. 全体居民都享有初级卫生保健，至少达到：

（1）在家中或步行15分钟的距离内有安全饮用水，在家中或附近有适当的卫生设备；

（2）所有儿童都能得到预防白喉、破伤风、百日咳、麻疹、脊髓灰质炎和结核的免疫接种；

(3) 在步行或乘车 1 小时的距离内有卫生保健服务，包括得到至少 20 种药物；

(4) 由经过培训的人员接生，以及至少到 1 岁的儿童保健。

8. 儿童的营养状况应达到：

(1) 至少 90% 的新生儿出生体重在 2500 克以上；

(2) 至少 90% 的儿童体重符合相应参考值的标准。

9. 婴儿死亡率在 50‰ 以下。

10. 出生期望寿命在 60 岁以上。

11. 成年男女受教育的比例超过 70%。

12. 人均国民生产总值超过 500 美元。

二、初级卫生保健的概念

初级卫生保健是一种基本的卫生保健，它应用技术上适宜、学术上可靠而又为社会能接受的方法，通过个人、家庭和社区的充分参与而达到普及，其费用也是国家和社区依靠自力更生和自觉精神能够负担得起的。

初级卫生保健从促进健康、预防疾病、治疗疾病和康复服务四个方面开展工作，具体内容包括以下 9 项：

1. 对当前主要卫生问题及其预防控制方法的健康教育。
2. 改善食品供应和合理营养。
3. 提供足够的安全饮用水和基本的环境卫生设施。
4. 开展妇幼保健和计划生育。
5. 对主要传染病的免疫接种。
6. 对地方病的预防控制。
7. 对常见病的妥善处理。
8. 提供基本药物。
9. 预防控制非传染病和促进精神卫生。

我国政府将实现 HFA 作为我国社会发展总体目标的组成。早在建国初期，我国即确定了"预防为主，面向工农兵，团结中西医以及与群众运动相结合"的全国卫生工作的四大方针，在现在看来，这四大方针已体现了"大卫生观、社会公正和人人享有卫生保健"的基本观点。四十年来，正是由于认真贯彻了四大卫生工作方针，才使我国城乡卫生状况得到很大改善，消灭或基本消灭了古典生物型霍乱、鼠疫、天花、回归热、斑疹伤寒、黑热病等严重危害人民健康的疾病，其他传染病发病率也大幅度下降。1991 年第 7 届全国人民代表大会第 9 次会议审议通过的《中共中央关于制定国民经济和社会发展十年规划和"八五"计划的建议》第 18 条提出了新时期的卫生工作方针，即"贯彻预防为主，依靠科技进步，动员全社会参与，中西医并重，为人民健康服务"。1997 年根据我国社会和经济发展的现状，《中共中央、国务院关于卫生改革与发展的决定》提出了新时期的卫生工作方针为："以农村为重点，预防为主，中西医并重，依靠科技与教育，动员全社会参与，为人民健康服务，为社会主义现代化建设服务。"这是我国新时期疾病预防与控制工作的基本指导思想。

(任　涛　吕　筠　李立明)

测试题

一、名词解释

1. 一级预防
2. 二级预防
3. 三级预防
4. 全人群策略
5. 高危策略

二、选择题

1. 下列哪种为第一级预防
   A. 遗传咨询
   B. 产前检查
   C. 普查
   D. 筛检
   E. 康复治疗
2. 下列哪种不属于二级预防
   A. 环境保护
   B. 产前检查
   C. 普查
   D. 筛检
   E. 自我检查
3. 下列哪种为第三级预防
   A. 遗传咨询
   B. 产前检查
   C. 普查
   D. 筛检
   E. 康复治疗

三、简答题

1. 请简述预防策略与措施的制定原则是什么？
2. 什么是疾病的自然史？
3. 什么是健康促进？
4. 什么是初级卫生保健？
5. 2000年，人人享有卫生保健的基本思想是什么？

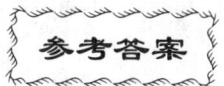

一、名词解释

答案（略）

二、选择题

1. A   2. A   3. E

三、简答题

1. 预防策略与措施的制定原则包括：贯彻预防为主，从实际出发的原则；以影响健康的主要问题为出发点；以全球卫生战略为依据。
2. 疾病自然史是指不施加任何措施（治疗、预防）的疾病自然发展过程。任何疾病，不论其病因是否确定,都有其一定的病程阶段,大致分为发病前期、发病期与发病后期。

3. 健康促进并不是针对某种疾病的措施,而是使人们不断改善生活方式、逐步增强体质的过程。健康促进的基本内容包括医疗服务、健康教育、社会参与、卫生立法、环境保护等几方面内容。

4. 初级卫生保健是一种基本的卫生保健,它应用技术上适宜、学术上可靠而又为社会能接受的方法,通过个人、家庭和社区的充分参与而达到普及,其费用也是国家和社区依靠自力更生和自觉精神能够负担得起的。

5. 2000年,人人享有卫生保健的基本思想是:

(1) 人们在工作和生活场所都能保持健康。

(2) 人们将运用更有效的办法预防疾病,减轻疾病与伤残的痛苦,并通过更好的途径进入成年、老年,最后安然地告别人世。

(3) 在全体居民中均匀地分配卫生资源。

(4) 所有个人和家庭通过自身充分地参与,将享受到初级卫生保健。

(5) 人们将懂得自己有力量摆脱可以避免的疾病,赢得健康,并明白疾病不是不可避免的。

(任 涛 吕 筠 李立明)

第十章　传染病流行病学

> **学习目标**
> 1. 掌握传染病传染和流行过程中的基本概念
> 2. 熟悉传染病预防和控制的策略和措施

传染病流行病学主要研究传染病在人群中发生、流行过程和影响流行过程的因素，并制定预防、控制和消灭传染病的对策与措施。传染病的传染过程发生在个体之中。传染病的发生受到病原体的种类、致病性、病原体入侵宿主的门户及定位以及病原体变异等方面的影响。传染病在人群中的流行必须有传染源、传播途径和易感人群三个基本环节，且受到自然因素和社会因素的影响。

第一节　概　述

一、人类传染病的回顾

人类与传染病的斗争贯穿于整个人类发展历史，永无休止过。历史上天花、鼠疫、霍乱、流感的流行曾经给人类造成重大的灾难，严重影响了人类健康。20世纪以来，随着抗生素和磺胺类药物的发现与使用，人类生产和生活条件的改善以及科技的进步与发展，传染病流行病学取得了很大的进展。许多危害人类健康的急性传染病在一定程度上得到了较好的控制，人类已成功地消灭了天花，正在向消灭脊髓灰质炎的目标努力。全球传染病死亡人数占总死亡人数的百分比也由19世纪的50%~60%下降至20世纪中、后期的10%以下。

新中国成立以来，我国在传染病的流行和控制方面取得了惊人的成就，传染病的死因顺位已经在心脑血管疾病和恶性肿瘤等非传染病之后。但是，进入20世纪70年代之后，由于各种因素的影响，一些在早期被控制的传染病的发病率再度上升，如结核病、疟疾、登革热等，而一系列新的和危害更大的传染病，如艾滋病、军团病、莱姆病等相继出现，其中一些给人类带来了巨大的灾难和恐慌，特别是SARS、人感染高致病性禽流感以及甲型H1N1流感的出现与流行使人类仍然处于传染病的威胁之中。特别是在发展中国家，传染病仍然是居民发病与死亡的主要原因。因此，传染病防治任务仍然相当艰巨，传染病防治在相当长一段时间内仍是我国卫生防疫工作的重点。

二、新发传染病的流行趋势

近三十年来，人类已发现和确认了近40种新的传染病。许多新传染病对人类的危害已被广泛认识，如AIDS、埃博拉出血热、疯牛病、莱姆病、西尼罗热、大肠埃希菌O157：H7

感染性腹泻、严重急性呼吸综合征（SARS）、人感染高致病性禽流感等传染病相继发生，而且在世界各地不同程度的流行，对人类造成极大的伤害。

1. AIDS　自1980年被发现以来，在全球蔓延，尤其是非洲和亚洲地区流行严重。2008年全球现存HIV/AIDS人数3340万人。我国近年来HIV感染人数以每年30%的速度增长，截至2009年10月底，累计报告艾滋病病毒感染者和病人319 877例，其中艾滋病病人102 323例；报告死亡49 845例。

2. 疯牛病（新型克雅病）　1986年英国首先在牛群中发现并报道。疯牛病是有一种朊蛋白或朊病毒所致，人疯牛病可能与接触或摄入感染疯牛病的牛肉有关。目前世界上很多国家和地区都有发生，我国尚无疯牛病发生的报道。疯牛病对人类的威胁主要是致死性和不可治疗性。

3. SARS　是一种由新型冠状病毒引起的急性呼吸系统传染病。2002年12月，中国广东地区首次报道SARS病例，2003年2月开始逐渐扩散，截止2003年6月14日，全球32个国家、地区共报告临床诊断病例8439人，我国25个省、市、自治区都有临床诊断病例报告，累计达5327人。

4. 人感染高致病性禽流感　是由甲型流感病毒中某些亚型毒株引起的人急性呼吸道传染病。1997年，我国香港特别行政区发生H5N1型人感染高致病性禽流感，有12人感染，其中6人死亡；2003年，荷兰发生H7N7型人感染高致病性禽流感，感染者达80人；2010年世界卫生组织（WHO）3月16日的疫情报告数据显示，全球累计发现的确诊H5N1型人禽流感病例489例，共死亡289例，病死率接近60%。

5. 甲型H1N1流感　2009年4月，墨西哥暴发"猪流感"，并迅速蔓延至欧美各国。世界卫生组织、联合国粮农组织和世界动物卫生组织宣布，一致同意使用A（H1N1）型流感指代当前疫情，而不再使用"猪流感"一词。我国则将原人感染猪流感改称为甲型H1N1流感。2009年5月，四川省确诊我国内地首例甲型H1N1流感病例，流感在全国各地广泛流行。6月下旬至9月，多省连发聚集性疫情。面对严峻的疫情，中国自主研制生产的甲流疫苗于2009年9月3日全球率先问世，可用于3至60岁人群接种以预防甲型H1N1流感。

第二节　传染病的传染过程

任何传染病都是由其特异的病原体引起的，如霍乱弧菌引起霍乱，疟原虫引起疟疾等。而传染病的发生与传播则是病原体与宿主相互联系、相互作用的结果。但是病原体存在并不意味着一定发生传染病。因此，深入了解病原体和宿主特点，对理解传染病的传播和流行过程是非常必要的。

一、病原体

通常把能引起宿主致病的微生物统称为病原体。病原体的种类包括病毒、立克次体、细菌、衣原体、支原体、螺旋体、真菌和寄生虫等。不同种类的病原体其病原学特征不同，所引起的传染过程也有所差异。病原体侵入人体后能否致病，取决于病原体的入侵门户与定位、病原体的数量与致病力等。

（一）病原体的侵入门户与定位

病原体侵入宿主并能存活或初步繁殖的地点称为侵入门户。一般病原体均有严格的侵入门户，并需在宿主体内具有特殊的定位（一处或多处）进行生长、繁殖，故又称为特异性定位。如病原体不经适于其特性的门户侵入，达不到特异定位组织，将不会引起传染。但有些适应性较广的病原体亦可有多种侵入门户，如炭疽芽胞杆菌等，这主要由于炭疽芽胞杆菌有较强抵抗力之故。

（二）病原体的特性

病原体侵入机体的特性包括致病力、传染力和毒力。

1. 致病力　是指病原体侵入宿主引起临床疾病的能力。致病力可用所有病例数与所有感染数的比值来表示。一般认为，致病力的大小与病原体在体内繁殖的速度、组织损伤的程度以及病原体能否产生特异性毒素有关。

2. 传染力　是指病原体侵入机体后，在机体内定居、繁殖、引起感染的能力。传染力的大小与病原体的定位有密切关系，常用续发率和最小感染量表示。

3. 毒力　是指病原体损害人体器官组织引起严重病变的能力。毒力表示疾病的严重程度，常用严重病例数或死亡数与所有病例数的比值来表示。病死率是表示毒力的指标。毒力高的有狂犬病、结核病、麻风病等病原体，毒力低的有风疹和水痘病原体。

（三）病原体的变异性

变异是一切生物的普遍特性。病原体可因环境条件的改变，或因遗传因素而产生变异。常见的变异有以下几种。

1. 耐药性变异　指原来对某种抗菌药物敏感的细菌变成对该药物不敏感或耐受菌株，这种现象称为耐药性变异。其变异不仅可以通过遗传物质（耐药基因或基因突变）传给后代，而且通过微生物共生可将耐药性转移到其他微生物。近年来不少国家和地区发生的耐药结核菌株流行，给结核病的控制带来很多困难。

2. 抗原性变异　病原体抗原变异也是普遍的。例如甲型流感病毒表面抗原（神经氨酸酶和血凝素）变异频繁，自1918年以来，至少已经发生四次抗原大变异。每发生一次大变异，即形成一个流感病毒新亚型，致使人群中无其免疫力，往往引起世界性流行。

3. 毒力变异　一般分为毒力减弱和增强两种。人类利用病原体毒力减弱变异，制成多种疫苗，以预防传染病。目前使用卡介苗、麻疹疫苗、脊髓灰质炎疫苗均是用自然法或人工选择法筛选出的毒力低的变异株制备的。

二、宿主

宿主是指能供给病原体以营养和场所的生物统称。除了人类能作为病原体的宿主外，温血脊椎动物和少数变温动物也可作为病原体的宿主。宿主不仅能适应环境，接受损害，而且也具有抵制、中和外来侵袭之能力，这是生存竞争结果。因此，如果机体具有充分抵抗力和免疫力，则病原体难以侵入或侵入后即迅速被排除或消灭。反之，如为一个易感者，则病原体可到达适合其特性的组织并生存、繁殖而形成新的感染。

病原体在宿主内寄生的时间一般是有限的。多数情况下宿主死亡则病原体随之死亡，如宿主产生特异免疫，病原体就难以生存。不过病原体在长期进化过程中，不仅适应了宿主内寄生，也适应了宿主间转移，在宿主死亡或产生免疫之前，病原体必须从体内排出，只有这样病原体才能作为一个生物种得以延续。

宿主排出病原体的方式多种多样，绝大多数排出途径与侵入途径相一致。常见途径有消化道、呼吸道、皮肤和血液（昆虫叮咬等）。其排出途径决定于病原体定位和可能的传播条件。如痢疾和霍乱的病原体都定位于肠道，它们都可随粪便排出体外；虫媒传染病的病原体定位于血液，只有经吸血节肢动物传播才能使病原体离开机体。亦有排出与侵入途径不一致的，但较少见。如钩端螺旋体与伤寒沙门菌可从尿中排出，风疹病毒可经胎盘传给胎儿，而形成先天性感染。

三、传染过程及其感染谱

传染过程是指病原体进入机体后，与机体相互作用的过程。其过程与流行过程则完全不同，它是在个体中发生的现象。

病原体与人体之间的相互作用产生不同的结果，产生传染过程的不同表现形式。这些表现包括未发生感染、隐性感染、轻型感染、中型感染、重型感染和病死等形式。机体感染了病原体后，经过传染过程，所表现出的轻重不同的临床表现称为感染谱。不同的传染病有不同的传染谱，可概括为三类：

（一）以隐性感染为主

这是传染病最常见的形式。其结局为隐形感染所占比例较大，只有一小部分感染者有明显临床症状和体征。严重病例或死亡较罕见。此种感染状况，流行病学家称之为"冰山"现象。之所以把这种状况比喻为"冰山"，是因为所能观察到的有临床症状者如同冰山外露于海平面的尖顶部分，而大部分感染者未出现临床症状则无法观察到，好似隐于海平面之下的庞大山体。许多传染病以隐性感染为主，如流行性脑脊髓膜炎、脊髓灰质炎和流行性乙型脑炎等。隐性感染者，必须借助于实验室方法才能发现。

（二）以显性感染为主

多数感染者有明显症状和体征。隐性感染只有一小部分，极少数患者有严重症状或死亡。这类传染病易于诊断，如水痘、麻疹等。

（三）大部分感染者以死亡为结局

这类传染病绝大部分感染者呈显性感染，临床症状严重，尚无有效治疗手段，多数死亡，如狂犬病等。

第三节　传染病流行的基本环节

流行过程是传染病在人群中发生、蔓延的过程。即病原体从感染者体内排出，经过一定传播途径，又侵入易感者机体而形成新的感染，并不断发生、发展的过程。其过程必须具备三个条件，即传染源、传播途径和易感人群，统称传染病流行的基本环节。只有三个环节同时存在并相互联系才能形成传染病的流行过程。其过程经常受自然因素和社会因素的影响。如采取有效措施，切断其中任何一个环节，其流行过程即告终止。

一、传染源

传染源是指体内有病原体生长、繁殖、并能排出病原体的人和动物。包括病人、病原携带者和受感染动物。

（一）病人作为传染源

传染病病人是重要传染源。因为病人体内存在大量病原体，而且具有某些症状有利于向外扩散，如流感、麻疹、白喉等一些呼吸道传染病的咳嗽，霍乱、痢疾等一些肠道传染病的腹泻等均可大量排出病原体，增加易感者感染机会。有些传染病如麻疹、水痘无病原携带者，病人是唯一传染源。

传染病的病程经过，一般分为潜伏期、临床症状期和恢复期。各期作为传染源意义不同，主要取决于是否排出病原体以及排出的数量和频度。

1. 潜伏期　指病原体侵入机体至临床症状出现的这段时间。不同传染病潜伏期长短不一，短至数小时，长至数月，甚至数年。即使是同一种传染病，其潜伏期也不尽相同，但大多数局限于一定范围。潜伏期长短受很多因素影响，如病原体侵入的数量、毒力、侵入途径及机体状态。主要与病原体在机体内繁殖时间有关。

潜伏期在流行病学调查研究中具有重要意义和用途，其意义与用途如下：

（1）根据潜伏期可判断患者受感染时间，以追踪传染源，确定传播途径。

（2）根据潜伏期长短，确定接触者的留验、检疫或医学观察期限。一般以常见潜伏期增加 1～2 天为准，危害严重的传染病可按最长潜伏期予以留验。

（3）可确定接触者免疫接种时间：如被狂犬严重咬伤或接近头部时，必须于 72 小时内注射抗狂犬病血清效果较佳。而麻疹只有在潜伏期最初 5 天内施行被动免疫才能有效控制感染。

（4）根据潜伏期评价预防措施效果：如实施某项预防措施以后，经过一个潜伏期后发病率下降，可以认为可能与该项预防措施有关。

（5）潜伏期长短可影响疾病的流行特征：一般潜伏期短的传染病来势猛，病例成簇出现，常呈现暴发，潜伏期长的传染病流行持续时间可能较长。

2. 临床症状期　为出现该病的特异症状和体征的时期。此期机体的组织已遭损害。有些临床症状有利于病原体排出，是传染性最强时期，虽然不少病人住院隔离，也难以杜绝向外传播之可能，如隔离条件不好或亲友到医院探视均可导致传播。因此，临床症状期病人作为传染源意义最大。

3. 恢复期　是机体遭受的各种损害逐渐恢复到正常状态时期。在这个时期，主要临床症状消失，免疫力开始出现，体内病原体被清除，一般不再起传染源作用。但有些传染病只是临床上痊愈，在恢复期仍可排出病原体，如乙型肝炎、痢疾、伤寒、白喉等。有些传染病排出病原体的时间很长，甚至终身。如部分伤寒病人可成为慢性带菌者。

病人排出病原体的整个时期，称为传染期。传染期是决定传染病病人隔离期限的重要依据。其长短在一定程度上影响疾病流行特征，如传染期短的疾病，所引起续发病例成簇发生。传染期长的疾病，续发病例则陆续出现，继发拖延很长。传染期可通过病原学检查和流行病学调查结果判定。

根据临床表现常将病人分为典型和不典型两类。典型病人是重要传染源。不典型或轻型病人，由于症状、体征不典型不易被发现，又因病情一般较轻，往往不需要卧床休息，活动范围较大，可以自由出入公共场所，不易引起人们警惕和防范。因此，这些人作为传染源的意义绝不可忽视。

（二）病原携带者作为传染源

病原携带者是指没有任何临床症状而能排出病原体的人。根据携带病原体种类的不同又可称为带菌者、带病毒者和带虫（原虫或蠕虫）者。一般将病原携带者分为三类。

1. 潜伏期病原携带者　指在潜伏期内携带病原体的人。只有少数传染病存在着这种病原携带者，如麻疹、白喉、痢疾和霍乱等。这类携带者多数在潜伏期末排出病原体。

2. 恢复期病原携带者 指某些传染病病人在临床症状消失后，仍能排出病原体的人。部分传染病可有这种病原携带现象，如伤寒、霍乱、白喉、流行性脑脊髓膜炎、乙型肝炎等。一般情况下，恢复期病原携带状态持续时间较短，但少数人则持续时间较长，个别人甚至可延续终生。凡临床症状消失后，三个月内仍有病原体排出的称为暂时病原携带者，超过三个月的称为慢性病原携带者。慢性病原携带者往往呈现间歇排出病原体现象，因此必须多次反复检查，至少连续 3 次阴性，才可认为病原携带状态已经消除。如对这类携带者管理不善，往往可引起疾病暴发或流行。

3. 健康病原携带者 指未曾患过传染病，但却能排出病原体的人。这类携带者在整个感染过程中无明显症状，只能由实验室检查证实。一般认为健康病原携带者排出病原体数量较少，时间较短，其流行病学意义不大。但是，有些传染病如流行性脑脊髓膜炎、脊髓灰质炎、流行性乙型脑炎、乙型肝炎等健康病原携带者为数较多，则是非常重要的传染源。

病原携带者作为传染源意义的大小，不仅取决于携带者类型、排出病原体数量和持续时间，更重要的是取决于病原携带者的职业、个人卫生习惯及社会活动范围等。在饮食服务行业、托幼机构及集中式供水的自来水厂工作的病原携带者对他人威胁极大。对这些单位的工作人员定期进行病原学检查和病后随访具有重要的流行病学意义。

（三）受感染的动物作为传染源

人类罹患以动物为传染源的疾病，统称动物性传染病，又称人畜共患病。这类传染病绝大多数均能在家畜、家禽或野生动物中自然传播。动物感染病原体后有的发病，甚而大批死亡，如鼠疫。有的则不发病而呈隐性感染状态，如携带地方性斑疹伤寒和恙虫病立克次体的鼠类，感染流行性乙型脑炎的猪、鸭等均属于此类。即使人类未被卷入，病原体也可通过各种媒介在动物间循环延续其种属，并形成人类疾病的传染源，在一定条件下才传染给人。这些传染病称为自然疫源性疾病。但亦有少数传染病，如牛、猪带绦虫病等，因其病原体以动物为中间宿主，而以人为终宿主，两者缺一就不能完成其生活史。

动物作为传染源的意义，主要取决于人与受感染动物接触的机会和密切程度、受感染动物的种类和数量，以及环境中是否有适宜该疾病传播的条件等。此外，与人们的卫生知识水平和生活习惯等因素也有很大关系。

二、传播途径

传播途径是指病原体从传染源排出后，侵入宿主之前，在外环境中停留和转移所经历的全过程。病原体停留和转移必须依附于各种生物媒介和非生物媒介物。这种参与传播病原体的媒介物，称为传播媒介或传播因素。传播途径实际上就是传播因素的组合。

病原体不仅能在宿主体内寄生，而且在长期进化过程中同时适应了从一个宿主转移到另一个宿主的过程。这种病原体更换宿主的过程，一般称之为传播过程。其过程包括排出途径、传播途径和侵入途径。病原体的排出和侵入与其在宿主机体的定位有关，往往在瞬间即可完成，而传播途径则比较复杂，一般概括为以下几种。

（一）经空气传播

包括下列三种方式。

1. 飞沫传播 呼吸道传染病的病原体存在于呼吸道黏膜表面的黏液中或呼吸道黏膜纤毛上皮细胞的碎片里。当病人咳嗽、打喷嚏时可从鼻咽部喷出大量含有病原体的黏液飞沫。大的飞沫迅速落在地面上，小的飞沫可在空气中悬浮，但时间短暂。飞沫传播是指病人喷出的飞沫直接被他人吸入而引起感染。由于飞沫在空气中停留时间短，因而只能传播给周围的密切接触者。对外环境抵抗力较弱的病原体，如脑膜炎双球菌、流行性感冒病毒、百日咳杆菌等引起的疾病，通常经此方式传播。

2. **飞沫核传播**　病人排出飞沫，在空气悬浮的过程中由于蒸发失去水分，剩下蛋白质和病原体组成核，这种飞沫核可以在空气中悬浮数小时，甚至更长，吸入带病原体的飞沫核引起感染，称为飞沫核传播。白喉、结核等耐干燥的病原体可以通过飞沫核传播。

3. **尘埃传播**　病人排出较大飞沫落在地面上，干燥后随尘埃重新飞扬悬浮于空气中，易感者吸入后即可感染。凡对外界抵抗力较强的病原体，如结核分枝杆菌和炭疽芽胞杆菌，均可通过尘埃传播。

经空气传播的传染病大多有季节性升高的特点，一般多见于冬春季节。在未经免疫预防的人群中，发病可呈现周期性升高。人口密度与居住条件是影响空气传播的主要因素。

(二) 经水传播

一些肠道传染病和寄生虫病可经水传播。如伤寒、霍乱、痢疾、甲型肝炎、血吸虫病、钩端螺旋体病等。其传播包括两种方式，一种是饮用水被污染；另一种是与疫水接触感染。水源水被污染情况很多，可能由于自来水网管道破损污水渗入，或是地面污物被雨水冲刷而流入，也可能是因为粪便、垃圾落入及在水源中洗涤污物等。

经饮用水传播的疾病常呈暴发流行。其流行特征为：①病例分布与供水范围一致，且有饮用同一水源水的历史；②如水源经常受到污染，病例终年不断，发病呈地方性；③除哺乳婴儿外，发病无年龄、性别、职业差别；④停止使用污染的水源或采取消毒、净化措施后，暴发或流行即可平息。

经接触疫水传播的疾病，病原体主要是通过皮肤黏膜侵入体内。这种传染病的流行特征：①病人有接触疫水历史，如抢险救灾、收获、游泳等；②呈现地方性或季节性特点，多见于水网地区、雨季和收获季节；③大量易感人群进入流行区，可呈暴发或流行；④对疫水采取措施或加强个人防护可控制其发生。

(三) 经食物传播

肠道传染病、某些寄生虫病及个别呼吸道传染病均可经食物传播。作为传播媒介的食物种类很多。大体可分两类。一类是食物本身存在病原体，如感染绦虫的牛、猪的肉类；患结核或布氏菌病的乳牛所产的奶；毛蚶、蛤贝类等水生动物被污染而携带病原微生物。人类食用未充分加热消毒的上述食品，即可受到感染。1988年上海市发生甲型肝炎暴发流行，发生病人数十万，研究证实就是由于食入生的或半生的毛蚶所致。另一类是食物被污染。食品在生产、加工、运输、贮存及销售等各个环节均可被病人、病原携带者及鼠类、蝇类的排泄物等污染。食品是病原微生物生存的良好环境，在适宜条件下可以大量繁殖，其中以肉类、乳类和鱼类最为重要。

经食物传播的传染病主要有以下流行特征：①病人有进食某一食物的历史，不食者不发病；②如系一次大量污染，在用餐者中可呈现暴发，其潜伏期较短，临床表现往往较重；③当停供污染食物后，暴发即可很快平息。

(四) 经接触传播

1. **直接接触传播**　是指在没有外界因素参与下，传染源直接与易感者接触的一种传播途径，如性病、某些被动物咬伤而引起的传染病（狂犬病、鼠咬热）。

2. **间接接触传播**　又称日常生活接触传播，它是指间接接触了被污染的物品所造成的传播。手在疾病传播中起着重要作用。传染源排出的病原体很容易污染自己的手,手再污染各种物品。易感者在日常生活中由于接触这些被污染物品而受到感染。常见于肠道传染病和一些在外界抵抗力强的病原体所引起的呼吸道传染病。如白喉、结核病等。

日常生活接触传播的传染病一般呈现散发,无明显季节性,个人卫生习惯不良和卫生条件较差地区发病较多,加强对传染源的管理及严格消毒制度后,可减少病例的发生。

（五）虫媒传播

又称经媒介节肢动物传播,可分为以下两种情况。

1. 机械携带　某些节肢动物,如蝇、蟑螂可携带病原体,但病原体在它们的体内或体表并不繁殖或发育,仅在觅食时通过接触、反吐或随粪便排出病原体而污染食物或食具。人们可因食入被污染食物或使用不洁食具而被感染。病原体与节肢动物无生物学上依存关系,仅起到机械传播作用。

2. 生物性传播　是指病原体进入节肢动物机体后,在其肠道或体腔内经过发育、繁殖,才能感染易感者。其传播特点是病原体与节肢动物间存在生物学上依存关系,并具有一定的特异性。如疟原虫只能在按蚊体内进行有性繁殖,森林脑炎病毒仅能在蜱体内繁殖,并进入其卵巢,经卵传给下一代。病原体在节肢动物体内必须经过一段时间繁殖或完成其生活周期中某一阶段才具有传染性,所需的这段时间称为外潜伏期。经生物性媒介传播的疾病有一定地区性,病例分布与传播该病的节肢动物分布一致,常呈现季节性升高;有明显的职业特点,如森林脑炎多见于伐木工等野外作业人员;发病有年龄差别,老疫区发病者多集中在儿童,新迁入疫区的易感者不分老幼均易发病;一般无人与人之间的相互传播。

（六）经土壤传播

土壤被污染机会较多。如传染源的排泄物或分泌物可以直接或间接方式污染土壤,或因埋葬传染病死亡者和病畜尸体使土壤受到污染。土壤在传播蛔虫、钩虫、鞭虫等肠道寄生虫病中具有特殊意义和作用。因为这些寄生虫的卵从宿主排出后,需要在土壤中发育一定阶段,才具有感染新易感者能力。另外,一些能形成芽胞的病原体如炭疽芽胞杆菌、破伤风梭菌、产气荚膜梭菌污染土壤后,可保持其传染性达数十年之久。

经土壤传播疾病的意义大小,除与病原体在土壤中存活时间有关外,还与人和土壤接触的机会及个人卫生习惯有关。如赤脚下地劳动易感染钩虫病,皮肤有损伤者接触土壤可能感染破伤风和气性坏疽。

（七）医源性传播

指在医疗、预防工作中,由于未能严格执行规章制度和操作规程,而人为地造成某些传染病的传播。其传播大体分为两种类型:一类是易感者在接受治疗、检查或预防措施时由于所用器械、针筒、针头、采血器、导尿管等被污染或消毒不严而引起的传播;另一类是由于输血或生物制品和药物受污染引起传播,如艾滋病、乙型肝炎、丙型肝炎及巨细胞病毒所致一些疾病等。1989年罗马尼亚儿童中发生艾滋病病毒感染暴发流行,其原因就是输入了被HIV污染的血液和使用未消毒注射器引起的。

随着科技发展,先进的诊疗技术进入临床,如纤维内镜的应用,血液透析装置的污染或器官移植均可引起一些疾病传播。因此,对医源性传播应有足够重视。

（八）垂直传播

病原体在人与人之间相互传播统称为水平传播。而病原体通过母体传给子代的传播则称为垂直传播或母婴传播。垂直传播主要包括下列几种方式:

1. **经胎盘传播**　受感染的孕妇经胎盘血液将病原体传给胎儿而受感染，如风疹、乙型肝炎、艾滋病、梅毒等病均可经胎盘传播引起先天性感染。孕妇在怀孕早期感染风疹病毒，甚而导致胎儿畸形。

2. **上行性传播**　病原体从孕妇阴道经子宫颈口到达绒毛膜或胎盘引起胎儿感染，如单纯疱疹病毒、葡萄球菌、大肠埃希菌及白念珠菌等感染均可经此方式传播。

3. **分娩时引起传播**　如孕妇产道感染严重，分娩时胎儿可被感染。淋球菌、疱疹病毒的感染均可导致这种方式传播。

三、人群易感性

人群作为一个整体对传染病易感程度称为人群易感性。人群易感性与群体免疫力是一个事物的两个方面。群体免疫水平高，则人群易感性低。人群易感性的高低取决于总人口中易感人口所占比例，也同人群的一般健康状况有关。

（一）影响人群易感性升高的主要因素

1. **新生儿增加**　生后6个月以上未经人工免疫的婴儿，对许多传染病都是易感的。这是由于他们从母体得到抗体逐渐消失，而获得性免疫尚未形成，缺乏特异性免疫力的缘故。但个别传染病如百日咳对6个月以下的婴儿也是易感的。

2. **易感人口迁入**　久居流行区的居民，因患病或隐性感染而获得免疫力，如一旦大量非流行区居民进入，因他们缺乏相应免疫力，而使流行区人群易感性相对升高。

3. **免疫人口免疫力自然消退**　除少数传染病外，一般来说，无论是在病后（包括隐性感染）或是人工免疫，其免疫力都不可能保持终身不变。随时间推移，免疫水平逐渐降低，而成为易感人口，致使人群易感性升高。

4. **免疫人口死亡**　在人的一生中，通过人工免疫、病后或隐性感染而获得某些传染病的免疫力。这些人口死亡，可相对的使人群易感性升高。

（二）影响人群易感性降低的主要因素

1. **计划免疫**　按规定免疫程序，有计划地对应免疫人群进行预防接种，提高特异性免疫力，该措施是降低人群易感性的重要措施。

2. **传染病流行**　一次传染病流行后，总有相当数量的易感者由于感染而获得免疫力，因而人群免疫水平提高。

第四节　疫源地及流行过程

一、疫源地

传染源及其排出的病原体向周围所能波及的地区称为疫源地。每个传染源可单独形成一个疫源地，但在一个疫源地内也可同时存在一个以上传染源。一般把范围较小的疫源地或单个疫源地称为疫点，经常以有病人的住户或其附近几户作为疫点。较大范围的疫源地或若干疫源地连成片时称为疫区，如一个村或几个村，一个居委会或一条街道。

形成疫源地的第一个条件就是有传染源存在，第二个条件是病原体能够继续传播。如果一个传染病患者不能继续传播病原体，则不能形成疫源地。疫源地范围大小可因病而异，主要受传染源活动范围，传播途径的特点与疫源地条件而决定，如麻疹只能经飞沫传播，疫源地范围就小，仅限于病人的居室。疟疾病人或疟原虫携带者的疫源地范围较大，多以按蚊吸血后的飞行活动的范围来划定。一般以病家为中心，半径为 50m 范围内为疫源地。

疫源地的消灭必须具备下列条件：①传染源被移走（如隔离、死亡）或已消除排出病原体状态；②传染源散播在外环境中的病原体被彻底清除（消毒、杀虫），传播途径已不存在；③所有易感的接触者，经过该病最长潜伏期未出现新病例或证明未受感染。

二、流行过程

任何一个疫源地都是前一个疫源地的发展，同时又是发生新疫源地的基础。一系列相互联系、相继发生的疫源地构成了传染病流行过程。疫源地是流行过程的基本单位，只有传染源、传播途径和易感人群三个环节相互连接，协同作用，才能发生新疫源地，流行过程才得以延续。疫源地一旦被消灭，流行过程即告中断。

流行过程的强度，经常用发病率进行测量，以散发、暴发、流行、大流行等术语进行描述。在地区上的表现形式为地方性、外来性和带入性。

第五节　影响传染病流行过程的因素

构成流行过程必须具备三个环节，而传染源、传播途径和易感人群能否相互连接往往受自然因素和社会因素的影响和制约。在多数情况下，社会因素作用更为重要。

一、自然因素对流行过程的影响

自然因素十分复杂。其中对流行过程影响最明显的是气候因素和地理因素。气候、地理因素主要影响动物传染源，特别是野生动物。如野鼠鼠疫的传染源旱獭，栖息在高山、草原；而作为肾综合征出血热传染源的黑线姬鼠，栖息在潮湿、多草地区。同时，动物繁殖与活动同气候因素关系更为密切。如黄鼠有冬眠习性，多在春夏之交繁殖，秋季密度达到高峰，从而决定了黄鼠鼠疫及其引起人间鼠疫流行季节为 4 月～10 月。地理、气候条件对传播途径影响更为明显。例如媒介生物的地理分布、季节消长、活动能力以及病原体在媒介昆虫体内的发育、繁殖等均受自然因素制约。因此，疟疾、流行性乙型脑炎等虫媒传染病的流行都有明显地区和季节特点。

自然因素还能影响人们受染机会，如夏季气候炎热，人们多食生冷瓜果、凉拌菜等，易发生肠道传染病。冬季寒冷，人们多在室内活动，因而增加飞沫传播机会。自然因素对易感者作用，主要通过病原体侵入部位的非特异性抵抗力的影响，如气温骤降，冷空气刺激呼吸道黏膜致使血管收缩，造成局部缺血，降低上呼吸道抵抗力，易发生呼吸道疾病。夏季炎热，血流多流向体表，造成肠黏膜贫血，肠道抵抗力降低，往往易发生肠道传染病。

二、社会因素对流行过程的影响

社会因素包括人类的一切活动，如生活条件、居住环境、医疗卫生状况、文化水平、卫生习惯、人口移动、社会动荡、风俗习惯、宗教信仰等。大的社会动荡，如战争、灾荒可使人们生活卫生条件遭到严重破坏，人口大量流动，防疫措施难以实施，因而传染病极易发生和流行。历史上许多大的战争中，作战部队因疾病减员常常超过战斗减员。

社会因素不仅可以扩大传染病的流行，也可以制止传染病的发生、蔓延、以至消灭。如对传染病患者进行隔离、治疗，不仅可防止其传播，并可消除其传染性；通过消毒、杀虫措施，可以切断传播途径；通过预防接种可以提高人群免疫力，以控制传染病的传播和流行，最后消灭传染病。全球通过种痘等措施消灭了天花这一烈性传染病就是一个例证。贫穷亦是影响传染病发生、发展的重要社会因素。据WHO估计，全球每年共有约1000多万5岁以下儿童死亡，其中99%在中低收入国家；全球因疟疾和艾滋病而死亡的儿童中，90%生活在非洲，因腹泻病和肺炎死亡的儿童中，约有一半也生活在非洲。旧中国贫穷落后，灾荒频繁，战祸连绵，劳动人民饥寒交迫，流离失所，因此天花、鼠疫、霍乱、疟疾、血吸虫病和黑热病广泛流行，每年有千百万人口死亡。新中国建立后，随着经济发展，提高了广大人民文化卫生水平，建立了卫生防疫机构，严格执行国境卫生检疫，在传染病防制方面取得了巨大成就。我国20世纪90年代部分地区发生多次特大洪涝灾害，以及近几年发生的地震灾害，均由于中央和各级政府重视及全国人民努力，取得了大灾之年无大疫的巨大成绩。

第六节　传染病的预防和控制

一、预防与控制传染病的策略

传染病对人类健康危害严重，2009年WHO发布的《全球健康风险》报告指出，引起疾病负担的四大主要危险因素中，低体重，不安全性行为和缺乏安全用水，环境卫生和个人卫生传染病，导致传染病发病人数不断增加，危害日益严重，尤其影响着不发达地区人民的生命安全，如东南亚和撒哈拉以南非洲地区。因此，为保障人民健康，必须根据实际情况制定出预防和控制传染病的策略和措施。

（一）预防为主

预防为主是我国一贯的卫生工作方针。以预防为主、群策群力、因地制宜、发展三级预防保健网，采取综合性防治措施是我国多年来与传染病斗争策略的概括。预防为主是防患于未然的集中体现，要加强身体锻炼，提高人们的适应性，采取主动保护措施，增加人们抗病能力。展望21世纪，由于人类进步，科学技术发展，一些传染病可能被消灭，但新的传染病将会不断出现。人类与病原微生物斗争是长期的。因此，必须坚持长期不懈地努力，才能战胜传染病。

（二）建立疾病监测系统，加强国际合作

传染病的传播与流行是不分国界的。历史上鼠疫、霍乱、天花和流行性感冒曾多次发生世界性流行。20世纪90年代初孟加拉国和印度发生O 139新型霍乱，在较短时间内扩散到其周围国家。我国发现的首例艾滋病病人，为美国来华旅游者。由于国际间交流频繁，人们的观念和行为改变是传染病在国际间迅速传播和流行的重要因素，因此要加强疾病的监测。WHO在强化天花免疫计划实施后的第10年，全球就消灭了天花，这就是防病、灭病国际合作的范例。2009年甲型H1N1流感流行以来，我国政府本着公开透明依法科学处置等原则，通过"外堵输入、内防扩散"的政策，有效降低了病例的传播速度：在第一时间公布疫情，依据法律、法规进行防控，充分发挥专家的支撑作用，动员群众做好自我防护，对接受医学观察者加强人文关怀；同时，与国际社会密切沟通，根据国际惯例适时调整防控策略和方法，向一些发展中国家提供力所能及的援助。所有这些都说明，只有加强疾病监测和地区间合作才能有效控制以至根除传染病。

二、预防和控制传染病的措施

预防和控制传染病的措施是指在尚未出现疫情之前,针对可能受病原体威胁的人群采取措施,或者针对可能存在病原体的环境、媒介昆虫、动物等所采取的预防办法。

(一)经常性的预防措施

1. 改善卫生条件 传染病的预防涉及环境卫生、食品卫生、防疫等多项公共卫生事业。如肠道传染病大多通过水、粪两种因素传播。许多传染病流行与食品污染有关。20世纪80年代上海市曾发生三次甲型肝炎流行,均是由于食用被污染毛蚶引起的。1996年5~8月份日本发生了O157:H7大肠埃希菌感染暴发流行,主要通过牛肉、牛奶或牛奶制品、鸡肉、羊肉等食品传播。目前,食源性传染病所造成的危害,已成为一个严重社会问题。因此,必需改善城乡卫生面貌,保持饮水卫生,加强食品卫生监督,实施粪便和污物管理和无害化,以改善卫生条件,这是预防传染病的根本性措施。

2. 健康教育 又称卫生宣传教育,它是一项通过宣传媒体来提高人们健康知识水平和自我保健能力的活动。健康教育要面向全社会,特别是儿童和青少年。健康教育要从学校教育开始,要强调行为改变。事实证明群众健康知识越多,健康需求越迫切,健康知识对社会、家庭和个人都可产生相当大的力量,对控制和预防传染病是一种重要武器和卫生资源,是国内外公认的一种低投资高效益的措施。

3. 免疫预防 它是通过预防接种来提高人群免疫水平的一种特异性预防措施,可以有效的预防针对性的传染病,是消灭传染病的重要手段之一。

4. 国境卫生检疫 国境卫生检疫是检疫的一种,为了防止传染病由国外传入和国内传出,在一个国家国际通航的港口、机场、陆地边境和国界江河口岸设立国境卫生检疫机关,对进出国境人员、交通工具、货物、行李和邮件等实施医学检查和必要的卫生处理,这种综合性措施称为国境卫生检疫。

新中国成立后,我国政府先后颁布了一系列办法、规则和法令,全面开展了国境卫生检疫工作,维护了国家主权,有效地控制了烈性传染病由国外输入。目前我国设立海港、航空和陆地边境等三种国境卫生检疫机关,依照我国对外政策及《中华人民共和国国境卫生检疫法》和《中华人民共和国检疫条例实施细则》所规定的各项办法实施国境卫生检疫。我国规定检疫的传染病有鼠疫、霍乱和黄热病三种,2009年将甲型H1N1流感(原称人感染猪流感)纳入《中华人民共和国国境卫生检疫法》规定的检疫传染病管理。检疫期限为鼠疫6天、霍乱5天、黄热病6天、甲型H1N1流感7天。

若发现入境者为检疫传染病的感染者,立即将其隔离,并进行治疗,直至消除传播危险。对检疫传染病的疑似者应将其留验,留验期限根据该传染病的潜伏期确定。因患检疫传染病而死亡者,必须就近火化。

接受入境检疫的交通工具有下列情形之一的,应当实施消毒、除鼠、除虫或者其他卫生处理:①来自检疫传染病疫区的;②被检疫传染病污染的;③发现有与人类健康有关的啮齿动物或者病媒昆虫的。国境卫生检疫机关对来自疫区的、被检疫传染病污染的或者可能成为检疫传染病传播媒介的行李、货物、邮包等物品,应当进行卫生检查,实施消毒、除鼠、除虫或者其他卫生处理。

5. 疫情管理

疫情报告:又称传染病报告,它是传染病管理的重要信息,是控制和消除传染病的重要措施，也是监测的一种手段。

①报告种类：2004年8月修订通过了新的《中华人民共和国传染病防治法》，以后内容又有修订和完善。该法规定法定报告病种分为甲类、乙类和丙类，共39种。国务院可以根据情况，增加或减少甲类传染病病种，并予公布；国务院卫生行政部门可以根据情况，增加或减少乙类、丙类传染病病种，并予公布。

甲类传染病：鼠疫、霍乱。

乙类传染病：传染性非典型肺炎、艾滋病、病毒性肝炎、脊髓灰质炎、人感染高致病性禽流感、麻疹、流行性出血热、狂犬病、流行性乙型脑炎、登革热、炭疽、细菌性和阿米巴性痢疾、肺结核、伤寒和副伤寒、流行性脑脊髓膜炎、百日咳、白喉、新生儿破伤风、猩红热、布氏菌病、淋病、梅毒、钩端螺旋体病、血吸虫病、疟疾、甲型H1N1流感。

丙类传染病：流行性感冒、流行性腮腺炎、风疹、急性出血性结膜炎、麻风病、流行性和地方性斑疹伤寒、黑热病、包虫病、丝虫病，除霍乱、细菌性和阿米巴性痢疾、伤寒和副伤寒以外的感染性腹泻病、手足口病。

上述规定以外的其他传染病，根据其暴发、流行情况和危害程度，需要列入乙类、丙类传染病的，由国务院卫生行政部门决定并予以公布。

②责任报告人及报告时限：中华人民共和国《突发公共卫生事件与传染病疫情监测信息报告管理办法》规定：各级各类医疗机构、疾病预防控制机构、采供血机构均为责任报告单位；其执行职务的人员和乡村医生、个体开业医生均为责任疫情报告人，必须按照传染病防治法的规定进行疫情报告，履行法律规定的义务。责任报告人在首次诊断传染病病人后，应立即填写传染病报告卡。责任报告单位和责任疫情报告人发现甲类传染病和乙类传染病中的肺炭疽、传染性非典型肺炎、脊髓灰质炎、人感染高致病性禽流感病人或疑似病人时，或发现其他传染病和不明原因疾病暴发时，应于2小时内将传染病报告卡通过网络报告；未实行网络直报的责任报告单位应于2小时内以最快的通讯方式（电话、传真）向当地县级疾病预防控制机构报告，并于2小时内寄送出传染病报告卡。对其他乙、丙类传染病病人、疑似病人和规定报告的传染病病原携带者在诊断后，实行网络直报的责任报告单位应于24小时内进行网络报告；未实行网络直报的责任报告单位应于24小时内寄送出传染病报告卡。县级疾病预防控制机构收到无网络直报条件责任报告单位报送的传染病报告卡后，应于2小时内通过网络进行直报。

获得突发公共卫生事件相关信息的责任报告单位和责任报告人，应当在2小时内以电话或传真等方式向属地卫生行政部门指定的专业机构报告，具备网络直报条件的要同时进行网络直报，直报的信息由指定的专业机构审核后进入国家数据库。不具备网络直报条件的责任报告单位和责任报告人，应采用最快的通讯方式将《突发公共卫生事件相关信息报告卡》报送属地卫生行政部门指定的专业机构，接到《突发公共卫生事件相关信息报告卡》的专业机构，应对信息进行审核，确定真实性，2小时内进行网络直报，同时以电话或传真等方式报告同级卫生行政部门。

接到突发公共卫生事件相关信息报告的卫生行政部门应当尽快组织有关专家进行现场调查，如确认为实际发生突发公共卫生事件，应根据不同的级别，及时组织采取相应的措施，并在2小时内向本级人民政府报告，同时向上一级人民政府卫生行政部门报告。如尚未达到突发公共卫生事件标准的，由专业防治机构密切跟踪事态发展，随时报告事态变化情况。

（二）针对传染源的措施

1. 对病人的措施　要早发现、早诊断、早报告、早隔离、早治疗。只有做到"五早"，才能控制传染源，防止传染病在人群中传播蔓延。为了达到早发现、早诊断的目的，必须普及群众卫生知识，充分调动基层卫生人员的主观能动性，不断提高医务人员业务水平。如病人一经确定为传染病或可疑传染病，则按《传染病防治法》的规定实行分级管理。

甲类传染病病人和病原携带者、乙类传染病中艾滋病、肺炭疽、SARS、人感染高致病性禽流感病人，必须隔离治疗。如拒绝隔离治疗或隔离期未满擅自脱离隔离治疗的，诊治单位可提请公安部门协助采取强制隔离治疗措施。

乙类传染病病人，根据病情可住院隔离或在家中隔离治疗，直至治愈。其中有些病人，其传染源作用不大，如肾综合征出血热、钩端螺旋体病、布氏菌病等病人可不必隔离。

丙类传染病中瘤型麻风病人必须经临床和微生物学检查证实痊愈才可恢复工作、学习。其他丙类传染病病人在临床治愈后即可工作、学习。

对疑似病人，应尽早明确诊断。甲类传染病的疑似病人必须在指定场所进行隔离观察、治疗。乙类传染病的疑似病人，在医疗保健机构指导下治疗或隔离治疗。传染病疑似病人必须接受医学检查、随访和隔离治疗措施，不得拒绝。

2. 对病原携带者的措施　对病原携带者应做好登记并进行管理，指导他们养成良好的卫生习惯；定期随访，经2~3次病原检查阴性时，方可解除管理；在饮食行业、服务行业及托幼机构工作的病原携带者须暂时调离工作岗位，久治不愈的伤寒或病毒性肝炎的病原携带者不得再从事威胁性职业。艾滋病、乙型和丙型肝炎、疟疾病原携带者严禁做献血员。

3. 对接触者的措施　指曾接触传染源而有可能受感染者，都应接受检疫。检疫期限从最后接触之日算起相当于该病的最长潜伏期。

（1）留验：又叫隔离观察。对甲类传染病的接触者应进行留验。将他们收留在指定场所进行观察，限制活动范围，实施诊察、检验和治疗。

（2）医学观察：一般对乙类和丙类传染病接触者施行的措施。接触者可正常工作、学习，但要接受体检，测量体温、病原学检查和必要的卫生处理。

（3）应急接种：对潜伏期较长的传染病，如发生麻疹暴发流行时，对接触者可施行预防接种，因为麻疹活疫苗接种后产生抗体时间比潜伏期短，一般在感染后3天内接种疫苗也能防止发病。

（4）药物预防：对某些有特效药物可防治的传染病，必要时可采用药物预防。如用强力霉素预防霍乱；红霉素预防白喉；青霉素或磺胺药物预防猩红热；乙胺嘧啶或氯喹预防疟疾；金刚烷胺预防甲型流感等。但要防止滥用药物预防，以避免造成病原体耐药性。

4. 对动物传染源的措施　对人类危害大且无经济价值的动物应予以消灭，如灭鼠；危害性较大的病畜或野生动物，应予以捕杀、焚烧、深埋，如患疯牛病和炭疽病的家畜，患狂犬病的狗等；危害不大且有经济价值的病畜，应予以隔离治疗。此外还要做好家畜及宠物的预防接种和检疫工作。

（三）针对传播途径的措施

对传播途径的措施主要是针对传染源污染的环境所采取的措施。不同传染病其病原体在外环境中停留与转移所经历的途径是不相同的。如肠道传染病主要由粪便排出病原体而污染环境，一般采取对污染物品和环境进行消毒措施；呼吸道传染病主要通过空气污染环境，则通风和空气消毒是非常重要的；而虫媒传染病，重点是杀虫措施，消毒、杀虫可以切断传播途径，防止传染病扩散和蔓延。

消毒是用化学、物理、生物的方法杀灭或消除环境中致病性微生物的一种措施。一般分为预防性消毒和疫源地消毒。

1. 预防性消毒　针对可能受致病微生物污染的场所和物品所施行的消毒。如空气消毒、饮水和乳品消毒等。

2. 疫源地消毒　对现有或曾经有传染源存在的场所进行消毒。其目的是消灭传染源排出的致病性微生物。疫源地消毒又分为随时消毒和终末消毒。

（1）随时消毒：指有传染源存在的疫源地，对其排泄物及分泌物或被污染的物品、场所及时进行消毒，以迅速将致病微生物杀灭。随时消毒要经常进行，一般指导家属完成。

（2）终末消毒：指传染源痊愈、死亡或离开住所后对疫源地进行一次彻底消毒。其目的是完全清除传染源所播散、留下的致病性微生物。一般来说，致病性微生物对外环境抵抗力较强的疾病，才需要进行终末消毒。如霍乱、伤寒、副伤寒、痢疾、病毒性肝炎、脊髓灰质炎等肠道传染病；肺鼠疫、肺结核、白喉、猩红热等呼吸道传染病；炭疽、鼠疫等动物性传染病都需进行终末消毒。而致病性微生物在外环境中存活时间较短的病，如麻疹、水痘、流行性感冒等，一般不需终末消毒。

（四）针对易感者的措施

1. 免疫预防　当发生传染病时，被动免疫是保护易感者有效措施。如注射胎盘球蛋白或丙种球蛋白，对预防麻疹、流行性腮腺炎、甲型肝炎等均有一定效果。当麻疹、白喉发生局部流行时，在一定范围人群中可采取应急接种，以提高群体免疫力，制止大面积流行。

2. 药物预防　在某些传染病流行时，可以给以药物预防。如用磺胺类药物预防流行性脑脊髓膜炎；用金刚烷胺预防流行性感冒。药物预防在特殊条件下可以作为一种应急措施，但有其局限性，如预防作用时间短，效果不巩固，易产生耐药性等。

3. 个人防护　如戴口罩、手套、鞋套、护腿、应用蚊帐、使用安全套等都可起到个人防护作用。

（五）针对暴发流行时的紧急措施

根据《传染病防治法》规定，在有传染病暴发流行时，除立即组织力量进行防治外，当地政府报经上一级地方政府决定，可采取下列紧急措施。

（1）限制或者停止集市、影剧院演出或者其他人群聚集的活动；

（2）停工、停业、停课；

（3）封闭或者封存被传染病病原体污染的公共饮用水源、食品以及相关物品；

（4）控制或者扑杀染疫野生动物、家畜家禽；

（5）封闭可能造成传染病扩散的场所。

甲类、乙类传染病暴发、流行时，县级以上地方人民政府报经上一级人民政府决定，可以宣布本行政区域部分或者全部为疫区；国务院可以决定并宣布跨省、自治区、直辖市的疫区。县级以上地方人民政府可以在疫区内采取紧急措施，并可以对出入疫区的人员、物资和交通工具实施卫生检疫。省、自治区、直辖市人民政府可以决定对本行政区域内的甲类传染病疫区实施封锁；但是，封锁大、中城市的疫区或者封锁跨省、自治区、直辖市的疫区，以及封锁疫区导致中断干线交通或者封锁国境的，由国务院决定。疫区封锁的解除，由原决定机关决定并宣布。

第七节　计划免疫及其评价

计划免疫是一种重要而有效的预防措施，它根据疫情监测和人群免疫状况分析，按照规定免疫程序，有计划利用疫苗进行预防接种，以提高人群免疫水平，达到控制或最终消灭针对性疾病为目的。

在全球实施消灭天花的早期，人们试图通过广泛种痘，提高人群免疫水平来消灭天花，尽管天花的发病有大幅度下降，但难以达到消灭的目的。20 世纪 70 年代初，WHO 修改了消灭天花策略，采取疫情监测和环状种痘免疫相结合措施，则在较短时间内消灭了天花。实践证明，即是疫苗效果十分肯定的传染病，其预防措施如仅仅停留在单纯预防接种上，也是达不到控制和消灭的目的，还必须有明确的免疫规划和策略，加强疾病监测和预防暴发、流行的措施，才能达到计划免疫的目的。虽然计划免疫和预防接种的实质，都是通过人工免疫方法来预防和控制传染病，但计划免疫远远超出预防接种意义，在一定程度上可以认为它是个综合性预防措施。计划免疫是预防接种的发展，而预防接种则是其重要组成部分。

一、预防接种

预防接种是利用生物制品将抗原或抗体注入机体，使人体获得对某些疾病的特异性抵抗力，保护易感人群，以预防传染病。预防接种是预防、控制，甚至消灭传染病的重要措施，是实施计划免疫的重要组成部分。

预防接种的种类及其生物制品

1. 人工自动免疫　指用病原微生物或其代谢产物制成的生物制品，接种（口服、注射等）机体后，使之产生特异性免疫。它是免疫预防的主要方法，按使用制品可分为六类。

（1）减毒活疫苗：由无毒或弱毒菌株或病毒株所制成。接种活疫苗后，在机体内可以繁殖和扩散，其作用近似自然免疫，除可产生全身抗体外，还能引起局部分泌型抗体。减毒疫苗接种剂量小，注射次数少，免疫效果好，维持时间较长，但不易保存。麻疹疫苗、脊髓灰质疫苗、卡介苗均属于此种。

（2）灭活疫苗：用加热、福尔马林等杀死的病原微生物制成。其疫苗易于保存，有效期长。其不足是形成免疫力较低，注射次数多、用量大，反应也较大。狂犬病疫苗、流行性乙型脑炎疫苗、霍乱疫苗均为灭活疫苗。

（3）类毒素：是经过解毒而保持其抗原性的细菌外毒素，能使机体产生抗体。现在使用的类毒素均是经提纯再加吸附剂制成的。常用的有吸附精制白喉类毒素、破伤风类毒素。这种制剂可延缓吸收，减少接种次数，不仅反应小，免疫效果好，而且产生抗体持续时间长，是比较理想的自动免疫制剂。

（4）亚单位疫苗：是去除病原体中与激发保护性免疫无关的甚至是有害的成分，保留有效免疫原成分制成的疫苗。百日咳组分疫苗、肺炎链球菌荚膜多糖疫苗均为亚单位疫苗，已在国内外广泛应用。

（5）重组疫苗：是利用 DNA 重组技术制备的只含保护性抗原成分的纯化疫苗。世界上第一种重组疫苗是乙型肝炎疫苗。重组疫苗不含活的病原体和病毒核酸，安全有效，成本低廉。

（6）DNA 疫苗：又称核酸疫苗，是用编码病原体有效抗原的基因与细菌质粒构建的重组体直接免疫机体，转染宿主细胞，使其表达保护性抗原，从而诱导机体产生特异性免疫的疫苗。目前正在研制的疫苗包括 HIV、流感病毒、轮状病毒、疟疾等。

2. 人工被动免疫　将含有抗体的血清或其制剂注入机体，使机体立即获得现成抗体而受到保护。

（1）免疫血清：是抗毒素、抗菌和抗病毒血清的总称。这种血清中含有大量抗体，注入人体后能很快获得免疫力，但维持时间短，很快就被排泄掉。一般用于治疗，也可用于预防。但应注意的是这类制品是动物血清，对人体来讲是一种异体蛋白，注射后易引起过敏反应。因此，应用时必须作血清过敏试验，其阴性者方可使用。

（2）丙种球蛋白：是由健康产妇的胎盘与脐带血或健康人的血制成的。普通丙种球蛋白主要用于防治麻疹、甲型肝炎等。

3. 被动自动免疫　在注射破伤风或白喉抗毒素的同时，也可作破伤风或白喉类毒素的接种，使机体在迅速获得特异性抗体的同时，也可产生持久的免疫力。

二、计划免疫方案

计划免疫的目标是使易感人群中绝大部分的人在生命早期，即在有暴露于病原微生物可能性之前实施的免疫接种。

（一）计划免疫的内容

我国计划免疫工作的主要内容是儿童基础免疫，即对 7 周岁及 7 周岁以下儿童进行卡介苗，脊髓灰质炎三价疫苗，百白破混合制剂和麻疹疫苗免疫接种，以及以后适时的加强免疫，使儿童获得对结核、脊髓灰质炎、百日咳、白喉、破伤风和麻疹的免疫力，以预防其相应疾病发生，即所谓"接种四苗预防六病"。1992 年初国家又决定将乙型肝炎疫苗纳入计划免疫范畴。部分省、市、自治区还把流行性乙型脑炎和流行性脑脊髓膜炎等传染病的预防接种纳入计划免疫管理。随着科技发展，计划免疫内容将会不断扩大。

20 世纪 70 年代初 WHO 吸取了消灭天花的实施经验，并参照一些国家常规免疫成功地降低了麻疹、脊髓灰质炎等病的发病率情况，提出了扩大免疫规划（expanded programme on immunization EPI）。其规划要求坚持免疫方法与流行病学监督计划结合，防治天花、白喉、百日咳、破伤风、麻疹、脊髓灰质炎、结核等传染病。EPI 的中心内容，一是要求不断扩大免疫接种的覆盖面，使每一个儿童在出生后都有获得免疫接种机会；二是要求不断扩大免疫接种的疫苗种类。1980 年我国正式参加 EPI 活动。1989 年和 1991 年经卫生部、联合国儿童基金会和 WHO 联合审评，确认我国按期实现了普及儿童免疫目标。《九十年代中国儿童发展规划纲要》提出：到 1995 年消灭野毒株引起麻痹型脊髓灰质炎，消除新生儿破伤风。"九五"计划期间，以乡为单位儿童免疫接种率达到 90％；新生儿乙型肝炎疫苗接种率，城镇达到 90％，农村 60％；逐渐推广风疹、腮腺炎等安全有效疫苗的预防接种。

（二）计划免疫程序

免疫程序是指需要接种疫苗的种类及接种的先后次序与要求，主要包括儿童基础免疫和成人或特殊职业人群、特殊地区需要接种疫苗的程序。计划免疫程序的设计是根据传染病的流行特征、疫苗的生物学特性和免疫效果、人群的免疫应答能力和实施免疫预防的具体条件来确定。目前我国实施的扩大国家免疫规划疫苗免疫程序见表 10-1。

表 10-1 扩大国家免疫规划疫苗免疫程序

疫苗	接种对象月（年）龄	接种剂次
乙肝疫苗	0、1、6 月龄	3
卡介苗	出生时	1
脊灰疫苗	2、3、4 月龄，4 周岁	4
百白破疫苗	3、4、5 月龄，18～24 月龄	4
白破疫苗	6 周岁	1
麻风疫苗（麻疹疫苗）	8 月龄	1
麻腮风疫苗（麻腮疫苗、麻疹疫苗）	18～24 月龄	1
乙脑减毒活疫苗	8 月龄，2 周岁	2
A 群流脑疫苗	6～18 月龄	2
A+C 流脑疫苗	3 周岁，6 周岁	2
甲肝减毒活疫苗	18 月龄	1
出血热疫苗（双价）	16～60 周岁	3
炭疽疫苗	炭疽疫情发生时，病例或病畜间接接触者及疫点周围高危人群	1
钩体疫苗	流行地区可能接触疫水的 7～60 岁高危人群	2
乙脑灭活疫苗	8 月龄（2 剂次），2 周岁，6 周岁	4
甲肝灭活疫苗	18 月龄，24～30 月龄	2

（卫生部 2007 年）

（三）预防接种的注意事项

1. 接种途径与剂量　预防接种途径大体分为口服、气雾、注射（包括皮下、皮内、肌肉）和划痕等。不同疫苗接种途径不同。如果接种途径不当，不仅会影响免疫效果，而且发生加重反应，甚至造成接种事故。接种剂量同接种途径一样均是保证免疫成功的关键。适宜接种剂量才能使机体产生相当水平抗体。如果接种剂量过大，超过机体免疫反应能力，将会产生免疫麻痹。如果剂量过少，抗原不足以刺激机体免疫系统应答，也不会产生保护水平抗体。接种剂量因年龄不同而有差异。因此，在进行现场接种前应详细阅读疫苗使用说明书，严格按照要求执行。

2. 疫苗禁忌证　真正的疫苗禁忌证极少。但对于有严重疾病的儿童接种疫苗，可能出现不利后果。因此，WHO 规定具有以下情况可作为常规免疫的禁忌证。

（1）免疫异常：免疫缺陷、恶性疾病（肿瘤、白血病等）；应用放射治疗或抗代谢药物等而免疫功能受到抑制者，不使用活疫苗。

（2）急性疾病：如接种对象正患伴有发热或明显全身不适的急性疾病，应推迟接种。

（3）已往接种疫苗有严重不良反应：需连续接种的疫苗，如前一次接种后出现严重反应，如过敏反应、虚脱、休克或出现惊厥等，则不应继续接种。

（4）神经系统疾病患儿：如未控制癫痫、婴儿痉挛等，不应接种含有百日咳抗原的疫苗。

3. 预防接种反应观察与处理　预防接种所用的生物制品，对人体来讲均具有抗原性，都是大分子的异体物。接种人体后，除产生有益的免疫反应外，有时还可能因生物制品质量、使用方法或极少数处于某种病理生理状态及特有遗传体质，可产生有损于机体的不良反应或变态反应。这种有损于机体的反应，称为预防接种副反应。主要的副反应有：

（1）一般反应：接种24小时内在接种局部出现红、肿、热、痛等炎症反应，有时可能同时伴有发热、头晕、恶心、腹泻等全身反应。这些一般属正常免疫反应，不需做任何处理，1～2天内即可消失。

（2）异常反应：少数人在接种后出现并发症，如晕厥、过敏性休克、变态反应性脑脊髓膜炎、过敏性皮炎、血管神经性水肿等。这些反应虽然发生率很低，但其后果很严重，如不及时抢救，可危及生命。

（3）偶合病：与预防接种无关，只是因为在时间上的巧合而被误认为由疫苗接种所引起。遇到这种情况需及时作出正确判断，并同时向病人家属解释。

4. 冷链　是实施计划免疫的重要内容，是保证疫苗质量的主要措施之一。疫苗是用微生物及其代谢产物或人工合成方法制成。大多数为蛋白质，有的疫苗是活的微生物，一般均怕热、怕光、需要冷藏。为了保证疫苗从生产到使用的整个过程中，均在适当的冷藏条件下进行的多环节链式贮存、运输设备称为冷链。冷链的配套设备包括贮存疫苗的低温冷库、普通冷库、运送疫苗专用冷藏车、冰箱、冷藏包等。

三、计划免疫监测与评价

计划免疫是一项投资小，收益大的工作。据国内外的大量调查说明，计划免疫预防传染病的效益往往是投入的数倍、数十倍。监测与评价是实施计划免疫的工作基础，也是计划免疫工作的重要内容。计划免疫接种及其效果的评价，主要是评价疫苗的安全性和有效性。

（一）疫苗安全性

疫苗安全性是保证预防接种取得成功的重要条件。疫苗在出厂前已经通过检定部门严格检定，证明对人体使用后是安全的方能出厂。但是，在大规模接种工作中，不能排除个别人在接种疫苗后出现一些加重反应，甚至异常反应。一般以接种疫苗后人群的反应强度作为疫苗质量监测的一种手段。

疫苗的一般反应是正常免疫反应，不需要作任何处理。倘若反应强烈，需要对症治疗。如果接种人群中的强度反应超过5%，则该批疫苗不宜继续使用。

（二）免疫学效果

免疫效果评价主要是通过测定接种后人群抗体阳转率、抗体平均滴度和抗体持续时间来评价。如脊髓灰质炎中和抗体≥1∶4或有4倍以上增高；麻疹血凝抑制抗体≥1∶2或有4倍以上增高等。

$$抗体阳转率 = \frac{抗体阳转人数}{疫苗接种人数} \times 100\% \qquad (10-1)$$

（三）流行病学效果

免疫成功率虽然是免疫效果的重要指标，但有时人群免疫状况与疾病发生情况并不完全一致。一般认为最直接可靠的方法还是观察接种疫苗后的流行病学效果。

流行病学效果往往采用现场试验研究来计算疫苗保护率，也可用暴发调查和病例对照研究来计算疫苗的效果指数来表示。

$$疫苗保护率=\frac{对照组发病率-接种组发病率}{对照组发病率}\times100\% \quad (10-2)$$

$$疫苗效果指数=\frac{对照组发病率}{接种组发病率} \quad (10-3)$$

（四）计划免疫工作考核

考核内容包括：组织设置和人员配备；免疫规划及疫情监测和控制；计划免疫实施管理和业务技术培训；冷链装备和运转情况等。具体考核指标：

1. 建卡率　采用WHO扩大免疫规划推荐的群组抽样法，调查12~18月龄儿童建卡情况。适龄儿童建卡率应达到98%以上。

$$建卡率=\frac{已建立免疫接种卡人数}{调查适龄儿童数}\times100\% \quad (10-4)$$

2. 接种率　接种率的调查同样采用抽样法，其调查对象为12月龄儿童（经卫生部批准少数地区，调查对象可定为18月龄）。

$$某疫苗接种率=\frac{按免疫程序完成接种人数}{某疫苗应接种人数}\times100\% \quad (10-5)$$

3. 四苗覆盖率　即四种疫苗的全程接种率，对一个儿童来说，必须是四种疫苗都按规定完成，缺任何一种均不算为分子的统计数字。

$$四苗覆盖率=\frac{四苗均符合免疫程序接种人数}{调查适龄儿童人数}\times100\% \quad (10-6)$$

4. 冷链设备完好率

$$冷链设备完好率=\frac{某设备正常运转数}{某设备装备数}\times100\% \quad (10-7)$$

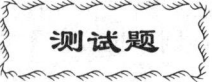

测试题

一、名词解释

1. 疫源地
2. 人群易感性
3. 传染源
4. 潜伏期

二、选择题

1. 传染病在人群中传播及流行，必须具备的基本环节

    A. 传染源
    B. 易感人群

C. 传播途径
D. 宿主
E. A+B+C

2. 以下哪句话是正确的
   A. 临床症状期一定是传染性最强的时期
   B. 病人是所有传染病的唯一传染源
   C. 隐性传染者因在人群中随意活动，故是人群中唯一的传染源
   D. 某些传染病，病人是唯一的传染源
   E. 传染力的大小与病原体定位无关

3. 引起医源性感染的最常见的传播途径是
   A. 经污染物
   B. 经空气

C. 共同媒介传播
D. 媒介昆虫传播
E. 经手

4. 经饮用水传播的疾病的流行特征，哪个是不正确的
   A. 病例分布与供水范围一致，且有饮用同一水源水的历史
   B. 如水源经常受到污染，病例终年不断，发病呈地方性
   C. 发病有性别和职业差别
   D. 除哺乳婴儿外，发病无年龄、性别、职业差别
   E. 停止使用污染的水源或采取消毒、净化措施后，暴发或流行即可平息

三、简答题

1. 简述疾病的潜伏期在流行病学调查中的意义。
2. 简述疫源地形成的条件。

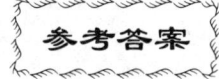

参考答案

一、名词解释

答案（略）

二、选择题

1. E   2. D   3. A   4. C

三、简答题

1. 潜伏期在流行病学调查研究中具有如下重要意义和用途：

(1) 根据潜伏期可判断患者受感染时间，以追踪传染源，确定传播途径。

(2) 根据潜伏期长短，确定接触者的留验、检疫或医学观察期限。一般以常见潜伏期增加1～2天为准，危害严重的传染病可按最长潜伏期予以留验。

(3) 可确定接触者免疫接种时间：如被狂犬严重咬伤或接近头部时，必须于72小时内注射抗狂犬病血清效果较佳。而麻疹只有在潜伏期最初5天内施行被动免疫才能有效控制感染。

(4) 根据潜伏期评价预防措施效果：如实施某项预防措施以后，经过一个潜伏期后发病率下降，可以认为可能与该项预防措施有关。

(5) 潜伏期长短可影响疾病的流行特征：一般潜伏期短的传染病来势猛，病例成簇出

现，常呈现暴发，潜伏期长的传染病流行持续时间可能较长。

2. 形成疫源地的第一个条件就是有传染源存在，第二个条件是病原体能够继续传播。如果一个传染病患者不能继续传播病原体，则不能形成疫源地。疫源地范围大小可因病而异，主要受传染源活动范围，传播途径的特点与疫源地条件而决定。

（秦雪英　刘　民）

第十一章 呼吸系统传染病

> **学习目标**
> 1. 了解几种常见呼吸系统传染病,包括流行性感冒、麻疹和流行性脑脊髓膜炎的病原学特征、临床特征和流行过程
> 2. 掌握它们流行特征和预防策略措施

呼吸道传染病（infectious diseases of respiratory system）包括一大组由病毒、细菌、支原体等病原体引起的急性和慢性呼吸系统疾病,发病率和病死率都较高。新中国成立以来,由于坚持"预防为主"的卫生工作方针,我国在传染病的防治工作中取得很大成就,很多呼吸道传染病的发病率大幅度下降。天花在20世纪60年代初已被消灭。随着计划免疫的实施,麻疹、白喉、百日咳、流脑的发病率明显下降,80年代末白喉已降至1/10万以下。经济的发展、营养状况和医疗卫生条件的改善使得呼吸系统感染的死亡率也大幅下降。然而,呼吸系统感染仍然是危害人民健康的最常见疾病。因此,应继续加强呼吸道传染病的预防和控制。

第一节 流行性感冒

流行性感冒（influenza,简称流感）是一种由流感病毒引起的常见的急性呼吸道传染病,由于该病的潜伏期短、起病急、经呼吸道飞沫途径传播容易实现,加之目前国际交往频繁,交通运输便捷,使该病的传播速度极快,是人类至今还不能有效预防和控制的一种世界性传染病。由于流感病毒具有极强的抗原变异能力,以致人群中原有的免疫力,不能部分地或全部地抵抗以后出现的流感病毒新变种,因此流行常具有周期性,并容易迅速导致世界性大流行,对人群健康,甚至对社会稳定产生重大影响,危害极大。

一、病原学

（一）流感病毒的结构与功能

流感病毒属正黏液病毒属,包括甲、乙、丙三型。病毒颗粒一般为球形,直径80～120nm,包括三层。最外层是两种突起的糖蛋白表面抗原,即血凝素（haemagglutinin,HA,H）和神经氨酸酶（neuraminidase,NA,N）,血凝素能使病毒颗粒吸附于敏感细胞表面受体而造成感染,而神经氨酸酶的功能是去除细胞膜表面糖蛋白末端的唾液酸,促使病毒颗粒从受染细胞表面释放出去,使病毒感染扩散。HA和NA均易发生变异,它们决定亚型的特异性,并与甲型病毒变异有关。流感病毒的抗原变异即指这两种抗原的变异。血凝素抗体能抑制血凝及中和病毒,是最重要的保护性抗体。神经氨酸酶抗体能限制病毒的繁殖

量，因而也有保护作用。中间层是由紧贴着的一层类脂体和一层膜蛋白（MP）构成，形成病毒的囊膜（envelope）。病毒的中心是核壳体（nucleocapsid），主要由核糖核酸（RNA）及与之结合的蛋白质所构成，即核蛋白（NP）。核蛋白是可溶性抗原，决定型特异性，不发生变异。另外还有含量很少的三种蛋白质，即 PA、PB1 和 PB2，这三种 P 蛋白是病毒的 RNA 多聚酶。流感病毒的 RNA 是单链，与大多数病毒不同，流感病毒的 RNA 是以节段的形式存在，含有 8 个节段，每一节段的遗传密码决定一种蛋白质，即上面提到的 HA、NA、MP、NP、PA、PB1、PB2 及不组装病毒结构的一种非结构蛋白质（NS）。流感病毒分节段的结构决定其易于发生变异，同时也使不同毒株之间易于发生基因重组，是不同毒株之间能产生高基因重组率的原因。

（二）流感病毒的分类与命名

流感病毒根据其膜蛋白和核蛋白的差异，分为甲、乙、丙三个型。三型病毒的主要蛋白构成列于表 11-1。

甲型病毒根据 HA 和 NA 抗原又分为不同亚型，HA 有 16 个亚型（H1～H16），NA 有 9 个亚型（N1～N9）。1980 年世界卫生组织对流感提出了新的分类与命名法。甲型流感病毒的命名内容和顺序是：型别/宿主/分离地点/毒株编号/分离年代（血凝素抗原亚型和神经氨酸酶抗原亚型）。宿主如果是人则忽略不写，其他宿主必须写明。如马 2 型流感病毒过去称为 $H_{eq2}N_{eq2}$，新法称为 H3N8，其全名为 A/equine/Miami/1/63（H3N8），1997 年香港分离的禽流感病毒株命名为 A/Hong Kong/156/97（H5N1）。

乙型和丙型流感病毒的命名法与甲型相同，但没有 HA 和 NA 亚型的划分，故不加注明，如乙/沪防/1/77，丙/猪/京科/10/81 等。

表 11-1　甲、乙、丙三型流感病毒的主要蛋白构成

基因节段	编码多肽		甲	乙	丙
	多肽名称	主要功能			
1	PB2（P3）	多聚酶 ⎫	√	√	√
2	PB1（P1）	多聚酶 ⎬ 转录酶成分，抗原性质不明	√	√	√
3	PA（P2）	多聚酶 ⎭	√	√	√
4	HA	血凝素 ⎫	√	√	√
	HA1	（重链）⎬ 表面糖蛋白，抗原性易变，株特异性，重要的中和抗原	√	√	√
	HA2	（轻链）⎭	√	√	√
5	NP	核蛋白　抗原性稳定，具有型特异性	√	√	√
6	NA	神经氨酸酶 ⎫ 表面糖蛋白，抗原性易变，株特异性，中和抗原	√	√	×
	NB	⎭	×	√	×
7	M1	膜蛋白　抗原性稳定，型特异性	√	√	√
	M2	非结构蛋白　CTL 的靶抗原	√	×	√
8	NS1	非结构蛋白　功能不明确	√	√	√
	NS2	非结构蛋白　功能不明确	√	√	√

（Air, et al. 1986）

(三) 流感病毒的变异

流感病毒极易发生变异，如对不同种属动物红细胞的凝聚力，对不同宿主的致病性，对抗体的亲和力，对非特异性抑制素的敏感性，病毒的传播力和毒力，病毒温度敏感性（产生自然温度敏感株，对选育活疫苗株有意义）等方面都可发生变异。但最突出的变异是抗原变异，其中以甲型流感病毒的抗原变异最为重要，它与流感的世界性大流行密切相关。在此重点介绍抗原变异。流感病毒三型之间的抗原结构不同，故不能产生交叉免疫。甲型的各亚型之间，其抗原结构亦有所不同。流感病毒抗原结构易发生变异，甲型的抗原变异性最强，常引起世界性大流行；乙型变异性较弱，可引起中等流行或局部暴发；丙型的抗原性比较稳定，多引起婴幼儿和成人散发病例。

甲型流感病毒大约每隔十几年发生一次大变异，其表面抗原 HA 和/或 NA 完全发生了变异，形成了新的亚型，这种大变异称为抗原转变（antigenic shift），国内又称质变。在亚型内部经常发生小变异，称为抗原漂移（antigenic drift），国内称为量变。抗原转变可分为两种情况：①大组变异，H 与 N 均发生大变异，能引起世界大流行。如 1957 年从 H1N1 转变为 H2N2；②亚型变异，H 发生大变异，N 不变或仅小变异，约十多年一次，能引起较大流行。如 1968 年 H2N2 转变为 H3N2。自 1899 年以来甲型流感病毒转变的过程如表 11-2。

表 11-2　甲型流感病毒的抗原转变及导致的流行

年份	流行年数	抗原结构	抗原变异	曾用名	大流行规模
1899	19	H3N2	?	—	世界性大流行，中
1918	39	H1N1	H，N	甲$_1$ 型	世界性大流行，重
1957	11	H2N2	H，N	甲$_2$ 型或亚洲型	世界性大流行，重
1968	*23…	H3N2	H	甲$_3$ 型或香港型	世界性大流行，中
1977	*14…	H1N1	旧株再现	新甲$_1$ 型	未引起世界性大流行，与 H3N2 株同时流行

* 23…，14…分别表明至 1991 年已流行 23 年和 14 年，但仍在继续流行。（白植生 .1996）

抗原漂移在亚型内发生的小变种是由于 H 和 N 发生小变异而形成。这种漂移是不定向的，HA 和 NA 的抗原漂移独立进行，H 变异比较频繁，而 N 的变异比较缓慢。

对乙型病毒研究较少，有学者认为乙型只有抗原漂移，而没有抗原转变。实际上乙型同样有大变异和小变异，每一时期同样有一个主流毒株。所不同的是，即使在大变异情况下，新旧毒株之间仍然保留着抗原联系，因此不容易划分成亚型。此外，从世界范围来看，更多发现主流和支流毒株，新旧毒株同时存在的情况。

（四）病毒的抵抗力

流感病毒不耐热，56℃30 分钟便被灭活。在 0~4℃可存活数周。在 -60℃或冻干条件下可长期保存。室温、干燥、日光、紫外线都不利于它的存活。流感病毒对乙醚、乙醇、升汞、酚、氯等都敏感。不耐酸，最适 pH 为 7.0~7.5。一般抗生素对流感病毒无效。

（五）抗原漂移机理及流行株的起源

人们应用分子流行病学方法对流感病毒变异及流行株起源的机理进行了研究。例如：利用基因重组的方法提出了 1968 年出现的甲 3 型（H3N2）流感病毒起源于人类甲 2 型（H2N2）病毒与鸭流感病毒重组的证据。有研究利用寡核苷酸指纹图分析和核苷酸序列分析等技术证实1988年首次从哈尔滨市人群中分离出的H1N2新亚型,其HA基因来源于H1N1,而其余7个NA基因均来自H3N2病毒株。许多分子流行病学的证据都表明,不同流感病毒基因片段的重组是导致流感抗原转变的重要原因。这种重组可发生在两种不同亚型的人流感病毒之间,或人流感病毒与动物流感病毒之间。

在亚型内部经常发生抗原漂移,目前认为抗原漂移的主要原因是病毒抗原基因的突变及人群免疫力对病毒选择的结果。流感病毒在其传播过程中自然发生的突变称为自然突变(natural mutation)。而流感病毒在人群传播的过程中,由于受到人群免疫的压力及其他因素的影响,其基因发生的突变称为选择性突变(selected mutation)。由于变异→选择→传播→再变异的过程不断重复,因而不断出现新变种,其中抗原变异较大,致病力高,传播力强的则成为流行的优势株。

关于流行株起源的机理还要考虑到它们的起源有明显地区性。我国是H2N2、H3N2和新H1N1三个新亚型的首发地,而在南方家畜中已分离出许多亚型的甲型流感病毒,因此提出中国南方是世界流感流行中心发源地的假说。流感生态学研究提示,动物流感病毒可能在人类甲型流感病毒新亚型的起源中起重要作用。

二、流行特征

(一)流行史

第一次世界性大流行记录于1580年。然而由于实验技术的限制,直至1957年亚洲甲型(A2)流行时才真正对大流行进行详细研究。随后,应用血清学方法和近代的分子生物学方法对过去的流感流行进行了追溯研究。18~19世纪曾有7次世界性大流行。20世纪发生了3次世界性大流行。

第一次是1918—1919年的大流行,于1918年4月第一次世界大战中在法国作战的士兵中发生,以后迅速蔓延,波及全世界。这次世界大流行被称为人类现代史上最大的瘟疫之一,全世界发病人数约七亿人,造成的死亡总数估计有两千万人。在欧洲的流行表现为三个波,即1918年6~7月为高峰的第一波,10~12月的第二波和1919年2~3月的第三波。这次大流行的特点是:①死亡率突然升高,第二波最高,第三波次之,第一波最低,在不同国家中,总死亡率每10万人口约300~3000不等;②死亡年龄集中于约20~40岁的健康青壮年,这是与一般流行不同的反常现象;③流感与肺炎死亡占总死亡的90%以上,其中具有严重中毒症状和发绀的"流感肺炎"是主要死因,多数可能是病毒与细菌混合感染所致。这次大流行也波及到我国,南自广州,北达东北,东西方向由上海到四川,蔓延很广,发病率和死亡率都很高。关于这次流行的病原,当时虽未分离到病毒,从以后的血清学追溯,最可能是猪型流感病毒。凡是经过1918—1919年大流行及以后几年流行的人(约1925年以前出生),大都具有猪型流感病毒抗体,而在以后出生的人则多为阴性。

第二次是1957年甲$_2$型(H2N2)大流行,流行毒株为[A/Asia/57(H2N2)]。本次流行的病毒最初于1957年2月在我国贵州省分离得到,流行在中国迅速蔓延,同时由香港和新加坡传至东南亚、澳洲和印度,并进而向西传至中东、欧洲,向东传至日本、美国西海岸。这次流行的发病率特别高,有些国家可达80%。第一波的发病率约50%,病死率约0.01%。在欧、美、前苏联等国家5月即发现散在暴发,但到9月以后才开始流行。1957—1958年冬在我国农村发生第二波流行,病死率较第一波为高,死亡大都发生于幼儿和老年人。在世界大部分地区,第二波大约发生在1959—1960年。第一波流行后人群抗体阳性率约60%～70%，在第二波流行后达80%～90%。

第三次是1968年甲$_3$型（H3N2）流行，于1968年7月始于我国广东和香港地区，此次新分离的病毒为H3N2，又称为甲$_3$型或香港型。大陆大部分地区也于7～8月间流行，发病率约30%，明显低于1957年的甲$_2$型。甲$_3$型传播的路线与甲$_2$型相似。

以后在1976年美国曾有猪型流感小暴发，于1976年1月初发生在美国新泽西州Fort Dix兵营中，这次流行实际上是甲$_3$型和猪型的混合流行。美国的研究显示猪型流感偶然可以从猪传给人，但并未引起扩散。近20年在世界上也未见猪型暴发。甲$_1$型的流行年代为1946—1957年，1957年甲$_2$型流行以后，除从个别病例分离到病毒外，再没发现过暴发流行，时隔20年后，甲$_1$型又再出现并与甲$_3$和新甲$_1$型同时发生了流行。1977年5月我国鞍山、丹东和天津从中小学暴发中，相继分离了一些与当时流行的甲$_3$型和乙型均不相同的毒株，后经鉴定属甲$_1$型（H1N1），其抗原性与核酸序列均与1950年的旧甲$_1$型FW/1/50株非常相似，因此定名为新甲$_1$型。此后在东北及华北地区发生了程度不同的流行，7月以后流行由北向南逐渐扩散，至9月，广西、云南、贵州等地均已发现程度不同的流行，迅速传遍全球，但没有引起大流行。

H3N2与H1N1同时流行，提供了病毒在人群中发生基因重组的可能性。1978年从美国分离的A/Cal/10/78株一类病毒，其HA、NA、MP和NS基因来自H1N1，而PB2，PA和NP基因来自H3N2。随后还发现H3N1重组株。1989年在我国北方发现了H1N2病毒。重组株能否成为主流毒株，一方面取决于它本身的性质，另一方面还受到人群免疫力的制约。由于人群对H3N2、H1N1都普遍具有较高的免疫力，故二者的重组株即使是新亚型，也很难在人群中流行。我国自1953年以来共发生大、中、小规模流感流行17次，具有以下几大特点：

1. 流行仍以甲型为主 17次流行中有15次为甲型流感病毒流行，另有2次中、小规模的乙型流感病毒流行。丙型流感病毒曾在上海、兰州及北京等地的散发病例中分离出来，但从未引起流行。

2. 新亚型出现后，则流行广泛，发病率高，且不同地区和不同人群的发病一致；而在抗原漂移阶段，亚型内出现的新变种仅能引起中、小规模的流行。

3. 无论是新亚型出现，还是抗原漂移后亚型内出现的新变种，国内流行毒株的抗原性与国外流行的基本一致。说明亚型内的变异株同样可传播到全世界，只不过由于人群免疫屏障的阻力，传播较慢，流行规模较小。

4. 自1977年H1N1再现后，H3N2与H1N1在人群中共存。提示过去已消失的亚型可以再现，新旧亚型的替代不是必然的，是可以共存的。但不同时间、不同地区和人群中的流行优势毒株可不同。

5. 流感流行北方重于南方，而且北方有明显的冬春季节性高峰，主要侵袭对象为青少年和婴幼儿。

6. 病原上表现出乙型病毒株活动增强，而甲型病毒株活力相对减弱的趋势。如20世纪70年代各地分离的毒株中，90%以上是甲型，而到90年代，甲型的比例降至50%～60%。

（二）地区分布

我国流感的地区分布很不一致，有时以北方为主或较高，有时则以南方为主。在流感流行地区分布亦有所不同。这种地区分布差异与病毒抗原的变异、人群密集程度、交往频度、传染源数量、人群免疫状态及防疫措施等有关。但一般总是由城市到农村，由平原到山区，沿交通路线发展。

（三）季节性

在温带和寒温带地区，除新亚型大流行外，流感通常在冬春季流行，而在热带和亚热带地区，则任何季节都可发生流行，更多是在夏季流行。我国的流感在北方多在冬、春季流行，南方则多在夏、秋季流行。个别地区有时1年内发生2次流行，病毒分离证明由不同型别的病毒引起。

（四）年龄分布

在流感大流行时，各年龄组的发病率比较一致，这是由于人群对大流行的病毒普遍缺乏免疫力。但一般仍以6～15岁组最高，0～2岁组及40岁以上各组的发病率明显降低。但也有例外，如英国1969—1970年甲$_3$型流行时，老年人发病率特别高，可能与人群免疫状态有关。一般流行时，年龄越大发病率越低。

（五）超额死亡率

超额死亡率（excess mortality）是指由于流感流行所造成的超过预期的死亡率（以非流行年同期的平均死亡率作为预期死亡率）。流感引起的超额死亡率是一种普遍现象，它能反映流行的程度与严重性。重庆市1957年3月流行期死亡人数为2522人，而1956年同期死亡人数为1692人，超额死亡830人。

流感流行时虽发病率较高，病死率却很低，一般不超过0.1‰。但在大流行时，病死率和死亡率均增高。根据许多国家的统计，每次流感流行总是伴有死亡率的升高。英美国家甚至用肺炎与流感死亡率（pneumonia and influenza deaths，P&I deaths）或其占总死亡的比例（P&I ratio）的升高作为流行的指标。

三、流行过程

（一）传染源

1. 病人　病人是主要传染源。潜伏期从数小时到72小时，一般为24～48小时。潜伏期末即有传染性，发病初期传染性最强。传染期约5～7天。研究表明：排毒量与排毒时间一般与病情轻重呈正比关系，而且流感的某些症状有利于病毒的排出与扩散。因此，重症病例的排毒量大、时间长、传染性强，作为传染源的意义最大。轻症病人虽然排毒量小、时间短，但因其活动范围大，人们不加防范，其传染源作用亦不能忽视。

学龄儿童是流感发病率最高的人群，并且易于将病毒从学校带回家中，造成流感的蔓延与扩散。因此常认为学龄儿童是使流行扩大的主要传染源。

2. 隐性感染者　隐性感染者见于有部分免疫的人群中。在病毒抗原漂移阶段，隐性感染的数量很多，由于人数较多而无临床症状，虽带病毒时间较短，其传染源作用是不容忽视的。

3. 动物　动物流感与人类流感（主要是甲型流感）的关系大致有三种情况：①牛、狗、猫等动物及多数情况下猪感染的流感病毒，实质上是人类流感流行时波及到与人密切接触的家畜，是一过性的，目前没有证据说明这些受染家畜是传染源或贮存宿主；②猪型流感病毒在猪群中保留下来，成为猪的一种传染病，虽在1976年人群中发生一次猪型流感小暴发，但以后发展表明猪型流感病毒似乎毒力已发生改变，很难再传给人引起流行；③鸟类和马流感病毒似乎是这些动物固有的病毒，不能直接感染人。

（二）传播途径

主要是经空气飞沫传播。病毒存在于病人或隐性感染者的呼吸道分泌物中，随说话、咳嗽、打喷嚏等方式喷出许多飞沫散布在空气中，在传播中起主要作用。也有通过共用食具、盥洗用具、玩具等物品的接触传播的报告。

（三）人群易感性

人对流感普遍易感。表明当一个新亚型出现时，人群普遍易感，因而发生大流行，绝大部分人感染而获得免疫，可以说是这个亚型的基础免疫。随着抗原漂移的新变种的反复流行，人群免疫力愈来愈宽广，新变种的流行规模逐渐缩小，直到下一个新亚型出现后人群又普遍易感，开始一个新的循环。

新生儿对流感的易感性与成人相同。新生儿缺乏局部免疫，而母体通过胎盘传递给新生儿的抗体又较少，因此新生儿的流感较重。

人患流感后1周可查出抗体，2～3周达高峰，1～2个月后逐渐下降，1年左右抗体滴度水平下降到较低水平。抗体存在于鼻分泌物及血液中，局部抗体约为血清抗体的5%左右。隐性感染也能产生抗体。

流感病毒三型间无交叉免疫，不同亚型间也无可靠的交叉免疫，因而人的一生中可多次患本病。

四、预防措施

（一）加强对流感疫情和病毒变异的监测

早期发现疫情和病毒变异是采取防治措施的基础。除疫情报告外，国内外还采用了在医院门诊或急诊设立疫情观察点，逐日登记和统计疑似流感病例，这也是早期发现疫情的有效方法。流感是世界性问题，必须通过广泛的连续的国际调查才能更好地认识世界范围内流感的流行规律及其影响因素。世界卫生组织早在1947年就开始组织流感监测的国际实验室网和研究计划，与各成员国的流感中心密切联系。我国在1957年也成立了国家流感中心并建立了病毒监测网，工作重点是分离鉴定病毒，抗原变异分析和人群免疫状态调查，对流感的防制起了积极的作用。从2000年开始，卫生部与WHO开展流感检测合作项目，分三批在全国23个省区设立了流感监测点。自2005年起，中国疾病预防控制中心在全国31个省（市）范围内建立了包括63家流感监测网络实验室和197家国家级流感监测哨点医院在内的流感监测网络体系，进行流感样病例的报告和流感毒株的分离工作，及时监测我国流感的流行现状、流行规律和毒株变异的基本情况，从而为流感的预防及控制策略提供科学依据与决策手段。

（二）疫苗预防

疫苗是预防呼吸道传染病的主要措施，但至今流感疫苗的效果仍不稳定，且只能降低发病率，不能控制流行。目前流感疫苗有减毒活疫苗和灭活疫苗两种。免疫后可在半年至一年左右有预防同型流感的作用。活疫苗采用喷鼻接种，死疫苗采用皮下注射法接种。有降低发病率50%～70%的效果。在中小流行中，一般只在重点人群中使用，主要是抵抗力较低的儿童、65岁以上老年人和长期慢性病患者，还包括经常与流感病人接触的医护人员，以及酒店及旅游从业人员。活疫苗应力求集中使用，使接种率达到60%以上。

流感疫苗免疫中存在的主要问题是流感病毒易变，分离到新病毒到研制成减毒疫苗尚需数月时间，不能在大流行前制备出有效疫苗。因此它的使用价值受到限制。目前各国都在加强这方面的研究以便制造更有效的疫苗。

（三）化学药物预防

鉴于疫苗效果尚不理想，寻找有效预防流感的药物的研究一直在进行。目前研究最多的、公认对甲型流感有效的是金刚烷胺和甲基金刚烷胺，动物模型和人体服用观察都证实感染前或发病早期服用这两种药物对甲型流感具有显著的预防和治疗作用，副作用较小，但对乙型流感无效。两种药物的剂量都是200毫克/天，服用3～5天，具有和流感疫苗相同的预防效果。

（四）早期发现和迅速诊断病人，及时报告疫情和采取措施 如发现以下情况，可暂按流感上报疫情：

（1）连续三天门诊发热性感冒病人持续增加并呈直线上升。

（2）连续发现数例临床表现典型的病人。

（3）连续或同时有两例以上病例的家庭数增加。

为了弥补疫情报告不准确和不及时的缺点，我国多数省、市还采取迅速报告暴发流行和设立"观察点"等方法来加强疫情报告。

早期隔离，治疗病人是减少流感传播、降低发病率、控制流行的有效措施之一。流行发生后可根据其具体情况采取家庭、单位临时隔离室，村间隔离等措施，巡回医疗，减少病人在门诊集中。病人退热48小时后可解除隔离。停止或减少大型集会及集体活动。儿童尽量少到公共场所。接触者应戴口罩，接触后实行医学观察3天。病人的餐具、用具、口罩等可用煮沸消毒；衣物可在日光下曝晒2小时；病房用1‰含氟石灰（漂白粉）澄清液喷洒。流行期间公共场所应加强通风、乳酸熏蒸或含氯石灰喷洒。

第二节 麻 疹

麻疹（measles）是由麻疹病毒引起的急性全身发疹性呼吸道传染病，传染性强，易感者接触后90%以上发病。主要临床表现为发热、流涕、眼结膜炎、咳嗽、口腔黏膜斑和皮肤斑丘疹。在未进行广泛预防接种以前，我国麻疹发病率占法定报告传染病的首位或第2位。自从1966年广泛应用麻疹减毒活疫苗后，发病率骤然降至10/10万以下，病死率接近于零。

一、病原学

麻疹病毒为RNA病毒，属副黏病毒科。病毒最外层为一层脂蛋白外膜，其表面含有血凝素和溶血素。这两种抗原均能在机体产生相应的特异抗体，即血凝素抗体和溶血素抗体。前者通常称为血凝抑制（HI）抗体，后者称为溶血抑制（HLI）抗体。用完全的活病毒免疫机体既能产生HI抗体，也能产生HLI抗体；若用灭活疫苗接种，仅能产生HI抗体而无HLI抗体。溶血抑制抗体具有重要的流行病学意义，麻疹灭活疫苗免疫后产生的免疫力不足以完全抵抗野毒株的入侵就说明了这个问题。

麻疹病毒各株之间的抗原性相同，至今未发现亚型。麻疹病毒的抗原性很稳定，在自然条件下不发生变异，但在人工组织培养多次传代后，其生物学特性有所改变，致病力减弱而免疫原性仍然存在。利用这一特性，可制备麻疹减毒活疫苗。

麻疹病毒具有凝集猴与狒狒红细胞的血凝特征，并可使已凝集的红细胞溶解（血溶作用），利用这种作用可用于实验室血清学试验。

麻疹病毒与牛瘟病毒及犬瘟病毒有近缘关系。麻疹病毒的抗体可中和牛瘟及犬瘟病毒。麻疹病毒对外环境抵抗力较低，热、紫外线和乙醚、氯仿等脂溶剂可将病毒杀灭。56℃ 30

分钟可被灭活,在室温下3～5天失去传染性的60%。在4℃下可生存数周,-70℃可保存数年,冰冻干燥可保存20年。过酸(pH<4.5)及过碱(pH>10.5)可灭活。

二、流行过程

(一)传染源 各种临床型病人是本病的主要传染源。患者从潜伏期最后1～2天到出疹后5天都有传染性,以前驱期最强,出疹后迅速减弱。

1. 病人 病人作为传染源的意义最大,其传染性在不同的病期是不同的。

(1)潜伏期:在潜伏期的第2～10天以内,由于病毒血症,病毒由黏膜和局部淋巴结扩散至全身,病毒迅速繁殖,因而可从眼结膜、口腔、咽部、鼻黏膜分泌物中分离出病毒。潜伏期末,即感染后10～13天,体内病毒量增加迅速,传染性亦随之增加。

(2)前驱期:此时病毒量达到最高峰,病毒随眼、口、鼻分泌物排出体外,此时传染性也最强。

(3)发疹期:出疹期一般持续3～5天。随着抗体水平升高,血中病毒量逐渐减少,出疹后3～4天血中已检不出麻疹病毒,传染期至出疹后5天为止。

(4)恢复期:出疹3～5天后,体温恢复正常,4～6天后疹退。此时病人无传染性。

2. 轻型麻疹 近年轻型麻疹较为多见,这类病人也可作为传染源。由于其临床经过、皮疹及柯氏斑不典型而易被忽视,但其流行病学意义值得重视。

3. 隐性感染 所谓隐性感染是指自然麻疹的感染不表现临床症状而实验室证明感染,如血清中检出抗体。有资料证明,自然麻疹的感染,无论是显性感染,还是隐性感染,在维持麻疹免疫持久性上的重要意义是相同的。近来有隐性流行概念的提出,即在高度免疫人群里的免疫水平低的人群中麻疹病毒的传播和流行。隐性感染和轻型麻疹是造成隐性流行的传染源。

(二)传播途径

主要经呼吸道传播,病毒随病人呼吸、咳嗽和喷嚏方式排出体外悬浮于空气中而形成的麻疹病毒气溶胶,经眼结合膜或鼻咽部侵入,儿童也可通过密切接触经污染病毒的手传播。在病人周围被病毒气溶胶粒子污染了的衣物,作为机械携带工具,在短时间、短距离内可能起到传播作用。

(三)易感人群

人对麻疹普遍易感,接触后90%以上易感者发病,但6～8个月以下的婴儿极少患病,此与具有母体抗体有关。凡未患过麻疹且未接种过麻疹疫苗的人,均可感染麻疹病毒。发病后可获终生免疫,第二次发病极少见。

麻疹活疫苗注射后,可使接种者获得主动免疫。但这种人工自动免疫力不如自然麻疹病后获得的免疫力持久,容易下降甚至消失。野毒株一旦再感染,不论什么类型的感染,免疫力又可恢复而持久,从而再次提高人群免疫力。

三、临床特征

麻疹的潜伏期以10～11天最为常见,最短为7天,最长为21天,经过被动免疫者潜伏期延长至28天。典型麻疹临床过程分三期。

1. 前驱期 从发热至出疹3～4天。起病急,主要症状有发热、眼鼻卡他、咳嗽、喷嚏、柯氏斑及前驱疹。此时病毒量达到最高峰,病毒随眼、口、鼻分泌物排出体外,此时传染性也最强。

2. 发疹期 在发热后第4天或在感染后14～15天出现皮疹，先耳后发际，次面颊、躯干、四肢。皮疹呈红色斑丘疹，大小不等，形态不规则，高出皮肤，压之褪色，由稀疏到密集，甚至融合成片。这时病人的呼吸道及全身症状继续加重。出疹期一般持续3～5天。随着抗体水平升高，血中病毒量逐渐减少，出疹后3～4天血中已检不出麻疹病毒，传染期至出疹后5天为止。

3. 恢复期 出疹3～5天后，体温恢复正常，4～6天后疹退。此时病人无传染性。

轻型麻疹其临床经过、皮疹及柯氏斑不典型。重型麻疹多见于并发严重继发感染或免疫力低下者，病死率高。依据临床特征，有中毒性、休克性和出血性麻疹等。

四、疫苗时代麻疹的流行特征

（一）流行强度与流行趋势

在使用麻疹疫苗前，我国麻疹报告发病率在300～1400/10万，目前报告发病率已降至10/10万以下。基本上控制了暴发和流行，病例也多以散在形式存在，麻疹的发病已从自然流行状态逐步进入疫苗时代的相对稳定状态。在使用疫苗前，全国的麻疹死亡率在10/10万左右，最高年份1959年大流行中麻疹死亡率达39.7/10万，目前已降至0.08/10万以下，一些省市已多年没有死亡病例报告。

（二）流行周期

在广泛使用麻疹疫苗前，麻疹呈典型的周期性流行，农村每隔1～2年或3～5年流行一次，城市每隔1～2年流行一次，流行曲线呈所谓的"剪刀状"。在广泛使用疫苗以后，周期性流行规律已被打破。在某些没有进行加强免疫的地区，由于人群免疫水平下降，也会出现一些流行高峰年，但不再出现以往典型的周期流行高峰。

（三）季节性

疫苗应用前，麻疹和其他呼吸道传染病一样，往往在冬春季流行。在疫苗时代，随着发病率的大幅度下降，季节性高峰明显降低，流行季节推迟（1个月左右），或由于受暴发点疫情的影响，发病高峰可发生在任何月份。

（四）年龄分布

由于麻疹病毒的高侵袭力和人群的高度易感性，加之易于传播且病后免疫巩固，所以其发病年龄过去多集中于幼儿，95%左右病例在5岁以下，有"儿童传染病"之称。在广泛应用疫苗后，在儿童发病率下降的同时，发病人群明显向大年龄组推移，这是由于幼儿通过接种获得免疫，但由于持效不长（约5～6年），使得大年龄组成为相对易感人群。另一方面，青年母亲中，麻疹病毒易感者增多，其所生婴儿缺乏母传抗体，或抗体水平很低，婴儿出生后抗体很快转阴，因而造成婴幼儿麻疹病例增多。麻疹发病年龄双向偏移，主要原因与麻疹减毒活疫苗一次免疫接种并非导致终身免疫和初次麻疹减毒活疫苗免疫失败有关。

（五）地区分布

麻疹减毒活疫苗广泛应用后，在计划免疫阶段，城市的发病率明显下降，而边远、少数民族地区及经济相对不发达地区发病率下降幅度较小，甚至个别地区发病率上升。

五、预防策略与措施

目前对麻疹的预防仍然是以接种减毒活疫苗为主的综合性预防措施。

(一) 管理传染源

对麻疹患者要做到早发现、早诊断、早隔离,密切观察病情,及时治疗。在流行季节,若易感儿有麻疹接触史且有发热及呼吸道症状时,要首先考虑麻疹,如有柯氏斑则更有助于诊断。病人隔离至发疹后5天,有合并症者延长至10天。

有密切接触史的易感儿应隔离检疫3周,并在接触后3天内注射麻疹疫苗或丙种球蛋白。

(二) 切断传播途径

病人住过或停留过的房屋要充分通风,洗晒衣被、用具、玩具,并宣传易感儿不要去人群密集的场所。

(三) 增强人群免疫力

1. 主动免疫 麻疹疫苗有灭活疫苗和减毒活疫苗两种,国内主要应用减毒活疫苗,是由麻疹野毒株经过一系列的人和动物组织细胞传代繁殖,人工培养出来的弱病毒制成的。目前国内主要疫苗有三种:长春47、京55和沪191。接种后抗体阳转率高,发热反应率低,发病率大大降低,安全性好。

(1) 接种对象及初种年龄:凡未患过麻疹的婴幼儿甚至成人均应接受疫苗接种。最小接种年龄常规为8~9个月,在暴发点应急接种时可以从6月龄开始。在1周岁以内接种疫苗者均应于1周岁后再免疫1次。

(2) 接种剂量与途径:按规定,国内应用的几株麻疹活疫苗皮下接种量不少于0.2ml。

(3) 免疫持续时间:对国内疫苗调查显示,初次免疫后,免疫力可维持5~6年。

(4) 再次免疫:在我国提出再免疫问题是因为麻疹活疫苗免疫后抗体水平下降,随后有获得隐性感染和轻型麻疹的可能。近年的研究又表明,由于种种原因使初次免疫成功率偏低,在初免后1~2年再来一次免疫以补初次免疫之不足,还可以使漏种者获得一次免疫机会。流行病学研究指出,抗体水平极度偏低,麻疹病例增多的人群,给予一次普种,来年麻疹发病率明显降低,收效极大。

关于再免的效果,现在研究认为:①再免后血清抗体效应和维持水平与再免前血清抗体水平有明显关系;②初免后间隔2~3年的抗体水平,同初免后5~6年的抗体水平,尽管在同一滴度接受再免,但再免后维持水平不同,后者始终高过前者;③再免后出现阴转的时间,以再免前抗体水平在1∶8组为最晚,再免前抗体水平小于1∶2~1∶4几组在先;④初免与再免间隔5~6年的几组,在再免后3年尚未出现阴转;⑤初免后原发抗体水平的高低会影响到它后来的状态,也会影响到再免后的抗体动态,由于不同间隔时间下降到相同的抗体水平时,再免后抗体效应及持久性的动态不完全一样,实质上不是由于间隔时间的不同,可能是由于原发抗体水平及机体免疫状态不同。

(5) 应急接种:发生麻疹流行的早期,须立刻采取应急接种。接种的年龄范围,可根据年龄发病专率及人群免疫水平分析而定。易感者接种率在60%以上即可控制流行,接种率在90%以上时,可在接种后2周终止流行。

(6) 疫苗的运输、保存和使用:由于麻疹疫苗怕热、怕光、怕冻,给运输、保存和使用带来许多困难,方法不当可导致疫苗减效、失效。在注射时,注射器要干燥,宜用1或2毫升注射器和小针头,注射量务必准确;必须擦干消毒部位的酒精,以免灭活病毒。

2. 被动免疫 对多病体弱及年幼的易感儿童可采用被动免疫措施。一般来说易感者暴露于传染源5天之内施行被动免疫效果好,7~14天内接种可减轻症状。在没有球蛋白的时候也可用麻疹病人恢复期血清或成人血，持效2～4周。丙种球蛋白用量为0.2～0.3ml/kg，胎盘球蛋白为0.5～1.0ml/kg，成人全血一次20～30ml。

第三节　流行性脑脊髓膜炎

流行性脑脊髓膜炎（简称流脑，epidemic cerebrospinal meningitis）是由脑膜炎双球菌感染人体后引起的一种急性呼吸道传染病，多发于冬春季，病人以儿童为主。一般呈散发，但当人群免疫力下降、人口流动、流行菌株菌群或耐药性改变时，可引起暴发或流行。流脑因其发病率及病死率高一直为人们所关注。近年来随着治疗措施的进步，流脑的病死率大幅度下降，但其发病率并未明显下降。我国是流脑高发地区，发病率比国外高4～25倍。

一、病原学

脑膜炎双球菌属奈瑟菌属，其细胞壁由荚膜多糖、蛋白质、脂多糖和类脂质等组成，前三种成均有抗原性，并在致病性和免疫性上起主要作用。群特异荚膜多糖是由脂肪酸相连接的长链化学结构的多糖简单化合物，可以引起机体的抗体反应，它决定了脑膜炎双球菌的菌群，并可用于制作多糖体菌苗及血清学诊断。根据荚膜多糖免疫特异性的不同，采用血清凝集试验可将其分为A、B、C、D、X、Y、Z、29E、W$_{135}$、H、I、K、L 13个血清群。脑膜炎双球菌各菌群中又可以根据外膜蛋白及脂多糖的两种物质性质的不同而分成若干类型。根据外膜蛋白的不同，目前至少可分为20个血清型和10个亚型；依其脂多糖的差异又可分为11个免疫型。这些分型对于追溯病人来源和制备型特异菌苗有很大参考价值。

20世纪80年代开始，以多位点酶电泳法（multilocus enzyme electrophoresis）对多种细菌进行了酶的克隆系研究及分型（ET型），在血清学分型基础上进一步分型鉴定，有助于追溯传染来源。国内研究报道应用酶电泳法对183株菌群分出24个克隆型（1956—1987），不同年代的流行均由一个优势克隆型引起传播。

脑膜炎双球菌对环境抵抗力弱，在日光、干燥或寒冷下易死亡。一般消毒剂均能杀灭该菌。

长期使用磺胺药防治流脑，脑膜炎双球菌逐渐产生耐磺胺菌株，给防治带来较大困难，也增加了长期带菌的可能性。

二、流行过程

（一）传染源

病人及病原体携带者为本病的传染源。脑膜炎双球菌侵入人上呼吸道，在鼻咽部黏膜生长繁殖，可不出现任何症状，呈隐性感染，仅少数人出现临床症状，其中部分感染者表现为出血点型，皮肤黏膜出现出血点，无自觉症状，是隐性感染和显性感染之间的移行型，不治自愈。仅有7%的人发展为鼻咽炎型病人，只有1%的人发展成为临床上典型的脑膜炎病人。流脑的感染类型见表11-3。

表 11-3 流脑的感染与发病的类型

感染类型	人数	占总感染的%
隐性感染（亚临床感染）	134	67
临床感染：		
出血点型	50	25
轻型	14	7
典型脑膜炎	2	1
合计	200	100

（钱宇平.1986）

1. 病人 本病的潜伏期可由数小时至 7 天，常见为 2～3 天，从潜伏期末开始排菌，病后 3 周内大多数停止排菌。药物治疗可缩短排菌时间，少数成为病后携带者。

典型脑膜炎病人较少，且一般都住院隔离治疗，作为传染源的意义小。而轻型与出血点型数量大，且易被误诊，忽略治疗，其作为传染源的意义较大。

2. 病原携带者 病原携带者是流脑的主要传染源，可分为潜伏期病原携带者、病后病原携带者和健康病原携带者。

（1）潜伏期病原携带者：流脑病人在潜伏期末即开始排菌，由于尚无症状，可自由活动，且所带之菌常为类型株，故在流脑的传播中起重要作用。

（2）病后病原携带者：大部分病人在病后 1～3 周不再排菌，至恢复期后尚有 10%～20% 的人继续排菌，少数人排菌时间可达数月。如携带同一菌群在 3 个月以上者称慢性病原携带者。鼻咽部有解剖学上异常，病理缺陷或患有丙种球蛋白缺乏症，更易形成慢性携带者。慢性携带者常呈间歇排菌，冬季排菌量多，间歇期短，夏季排菌量少，间歇期长。

（3）健康病原携带者：健康病原携带者是隐性感染的结果。一般带菌时间较短，多不超过 2～3 周，但由于其人数较多，广泛存在于人群中，自由活动，不易被发现，是主要的传染源。

3. 人群易感性 人对脑膜炎双球菌普遍易感。对流脑的免疫主要是后天获得的，通过隐性感染或发病，机体产生群特异性杀菌抗体。通过隐性感染所获得的抗体水平较低，当受到同一菌群侵袭时，只能保护机体免于发病，不能防止再感染。流脑病后免疫稳固，第二次患同菌群流脑者极少见。

新生儿有从母体获得的先天免疫，但在 3 个月龄后逐渐丧失，至 1～2 岁时免疫水平最低，形成高发年龄组。以后由于感染脑膜炎双球菌，儿童自己产生杀菌抗体，抗体滴度逐渐上升，至成人时有 70%～80% 的人具有杀菌抗体。流脑的年龄发病专率与 A、B、C 三群的杀菌抗体的年龄分布成负相关，说明人群易感性与群特异性免疫力的关系。

（二）传播途径

经空气飞沫传播是本病唯一的传播途径。由于脑膜炎球菌抵抗力弱，只当易感者与传染源密切接触时才会发生感染。流脑的传播速度及扩散范围决定于人群的易感程度及受感染的机会，传染源扩散的速度及波及的地区。

三、流行特征

流脑广泛的流行于世界各地，以温带地区的国家，尤其是非洲国家最为严重。本病具有流行周期性，明显的发病季节高峰以及地区差异。自1915年脑膜炎双球菌分群以来，世界各地发生的90%以上的大流行是由A群引起，但近几十年B群和C群在许多地区流行株中占据了优势，总的趋势是A群→B群→C群。在我国及非洲依然是以A群为主的流行。

（一）流行的周期性

我国曾在1938年、1949年、1959年、1967年及1977年出现过五次全国性流脑大流行，均相隔8~10年发生一次大流行，每隔3~5年出现一次小规模的流行。小流行年发病率在30~50/10万，大流行年为100~500/10万，非流行年为3~10/10万左右。1982年预测全国将在1985—1987年出现流行高峰，于是在1983年制定了以菌苗预防为主的综合性措施，1985—1986年大多数地区开展菌苗预防后，1986年起流脑发病率逐年下降至2/10万以下，控制了20世纪80年代流脑的周期流行。

（二）季节分布

流脑有明显的季节性，无论流行年或散发年均在冬春季流行。根据季节性可将一个流行年度划分为四期：流行期前（11月至次年1月），流行期（2~4月），流行期后（5~6月），流行间歇期（7~10月）。流行期的病例可占全年的60%~90%。较大的流行年份，流行期常提前一个月开始。流行年流行期的发病数比非流行年的可高出3~10倍。做好疫情预测，在流行期前采取措施消除季节高峰是控制流脑流行的关键。

（三）年龄分布

以15岁以下儿童发病为主。不同时间、地区由于不同年龄组的免疫水平不同，发病的年龄分布也会有差别。流行年发病年龄相对高移，这是由于流行年份易感人群增加，多年未流行本病，使较大年龄组免疫力下降所致。

（四）地区分布

我国各地均有本病发生，但在不同地区不同年代，发病率差异很大。目前大城市发病率低，中小城市尤其是大城市郊区集镇和铁路沿线小市镇发病率高，而偏僻农村山区可多年无病人发生，一旦传染源输入常引起暴发流行，一户多发病例显著增加。这些特点与人群免疫水平有关，也与受感染机会有密切关系。

四、预防策略与措施

由于流脑的传染源以轻型病人和带菌者为主，数量众多，空气飞沫传播又极易实现，因此预防策略应放在监测、预测和提高人群免疫力上。

（一）针对传染源的措施

流脑患者在潜伏期末至发病2~3天内传染性最强，所以要提倡"四早"原则：早发现、早诊断、早报告、早隔离治疗病人。这对于控制本病传播、降低病死率均为重要的措施。病人最好就地隔离抢救治疗，隔离至症状消失后3天，但自发病日起不得少于7天。有条件时可作细菌学检查，连续两次阴性可解除隔离。

在流行地区，要积极查治出血点型感染及早期轻型病人，如有咽炎、出血点、脑膜刺激症状，婴儿有拒乳、嗜睡、哭闹不安、高声尖叫者，均应按轻型流脑处理，立即给予治疗。

对密切接触者应医学观察7天，包括症状观察、测体温、检查咽部黏膜炎症情况、皮肤及口腔黏膜出血点等。如病情改变，出现症状，应根据不同情况予以处理。

（二）针对传播途径的措施

脑膜炎双球菌对外界环境抵抗力弱，病家及病人接触过的物品采用通风、洗晒即可。在流行季节，应大力开展儿童机构、公共场所及居住环境的卫生工作，经常保持室内适宜的通风和清洁；易感儿童要避免到拥挤的公共场所，提倡戴口罩。对托幼机构、小学校施行必要的检疫措施。

（三）针对易感者的措施

1. 预防接种　研究证明，流脑的易感性主要与缺乏对脑膜炎双球菌的杀菌抗体有关，流脑流行的主要关键是人群的免疫状态，因此采用菌苗预防是制止流脑流行的重要措施之一。

流脑菌苗预防是群特异的。我国自1973年开始研制A群多糖菌苗，1980年通过国家鉴定，基本达到WHO的要求标准。但内毒素含量较高，尚有少数接种者出现异常反应，故我国A群菌苗的剂量一直使用$30\mu g$，调查结果显示其预防效果与国外$50\mu g$剂量相一致，而且可以减轻不良反应，减少菌苗费用，尤其适用在发展中国家推广应用。

2. 化学药物预防　主要用于病人的密切接触者，过去常用磺胺类药物，目前仅有对磺胺敏感菌株引起的流行才能见效。国内很多报道证明服用磺胺预防量无效，消除带菌效果不理想。其他很多抗生素及药物服用后，由于不能进入唾液及泪液中故无效，仅有利福平（每天1.2mg，共服2天）、二甲胺四环素（每天200mg，共服3天）二者联合使用有效，但易引起副作用。国产力复霉素成人口服每日2次，每次600mg，共服2天，儿童1~12岁10mg/kg，1岁以下5mg/kg，效果良好，且很少引起耐药性。

（四）流脑监测与流行预测

由于流脑病原菌的多样性及群、型变迁，必须加强病原菌群、型及流行克隆型的监测，以利于有针对性的菌苗预防；对A群流脑流行规律的明确，使得有可能根据较准确的疫情报告资料，分析本地区的疫情发展趋势，应用综合分析的方法加以预测，对降低发病及流行具有极其重要的意义。

1. 监测内容　①收集和分析历年准确的疫情资料和暴发调查资料，通过发病率、死亡率、病死率的分析，了解发病的动态分布及季节和年龄分布特征；②病原学监测，包括流行菌群、型的调查，病人的临床类型、病原菌的耐药性监测；③人群带菌与免疫水平监测，定时、定点、定人群进行带菌规律及人群抗体水平的监测；④影响流行因素，如气象、出生率、人口密度、人群流动等的监测；⑤预防措施的实施情况及评价。

2. 预测　①根据发病率画出流行曲线变异图，以预测下一年的发病趋势，分析病死率及病死原因；②根据对流行菌群、型的监测结果，估计发病及流行模式；③分析月发病率，如月发病率环比在流行前期连续有≥2倍增高，或月发病率曲线超过标准曲线时，则预示本年度可能出现流行疫情；④根据季节发病高峰月的前后移动，预测下一年的流行趋势，上升年高峰月后移，高峰年及下降年高峰月前移；⑤观察发病年龄变动，上升年及流行年发病年龄分布常向高年龄组推移，表示人群易感性上升，是流行的征兆；⑥人群抗体阳性率低于30%~35%，而流行菌群带菌率上升，可能引起流行；⑦上升年发病自然村比例上升；⑧流行年流脑发病分布呈簇状，一户内可出现2例或2例以上病人，暴发点（10天内出现3个病人）连续不断出现，显示将有流行；⑨人口移动、气候改变等社会、自然因素常促使流脑流行；⑩疫情动态，观察邻近地区的流脑疫情动态及扩散蔓延的可能性。

3. 预测预报的内容　通过以上综合分析主要对本地区以下几方面加以预测预报：①在前一年的流行期后预测下一年度总的发病强度与发病趋势；②在当年流行前期预测各月份的发病数字；③预测下一流行年度的高发地区及扩散范围，计划好接种地区及疫苗用量，预订好疫苗；④预测下一年度流行的菌群、型及发病模式。

流行预测可以加强防治工作的计划性，提高措施的经济效益，减少发病与死亡。

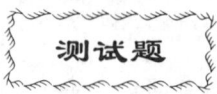

一、名词解释

1. 抗原漂移　　　　　　　　　　　　2. 超额死亡率

二、简答题

1. 简述流感病毒的抗原变异及其与流感流行的关系。
2. 简述流脑的主要预防措施。
3. 疫苗时代麻疹的主要流行特征是什么？

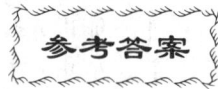

一、名词解释

答案（略）

二、简答题

1. 流感病毒抗原结构易发生变异。甲型的抗原变异性最强，常引起世界性大流行；乙型变异性较弱，可引起中等流行或局部暴发；丙型的抗原性比较稳定，多引起婴幼儿和成人散发。

甲型流感病毒大约每隔十几年发生一次大变异，其表面抗原 HA 和/或 NA 完全发生了变异，形成新的亚型，这种大变异称为抗原转变，又称质变。在亚型内部经常发生小变异，称为抗原漂移，又称量变。抗原转变可分为两种情况：①大组变异，H 与 N 均发生大变异，能引起世界大流行。②亚型变异，H 发生大变异，N 不变或仅小变异，约 10 多年一次，能引起较大流行。抗原漂移在亚型内发生的小变种是由于 H 和 N 各自独立发生不定向的小变异而形成，漂移的结果可能导致流感流行。

2. 流脑预防策略重点应放在监测、预测和提高人群免疫力上：

（1）早发现、早诊断、早报告、早隔离治疗病人。

（2）在流行季节大力开展儿童机构、公共场所及居住环境的卫生工作，经常保持室内适宜的通风和清洁；易感儿童避免到拥挤的公共场所，提倡戴口罩。对托幼机构、小学校施行必要的检疫措施。病家通风，病人接触过的物品要洗晒。

（3）针对易感者的措施：①流脑菌苗预防接种；②化学药物预防。

（4）流脑监测与流行预测。

3.（1）流行强度与流行趋势：在使用麻疹疫苗后，发病率大幅下降，基本上控制了暴发和流行，病例多为散发，麻疹的发病从自然流行状态逐步进入疫苗时代的相对稳定状态。

（2）流行周期：在广泛使用麻疹疫苗前，麻疹呈典型的周期性流行，流行曲线呈"剪刀状"。广泛使用疫苗以后，周期性流行规律被打破，不再有以往典型的周期流行高峰。

（3）季节性：疫苗应用前，麻疹往往在冬春季流行。在疫苗时代，季节性高峰明显降低，流行季节推迟（1个月左右），或由于受暴发点疫情的影响，发病高峰可发生在任何月份。

（4）年龄分布：麻疹发病年龄过去多集中于幼儿。在广泛应用疫苗后，儿童发病率下降，发病人群向大年龄组推移。另一方面，青年母亲中，麻疹病毒易感者增多，其所生婴儿缺乏母传抗体，或抗体水平很低，婴儿出生后抗体很快转阴，造成婴幼儿麻疹病例增多。

（5）地区分布：城市的发病率明显下降，而边远、少数民族地区及经济相对不发达地区发病率下降幅度较小。

（余灿清　詹思延）

第十二章 感染性腹泻

> **学习目标**
> 1. 掌握感染性腹泻概念,了解感染性腹泻的危害
> 2. 了解引起感染性腹泻的病原学特点
> 3. 掌握感染性腹泻的传播环节、流行病学特征等
> 4. 掌握感染性腹泻的防治总原则、防制策略和措施
> 5. 了解几种重要的感染性腹泻,包括霍乱、细菌性和阿米巴性痢疾、伤寒和副伤寒等的流行概况、诊断标准、治疗要点和防制要点

第一节 概 述

感染性腹泻(infectious diarrhoea)是由病原生物(包括细菌、病毒、寄生虫等)引起的一组肠道传染病,其主要临床特征是腹泻。所谓腹泻是指每日3次或以上的稀便或水样便。世界卫生组织(WHO)根据基层卫生机构的实际情况和治疗的需要,将腹泻划分为三类:凡急性起病,病程在2周以内者,称为急性腹泻;超过2周但未超过2个月时,称为迁延性腹泻;如反复发作,持续时间2个月以上,甚至迁延数年时,则为慢性腹泻。广义的腹泻病包括感染性腹泻和非感染性腹泻,本章主要介绍感染性腹泻。

感染性腹泻在世界范围内流行广泛,是当今全球性重要公共卫生问题之一,尤其在发展中国家,已受到WHO和许多国家政府的高度重视。腹泻病对人群健康的危害主要表现在传播速度快、波及范围广、发病率高,治疗不及时或不合理可导致死亡。据WHO不完全统计,发展中国家(中国除外)仅5岁以下儿童每年发生腹泻病约13亿人次,其中500万余死亡,是5岁以下儿童的首位疾病和死因。我国政府一贯重视腹泻病的研究和防治工作,并取得了巨大的成就,例如新中国成立后不久即消灭了曾经给我国人民带来巨大灾难的古典霍乱,还成功地控制了痢疾(dysentery)、伤寒等重要感染性腹泻的暴发或流行。但由于社会经济、文化、卫生习惯和医疗水平等方面的制约,腹泻病在我国的危害仍很严重。据统计,我国每年约有9亿人次感染急性腹泻,其中5岁以下儿童约2亿人次。即使在发达国家,腹泻病的危害有时也很严重,例如1996年5~8月在日本流行的肠出血性大肠杆菌(O157:H7)肠炎,造成上万人(尤其是小学生)感染,400多人住院,一度引起日本国内甚至世界范围内的恐慌。美国、欧洲等国家也时有腹泻病暴发的报道。

腹泻病不仅对人群健康带来威胁,对社会和经济也产生很大影响。如霍乱是我国的甲类传染病和国际检疫传染病。一旦某地发生霍乱流行,除对病人进行及时治疗和隔离外,对疫区还须采取一系列检疫措施,因而对当地的社会、经济、交通、旅游、贸易,以及人们的生

产和生活都将产生一定的影响。另一方面，腹泻病除上述对经济和社会的间接影响外，仅治疗和误工本身还将造成全世界每年数以百亿美元的损失。

第二节 病原学

引起感染性腹泻的病原体主要有细菌、病毒和肠寄生虫三类。

一、细菌

细菌是最早被确认的感染性腹泻的病原体，如伤寒沙门菌（1880年）、霍乱弧菌（1883年）、志贺菌（1889年）。细菌是感染性腹泻病原体的一个大家族，而且最为常见。

（一）弧菌属

目前已明确11种弧菌对人有致病作用，霍乱弧菌是其中的一种。根据菌体抗原的不同，霍乱弧菌分成若干"O"血清群，其中O1群和O139群是霍乱的病原菌。古典型和埃尔托生物型霍乱弧菌同属O1群霍乱弧菌，有3个血清型。其他血清群弧菌统称为非O1群霍乱弧菌，即不为O1群霍乱弧菌的抗血清所凝集的弧菌，又称不凝集弧菌（NAGV）。此外，副溶血弧菌（VP）是沿海地区常见的食物中毒病原体。河弧菌（*V. fluvialis*）、拟态弧菌（*V. mimicus*）、霍利斯弧菌（*V. hollisea*）是新近发现和确立的腹泻病原菌，这些弧菌大都生存在河流、海湾、污水及水产品和水生动物中。

（二）志贺菌属

志贺菌属（*Shigella*）是感染性腹泻最重要、最常见的病原体之一，通称为痢疾杆菌（Dysentery bacteria），为无荚膜、无鞭毛、有菌毛的革兰阴性菌。志贺菌属细菌有O和K两种抗原，其中O抗原是分类的依据，分为群特异性抗原和型特异性抗原，借此可将志贺菌属分为4个群44个血清型。志贺菌属包括A群痢疾志贺菌（*S. dysenteriae*），含12个血清型；B群福氏志贺菌（*S. flexneri*）有6个血清型及13个亚型；C群鲍氏志贺菌（*S. Boydii*），有18个血清型；D群宋内志贺菌（*S. sonnei*），只有一个血清型。志贺菌的主要致病因子是侵袭力、内毒素和外毒素。感染志贺菌后对同型具有一定免疫力，但免疫期较短，不巩固。

（三）沙门菌属

沙门菌属（*Salmonella*）是一大群寄生于人类和动物肠道中，生化反应和抗原构造相似的革兰阴性杆菌，至少有67种O抗原和2000个以上的血清型，但仅少数对人致病。伤寒沙门菌（*S. typhi*）和副伤寒沙门菌（*S. paratyphi*）分别引起伤寒和副伤寒，病后可获得牢固免疫力。其他沙门菌引起一般感染性腹泻，其中鼠伤寒沙门菌（*S. typhimurium*）最常见，约占25%~35%。

（四）埃希菌属

埃希菌属（*Escherichia*）细菌一般不致病，是人类和动物肠道中的正常菌群，其中大肠埃希菌（*E. coli*）最为重要。大肠埃希菌通称大肠杆菌，在婴儿出生后数小时即进入肠道，并终生相伴。大肠杆菌主要有O、H、K三种抗原，其中O抗原超过170种、H抗原超过56种、K抗原超过100种。大肠杆菌血清分型是按O:K:H排列，如O111:K58:H2。常见的致泻菌有：肠产毒性大肠杆菌（*Enterotoxigenic E. coli*，ETEC），它是婴幼儿和旅游者腹泻的重要病原菌，可致轻度腹泻或霍乱样症状；肠侵袭性大肠杆菌（*Enteroinvasive*

E.coli，EIEC），较少见，可致细菌性痢疾样腹泻；肠致病性大肠杆菌（*Enteropathogenic E.coli*，EPEC），是婴儿腹泻的主要病原菌，严重者可致死，成人少见；肠出血性大肠杆菌（*Enteroheamorrhagic E.coli*，EHEC），主要引起出血性结肠炎，严重可以致死。此外，近年来不断有关其他大肠杆菌可以引起肠道感染的报道，如肠集聚性大肠杆菌（*EAggEC*）、肠黏附性大肠杆菌（EAEC）、产VT毒的大肠杆菌（VTEC）、肠产志贺毒素且具侵袭力的大肠杆菌（ESIEC）等。

(五) 弯曲菌属

弯曲菌属（*Campylobacter*）是一类呈"逗点"状或S形的革兰阴性菌，于1977年被发现，广泛分布于动物界，其中能引起人类感染性腹泻的主要是空肠弯曲菌（*C. jejuni*）和结肠弯曲菌（*C. coli*）。空肠弯曲菌可以产生一种与大肠杆菌LT和霍乱弧菌CT相似的不耐热肠毒素，主要引起婴幼儿急性肠炎，可造成暴发流行或集体食物中毒。在国内许多地区的感染率仅次于志贺菌或致泻性大肠杆菌。

二、病毒

致泻性病毒是近年来才被发现的。主要的致泻性病毒有轮状病毒、诺瓦克病毒和肠腺病毒等。人类轮状病毒（*Human rotavirus*，HRV）为呼肠病毒科成员，1973年被发现。目前已知轮状病毒可分为7个组（A~G），其中A~C组轮状病毒能引起人类和动物腹泻。A组轮状病毒最为常见，是引起婴幼儿急性肠胃炎的主要病原体，也称婴儿腹泻轮状病毒，在发展中国家是导致婴幼儿死亡的第二位死因。B组轮状病毒仅在我国成人腹泻暴发或流行中发现，因此也称成人轮状病毒。C组引起的腹泻仅有个别报道。

三、肠寄生虫

根据报道，能引起寄生虫性腹泻的寄生虫病不下50余种，其中以贾第虫病（*Giardiasis*）、隐孢子虫病（*Cryptosporidiosis*）和阿米巴痢疾为主。

从目前国内情况看，感染性腹泻中仍以细菌性和病毒性腹泻占绝大多数，其中发病率居首位的是由志贺菌或轮状病毒引起的腹泻，其次为大肠埃希菌或空肠弯曲菌引起的腹泻，沙门菌腹泻居第三或第四位，弧菌性腹泻主要发生在沿海各地。

第三节 流行病学特征

一、流行过程三环节

(一) 传染源

受病原体感染的人（包括病人和病原携带者）或动物（包括患病和带菌的动物）是感染性腹泻的传染源。

1. 病人 腹泻病人和亚临床病人是感染性腹泻的重要传染源。这是因为病人的排泄物含有大量病原体，且排放量较大，次数频繁，污染范围广。因此，注意病人的隔离、治疗和卫生处理在腹泻病防治中具有头等重要的意义。

2. 病原携带者 常见的病原携带者有潜伏期携带者、恢复期携带者、慢性携带者和健康携带者。虽然病原携带者排出病原体的量较少，频率较低，但由于病原携带者的活动未受任何限制，因此作为传染源的流行病学意义不容忽视。

3. 受感染的动物　由动物（包括家禽、家畜及野生动物等）作为主要传染源的腹泻病有弯曲菌肠炎、沙门菌病、耶氏菌肠炎以及某些细菌引起的食物中毒等。人们由于接触患病或带菌的动物，或通过污染的动物性食品（如牛奶、乳制品、家禽、家畜、水产和海产品等）而受感染。

（二）传播途径

感染性腹泻主要是通过粪-口-粪方式传播，由于传播因素的复杂性导致传播途径的多样化，但主要传播途径仍是经水、食物、生活接触及苍蝇等单一或交错地进行的。

1. 经水传播　水在感染性腹泻传播过程中的作用十分重要，常可引起腹泻病的暴发或流行，这主要是因为：①水源很容易受到病人粪便的污染，如洗涤病人的衣物，倾倒病人的吐泻物，经河道运粪等。②有些病原体在水中能存活较长时间，如霍乱弧菌一般可存活5天，甚至数十天，这样一次污染后，水体可以在较长时间内保持感染力。③由于水源的污染，可以使许多用水冲洗的生冷食品受到污染，如瓜果、海产品、蔬菜等。④在流行地区和流行季节，人们往往有饮用生水的习惯。经水传播引起感染性腹泻暴发流行的事件很多，例如在历史上多次古典型霍乱的较大流行中，1854年英国伦敦、1892年德国汉堡和1909年俄国彼得堡的流行均是水型暴发。又如近年我国发生的成人流行性腹泻的暴发或流行，许多是由于水污染而引起的。

2. 经食物传播　被污染的食物可以传播感染性腹泻，引起暴发或流行，常见的有沙门菌肠炎、痢疾等。据报道美国由食物传播引起的暴发中，66%是由细菌所致。我国关于经食物传播引起的感染性腹泻暴发时有报道，如食用污染的冷饮品引起细菌性痢疾、沙门菌肠炎等暴发。

3. 经接触传播　在日常生活接触传播感染性腹泻的过程中，被污染的手起着重要的作用，例如细菌性痢疾又有"脏手病"之称。在人口密度大，卫生设备简陋及卫生制度不健全的集体单位，特别是托幼机构，常因日常生活接触引起腹泻病的传播、流行。在以动物为主要传染源的腹泻病中，大多由于它们的排泄物或分泌物污染周围物品，人们接触这些被污染的物品而受感染。此外，人接触患病或带菌的动物也可以引起感染。

4. 经虫媒传播　常见的虫媒有苍蝇、蟑螂等。由于苍蝇的习性，在流行季节很容易造成食物的污染而引起腹泻病发生，且苍蝇的远距离传播作用，容易导致感染性腹泻的流行。

（三）人群易感性

人群对感染性腹泻的病原体是普遍易感的。一般来说，患腹泻病后可以获得一定水平的免疫力，但通常持续时间不长，而且免疫力也不稳固。在人群的年龄分布上，以5岁以下的儿童易感性最高，发病率最高，是感染性腹泻的主要成员。在职业分布上，主要取决于各职业人群暴露机会的高低。

二、影响流行过程的因素

（一）自然因素和社会因素

自然因素如气温、降雨等，在感染性腹泻的流行中起一定的影响作用，但社会因素的影响更为重要。国内部分地区感染性腹泻监测表明，饮生水、食用未加热的隔餐饭菜、饮用被粪便污染的水和食品是影响发病的主要因素。其他影响因素还包括家庭卫生、文化程度、经济状况、母亲个人卫生、儿童个人卫生、人工和混合喂养等。不同地区、不同季节发病危险因素也不完全相同。

（二）病原体特点与感染性腹泻流行

近年来，人们逐渐认识到病原体因素也是影响感染性腹泻流行的重要因素之一，主要表现在病原体变异和新病原体的出现。自 1973 年以来新发现的病原体有：轮状病毒（1973年）、小隐孢子虫（1976 年）、空肠弯曲菌（1977 年）、肠出血性大肠杆菌（1982 年）、比氏肠胞虫（1985 年）、卡晏环孢子球虫（1986 年）、O139 霍乱弧菌（1992 年）等。由于人群缺乏免疫力，都曾发生较严重的感染性腹泻暴发或流行。病原体变异最突出的是耐药性、毒力和抗原特性变异等。

三、流行特征

1. 地区分布　感染性腹泻的发病在全世界分布广泛，但发展中国家的流行比发达国家严重。细菌性腹泻（如霍乱、痢疾等）在发展中国家一般发病率较高，而空肠弯曲菌、沙门菌、葡萄球菌、肠致泻性大肠杆菌、耶氏菌等感染性腹泻在欧美发达国家很严重。发展中国家常为水型和食物型暴发流行，而发达国家以食物型暴发多见。

2. 时间分布　感染性腹泻全年都可发生，但具有明显的季节高峰。细菌性腹泻的发病高峰一般在夏秋季节，而轮状病毒腹泻主要发生在寒冷季节，以秋冬季节发病较多。发病高峰季节随地区和病原体的不同也可有一些变化。

3. 人群分布　感染性腹泻以婴幼儿和青壮年发病率高，原因可能是感染机会、机体免疫状态、行为特点等因素综合作用的结果。不同经济、文化、卫生、职业背景的人群之间感染性腹泻的发病率有明显的差异，原因可能与感染机会、机体免疫状态、行为特点、卫生条件等因素有关。

4. 流行强度　感染性腹泻可以表现为散发、暴发或流行。一般而言，经水和食物传播的感染性腹泻以暴发和流行为主，尤其是霍乱、痢疾、沙门菌感染、致泻性弧菌感染、致泻性大肠杆菌感染等。在感染性腹泻流行季节和流行地区可以表现为暴发或流行，而在非流行季节和地区常表现为散发；卫生状况较差、人口密度较高的地区和人群容易发生暴发和流行。

第四节　防治策略与措施

当前，世界各国对感染性腹泻的防治策略和措施大体相同，都是从致病因子、宿主、环境三方面进行考虑的。我国目前采取以切断传播途径为主的综合性措施，同时加强群体预防和个体预防相结合、医学预防和社会预防相结合的策略。

一、三级预防策略

（一）一级预防

主要针对致病因素（包括环境和个体）的预防策略，也称病因预防。其内容主要包括改善环境卫生（完善上下水道设施、处理粪便垃圾等），强制食品部门执行有关卫生法规，对公众开展健康教育（特别是不随地便溺，养成饭前便后洗手习惯等），早期发现和管好传染源，杜绝医院内交叉感染，开展特异性预防措施（疫苗预防、药物预防）等。

（二）二级预防

采取"三早"（早发现、早诊断、早治疗）策略，防止和减缓感染性腹泻的发生和发展。

主要通过宣传教育群众和提高医务人员的诊疗水平，做到把知识交给群众，特别是培训儿童的母亲，提高医务人员的诊断技术及对口服补液疗法（oral rehydration salt，ORS）的积极应用，反对滥用抗生素，开展流行病学监测等。实际上，对感染性腹泻这样的传染性疾病还应强调另外"两早"，即早隔离和早报告。

（三）三级预防

主要包括在医疗单位的正确处理和良好护理、合理膳食、家庭随访与指导等，尽可能地使患者全面康复，减少并发症、后遗症或其他由于严重或反复腹泻可能造成的伤残。

二、具体防治对策

我国在感染性腹泻的防治中积累了大量的经验，这些经验已被证实是行之有效的。

（一）认真开展以"三管一灭"为中心内容的卫生基本建设和群众性卫生运动

1. 管水　因地制宜，采取多种形式和多种渠道从根本上改善居民饮水、用水的卫生条件。城镇自来水要保证符合饮水卫生标准，农村要做好现有饮用水源的保护，严防粪便污染。

2. 管粪　因地制宜，加强粪便无害化处理。城镇结合城市规划建设，推广化粪池储存。农村结合生产生活实际，继续推广沼气化及高温堆肥等方法使粪便无害化处理的要求付诸实际。

3. 管饮食　大力宣传贯彻《中华人民共和国食品卫生法》，加强食品卫生管理。禁食病死的家禽、家畜。动物食品，水产品食用前必须充分煮熟。生、熟食品应严格分开，避免熟食再受污染。剩饭菜煮透后才可食用。牛奶应经巴氏消毒法处理。逐步健全食品卫生监督机构，加强对食品加工、储存、批发、零售、中转、运输等部门和单位的卫生设施和管理，严格操作规程。不断降低食源性疾病的发生率，提高饮食卫生水平。我国当前在饮食摊点的管理上问题较多，须特别关注。

4. 灭蝇　根本性措施是彻底消除苍蝇孳生地，因而与粪管工作密切相关。应有计划地建设和改造公共卫生设施，对污水、污物、粪便进行无害化处理。切实搞好环境卫生，不断美化、绿化和净化环境，彻底清除苍蝇孳生地，大幅度降低苍蝇密度直至消灭苍蝇。

（二）建立监测点，有计划地进行腹泻病监测

为了掌握全部感染性腹泻的发病情况，分析流行动态，指导防治实践，应选择有代表性的城镇和农村，建立腹泻病监测点。积极开展监测工作，并将信息反馈给各级卫生主管部门及疾病防治单位。监测点的任务主要有：①进行发病和死亡的登记与调查，掌握发病率、死亡率和病死率的动态变化。②进行病原学监测，逐步摸清当地感染性腹泻的病原谱及其之间的动态变化。③进行传染源、传播途径、人群免疫水平及流行因素的调查。④进行外环境、食品污染情况的调查与卫生评价。⑤对各项防治措施进行效果评价。⑥总结经验教训，开展相关问题的科学研究。

（三）开设腹泻病专科门诊（肠道门诊），早期发现和诊断患者，防止交叉感染

根据各地的具体情况，在腹泻病流行季节（或全年）开设腹泻病专科门诊（肠道门诊），以方便患者就诊，并防止医院内交叉感染。专科门诊应配备一定水平的专职医务人员和专用的药品、器材和各种用具。在开展日常诊治工作的同时，及时了解当地感染性腹泻的流行动态，总结经验教训，不断提高诊治水平。

（四）鼓励母乳喂养

母乳喂养婴儿可以有效地预防婴幼儿感染性腹泻的发生。国内调查显示母乳喂养组儿童

感染性腹泻的发病率明显低于混合喂养组和人工喂养组。

（五）开展腹泻病咨询和卫生宣传教育，提高人民群众的卫生防病水平

开展预防感染性腹泻的群众性健康教育是普及卫生防病知识，防治感染性腹泻发生的不可忽视的重要途径。应经常，特别是在夏秋季节采用宣传画、小册子、小报、黑板报、电影、电视、录像和举办报告会、展览会等多种形式，向居民开展以预防肠道传染病为主的卫生宣传教育。宣传环境卫生、家庭卫生、个人卫生、饮食卫生等与腹泻病的密切关系；宣传母乳喂养的优越性；宣传口服补液疗法的简便、经济、安全和有效性；宣传不要滥用抗生素及发病后及时就诊，及时妥善处理呕吐物和排泄物的必要性和重要性等，以提高人民群众对感染性腹泻的认识水平，了解此类疾病对人体健康和生产生活的严重危害，从而增强群众的自我防病意识和防病能力。

（六）加强疫点处理，防止疫情扩散

在发生感染性腹泻流行或暴发时，为防止疫情扩散，应对疫点进行严格处理。原则是"早、小、严、实"，即"时间要早，范围要小，措施要严，落在实处"。具体措施是按《中华人民共和国传染病防治法》的规定及时做好疫情报告。隔离治疗患者并对疫点实施随时消毒。当患者离开该地时应进行一次彻底的终末消毒。如患者不幸死亡，要按规定处理尸体和涉及葬礼的相应限制（如系动物传染源，应按兽医规定处置）。逐一登记与患者有密切接触史的人，并检疫一个最长潜伏期。搜索携带者，并隔离治疗至粪检连续两次阴性。对病人或携带者的呕吐物和排泄物，以及盛放过这些污物的容器及一切有可能被污染的器物与场所进行严格的消毒。至于对像霍乱这样的国际检疫传染病，则除上述各项措施外，还须按我国《国境卫生检疫法》进行相应处理。

（七）广泛推广口服补液疗法，减少死亡，节约医疗费用

在感染性腹泻发生后，治疗主要包括三方面：①一般治疗，如休息、饮食、对症等。②病因治疗，如使用敏感的抗生素和化学药物等。③补液治疗，因为腹泻病死亡原因中60%～70%是由于脱水引起，因此，补液治疗已成为一定范围内的常规治疗。

WHO提倡和推广口服补液疗法，其所推荐的配方，经过十多年临床实践证明，是减少脱水性腹泻死亡的有效措施，适用于各种病因引起的腹泻，也适用于各年龄组患者。对轻度、中度脱水的病人一开始即可使用，对重度脱水的病人须与静脉补液相配合。该配方为：氯化钠3.5g，碳酸氢钠2.5g，氯化钾1.5g，葡萄糖20g，普通饮用水1000ml。当溶解时，每升溶液含电解质的浓度为：钠 90mmol/L，钾 20mmol/L，氯 80mmol/L，碳酸氢盐 30mmol/L，葡萄糖 110mmol/L。口服补液疗法的应用指征是：①当时尚未脱水，但患者吐泻失水量较多，有可能出现脱水。②各种年龄组的轻度和中度腹泻引起的脱水。③严重吐泻引起的重度脱水，在静脉补液之前及同时，或经过静脉补液后，脱水已经基本纠正，血压已恢复正常，为补充继续丢失的及生理需要的水分。

广泛推广和使用口服补液疗法，不仅简便易行，而且安全有效，又节约医疗费用，适于农村和不发达地区。目前全球口服盐类补液的使用率为36%，我国的使用率为27.64%，随着这一方法的进一步推广，在感染性腹泻的治疗方面，将产生巨大影响。

（八）合理应用抗生素，减少耐药菌株的产生

除纠正脱水和补充电解质外，感染性腹泻的治疗还应针对不同病原菌合理使用抗生素。抗生素应用不当易产生大量耐药菌株，给腹泻病的防治工作带来很大困难。滥用抗生素和不规范服用抗生素是近年由耐药菌株引起腹泻病流行增加的主要原因。据1988年全国调查腹

泻病抗生素使用率为 88.94%。其中不恰当使用抗生素的比例高达 50% 以上，可见问题的普遍性和严重性，应加以高度重视，并严加限制。

第五节　常见的感染性腹泻

一、细菌性和阿米巴性痢疾

（一）流行概况

痢疾是由志贺菌和溶组织内阿米巴引起的肠道传染病，其主要临床表现是发热、腹痛、里急后重和黏液脓血便。痢疾在世界范围内引起的发病和死亡居腹泻病之首，其中最主要的是细菌性痢疾。痢疾在发展中国家发病率较高，如阿根廷 990.6/10 万、印度 972.3/10 万。发达国家相对较低，如美国 6～12/10 万、德国 2.7/10 万、法国 0.3/10 万、意大利 0.3/10 万。我国从 20 世纪 50 年代到 80 年代发病率在 46.37～1018.93/10 万之间波动。近年来痢疾持续高发的原因可能是：痢疾感染后免疫力不持久、型间无交叉免疫；菌型多、菌株易变异、菌株耐药性增加；卫生状况不良等。细菌性痢疾在不同国家和地区、不同人群中菌群分布差别很大，如美国等发达国家以 D 群菌为主，我国以 B 群菌为主，部分地区 D 群占较大比例，A 群有升高趋势；同一地区和人群的菌群分布随时间而变化，如我国 A 群比例 50 年代、70 年代、80 年代分别为 3.1%、7.5% 和 16.3%。细菌性痢疾耐药性问题已受到人们的普遍关注。据报道（1998 年）某地对 1994—1996 年 1783 例腹泻患者进行了细菌分离培养和 11 种抗生素药敏试验，结果 486 例细菌培养阳性，其中志贺菌阳性 468 例。药敏结果显示，大多抗生素的耐药率呈上升趋势。由此可见，痢疾志贺菌的耐药性问题已成为临床和流行病学上的重要课题之一。

（二）诊断标准

1. 细菌性痢疾　细菌性痢疾的潜伏期一般是 1～3 天，病例可分为疑似病例和确诊病例，在诊断方法上可分为临床诊断和实验确诊。

（1）疑似病例：表现为腹泻，有脓血便、黏液便、水样便或稀便，或伴有里急后重症状，难以排除其他原因腹泻者。

（2）确诊病例：细菌性痢疾确诊病例可分为 3 种：

第一，急性菌痢：①急性发作之腹泻（排除其他原因腹泻），伴发热、腹痛、里急后重、脓血便或黏液便、左下腹有压痛。②粪便镜检白细胞（脓细胞）每高倍（400 倍）视野 15 个以上，可以看到少量红细胞。③粪便细菌培养志贺菌属阳性。具备①、②项为临床诊断，具备①、③项为实验确诊。

第二，急性中毒性菌痢：①发病急、高热、呈全身中毒为主的症状。②中枢神经系统症状，如惊厥、烦躁不安、嗜睡或昏迷，或有周围循环衰竭症状，如面色苍白、四肢厥冷、脉细速、血压下降或有呼吸衰竭症状。③起病时胃肠道症状不明显，但用灌肠或肛门拭子采便检查可发现白细胞（或脓细胞）。④粪便细菌培养志贺菌属阳性。具备①、②、③项为临床诊断，具备①、②、④项为实验确诊。

第三，慢性菌痢：①过去有菌痢病史，多次典型或不典型腹泻 2 个月以上者。②粪便有黏液脓性或间歇发生。③粪便细菌培养志贺菌属阳性。具备疑似病例标准加①或②项为临床诊断，具备疑似病例标准加①或②加③项为实验确诊。

2. 阿米巴痢疾

（1）急性阿米巴痢疾疑似病例：起病稍缓，腹痛、腹泻、大便暗红、带血、脓或黏液，或为稀糊状，有腥臭。

（2）急性阿米巴痢疾确诊病例：①粪便检查发现有包囊或小滋养体。②粪便检查发现阿米巴的滋养体。③乙状结肠镜检查，肠组织内有阿米巴滋养体。具备疑似病例标准加①项为临床诊断，具备疑似病例标准加②或③项为实验确诊。

（三）治疗要点

对细菌性痢疾一般为口服补液疗法加抗生素治疗，严重者可静脉输液。治疗要及时、彻底，防止形成慢性痢疾或带菌者。对于阿米巴痢疾要作抗阿米巴治疗。

（四）防制要点

对病人采取"五早一就"（"就"是指"就地处理，不上送，不后转"），隔离期限视粪检志贺菌结果而定。对传播途径落实"三管一灭"。提高个人卫生防护水平（特别是饭前便后洗手，不喝生水、不吃生冷食物等）。

二、霍乱

（一）流行概况

霍乱（cholera）是由霍乱弧菌（O1 群和 O139 群）引起的急性肠道传染病，主要临床表现是腹泻（水样便）、呕吐。若不及时治疗，患者可死于低血容量性休克、代谢性酸中毒及肾衰竭等。

霍乱至今已发生 7 次世界大流行，前 6 次都是由古典型霍乱弧菌引起的，1961 年开始的流行是由埃尔托霍乱弧菌引起的第 7 次霍乱世界大流行，30 多年来已波及世界五大洲的 140 多个国家和地区，以亚洲、非洲、拉丁美洲流行较为严重。据 WHO 的估计，全球每年约发生 550 万霍乱病人，引起亚洲 10 万和非洲 2 万人死亡。进入 20 世纪 90 年代以后，霍乱流行出现了许多新的问题，首先是 1991 年拉丁美洲发生了本世纪首次霍乱大流行，不到 1 年时间报告病例数近 40 万。其次是多年来人们一直认为只有 O1 群霍乱弧菌可以引起霍乱，其他非 O1 群霍乱弧菌仅作为一般腹泻病原菌对待，但 1992 年从印度和孟加拉国开始的由新型霍乱弧菌——O139 群霍乱弧菌引起的典型霍乱流行来势凶猛，仅 1992 年底到 1993 年前几个月就造成数十万人发病，数千人死亡，而且有扩大蔓延趋势，致使许多学者惊呼这可能标志着第 8 次霍乱世界大流行的开始。WHO 已将 O139 与 O1 群霍乱弧菌一起列为霍乱的病原菌。

我国从 1820 年第一次霍乱世界大流行以来，每次世界大流行都受到波及。1961 年以来霍乱疫情时有发生，并且于 1993 年发生了 O139 霍乱的局部暴发流行。因此，对霍乱防治工作必须认真对待。

（二）诊断标准

诊断要点：霍乱的最短潜伏期为 3～6 小时，最长为数天，一般为 12～72 小时，国际检疫规定的最长潜伏期为 5 天。霍乱疑似病例和确诊病例的诊断标准如下：

1. 疑似病例　具有下列项目之一可确定为疑似病例：①在病原学检查尚未肯定之前，有典型临床症状，例如剧烈腹泻，水样便（黄水样、米泔样或血水样），伴有呕吐，迅速出现严重脱水、循环衰竭及肌肉痉挛（特别是腓肠肌）的首发病例。②霍乱流行期间有明确接触史（如同餐、同住或护理者等），并发生泻吐症状，而无其他原因可查者。

2. 确诊病例　需要考虑以下项目：①有腹泻症状，粪便培养霍乱弧菌阳性者。②在霍乱流行期间的疫区内，有霍乱典型症状，虽粪便培养霍乱弧菌阴性，但无其他原因可查者。③在流行期间的疫区内有腹泻症状，做双份血清抗体效价测定，如血清凝集试验呈 4 倍以上或杀弧菌抗体测定呈 8 倍以上增长者。④在疫源检查中，首次粪便培养阳性前后各 5 天内，有腹泻症状者可诊断为轻型患者。具备②为临床诊断；具备①或③或④为实验确诊。

（三）治疗要点

对轻、中度脱水病人可单独使用口服补液疗法，对重度脱水病人需静脉补液。重症病人在治疗过程中，可加用抗生素，以减少腹泻量、缩短腹泻持续时间，并降低病后带菌率。鼓励继续进食。

（四）防制要点

对病人（包括亚临床病人和带菌者）采取"五早一就"。对环境做到"三管一灭"。提高个人卫生防护水平和能力（饭前便后洗手、不饮生水等）。对疫点的处理要坚持"早、小、严、实"的原则。

三、伤寒和副伤寒

（一）流行概况

伤寒（typhoid fever）和副伤寒（paratyphoid fever）分别是由伤寒和甲、乙、丙型副伤寒沙门菌引起的急性肠道传染病，其主要临床表现为稽留热、伤寒面容、相对缓脉、玫瑰疹和肝脾肿大，有轻型和非典型病人之分。伤寒和副伤寒在临床和流行病学中基本上是同等对待。目前世界上伤寒、副伤寒已经在欧洲、北美得到有效控制，但在东南亚、非洲等兄弟发展中国家依然是一个严重的公共卫生问题。WHO 保守估计显示，目前全球每年至少新增 1600 万的伤寒病例，约有 60 万病例死亡。我国 1990 年以前不同地区伤寒、副伤寒发病率在 10/10 万～50/10 万之间波动，1990 年以后，发病率明显降低，1995—2004 年全国平均发病率在 3.85/10 万～6.10/10 万之间，病死率也逐年下降，从 1995 年的 0.17% 降低到 2004 年的 0.04%。

（二）诊断标准

伤寒的潜伏期为 3～42 天，平均 12～14 天；副伤寒的潜伏期为 2～15 天，平均 6～8 天。

1. 疑似病例　在伤寒流行地区有持续发热 1 周以上者。

2. 确诊病例　需要考虑以下项目：①不能排除其他原因引起的持续性高热（热型为稽留热或弛张热）、畏寒、精神萎靡、头痛、食欲不振、腹胀、皮肤出现玫瑰疹、脾大、相对缓脉者。②末梢血白细胞和嗜酸性粒细胞减少者。③血、骨髓、尿、粪便培养分离到伤寒杆菌或副伤寒杆菌者。④血清特异性抗体阳性，"O"抗体凝集效价在 1：80 以上，"H"、"A"、"B"、"C"抗体凝集效价在 1：160 以上，急性期和恢复期血清抗体升高 4 倍者。具备疑似病例标准加①、②项为临床诊断，具备疑似病例标准加③或④项为实验确诊。

（三）治疗要点

抗生素治疗，进食高营养、易消化食物，安静休息。治疗要及时、彻底，防止慢性、肠出血和穿孔。

（四）防制要点

对病人采取"五早一就"。对传播途径做到"三管一灭"，特别是改水和管水。提高人群自我防护水平（不喝生水、饭前便后洗手等）。伤寒免疫预防过去一直应用灭活菌苗皮下接种，效果较差，副作用大。近年来研制的减毒口服活菌苗株 Ty21a 效果较好，副作用小。

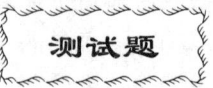

一、名词解释

"五早一就"

二、简答题

1. 简述感染性腹泻流行的三环节。
2. 简述感染性腹泻的流行特征。
3. 简述感染性腹泻防治对策的"三管一灭"。

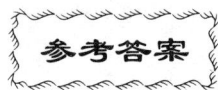

一、名词解释

答案（略）

二、简答题

1. 感染性腹泻流行的三环节包括传染源、传播途径和易感人群。传染源主要有受病原体感染的人（包括病人和病原携带者）或动物（包括患病和带菌的动物）。感染性腹泻的传播途径主要是通过粪-口-粪方式传播。其中经水和食物引起的传播容易导致暴发或流行。人群对感染性腹泻的病原体普遍易感，且病后免疫不稳固，5岁以下的儿童易感性最高。

2. 从地区分布来看，感染性腹泻在世界各国均有发病，但发展中国家的流行比发达国家严重。细菌性腹泻（如霍乱、痢疾等）在发展中国家一般发病率较高，而空肠弯曲菌、沙门菌、葡萄球菌、肠致泻性大肠杆菌、耶氏菌等感染性腹泻在欧美发达国家很严重。发展中国家常为水型和食物型暴发流行，而发达国家以食物型暴发多见。

从时间分布来看，感染性腹泻全年都可发生，但具有明显的季节高峰。细菌性腹泻的发病高峰一般在夏秋季节，而轮状病毒腹泻主要发生在寒冷季节，以秋冬季节发病较多。

从人群分布来看，感染性腹泻以婴幼儿和青壮年发病率高。

从流行强度来看，感染性腹泻可以表现为散发、暴发或流行。一般而言，经水和食物传播的感染性腹泻以暴发和流行为主。在感染性腹泻流行季节和流行地区可以表现为暴发或流行，而在非流行季节和地区常表现为散发。卫生状况较差、人口密度较高的地区和人群容易发生暴发和流行。

3. 管水：因地制宜，采取多种形式和多种渠道从根本上改善居民饮水、用水的卫生条件。

管粪：因地制宜，加强粪便无害化处理。

管饮食：大力宣传贯彻《中华人民共和国食品卫生法》，加强食品卫生管理。

灭蝇：彻底清除苍蝇孳生地，大幅度降低苍蝇密度直至消灭苍蝇。

（余灿清　詹思延）

第十三章 病毒性肝炎

> **学习目标**
> 掌握各型病毒性肝炎的病原学和流行病学特征及防治措施

病毒性肝炎（viral hepatitis）是由肝炎病毒引起的以肝脏损害为主的一组传染病，目前分为甲、乙、丙、丁、戊五型，分别由相应的五型肝炎病毒引起。根据传播途径不同，可分为两类：一类主要经粪-口途径传播，包括甲型和戊型肝炎，其发病有季节性，可引起暴发流行，无慢性肝炎报道；另一类主要经肠道外途径传播，包括乙型、丙型和丁型肝炎，无季节性，多为散发，易成为慢性，部分病例可发展成肝硬化和肝细胞癌。

病毒性肝炎传染性强，发病率高，流行面广，遍及世界各地。我国是病毒性肝炎高发区，1992—1995年全国病毒性肝炎的血清流行病学调查资料显示，我国约9.7亿人已感染过甲型肝炎病毒，6.9亿人已感染过或正在感染乙型肝炎病毒，140万人同时携带乙型和丁型肝炎病毒，3800万人携带丙型肝炎病毒，至少2.1亿人已感染过戊型肝炎病毒。据卫生部2003—2005年全国法定报告传染病疫情资料，病毒性肝炎总发病率和死亡率有所升高，发病率仍位于发病报告传染病的第1、2位，死亡率位于第3位。病毒性肝炎不仅严重影响了人们的健康，而且给国家和个人带来巨大的经济负担，已成为我国重要的公共卫生问题之一。

第一节 甲型肝炎

一、病原学

（一）病毒颗粒

甲型肝炎（Hepatitis A，简称甲肝）是由甲型肝炎病毒（HAV）所致的急性传染病。主要经粪-口途径传播。HAV为直径27～32nm的20面对称体颗粒，核衣壳无表面突起和包膜存在。负染后在电镜下观察，可见实心和空心两种颗粒，实心颗粒为完整病毒，有传染性，空心颗粒无传染性，属微小RNA病毒科肠道病毒属72型。HAV基因组为单股RNA，约含7500个核苷酸。目前HAV基因已能克隆和排出序列，其传染性cDNA克隆也制备成功。HAV在氯化铯中浮密度为1.34g/ml。沉降系数为160S。

（二）抵抗力

HAV较一般肠道病毒抵抗力强，具有耐温、耐寒、耐酸的特性。加热60℃30分钟仍具有传染性。在4℃或−20℃至−70℃下稳定，于−20℃至−70℃下保存6个月滴度稳定，甘油冷冻−80℃可长期保存。在pH 3下稳定。耐有机溶剂如乙醚、氯仿等。1mg/L游离氯

30分钟内可使HAV灭活。1:4000福尔马林37℃2小时，紫外线（1.1瓦）照射1分钟或100℃5分钟可灭活HAV。

（三）细胞培养

HAV可用多种人和灵长类细胞培养。通过细胞培养连续传代已获得HAV减毒株，并用于疫苗生产。此外，细胞培养法已用于检测外环境中HAV，感染性实验和药物筛选等。

（四）血清型

HAV只有一个血清型。

（五）易感动物

目前已知黑猩猩和数种狨猴对HAV易感，感染后可引起血清转氨酶升高和肝组织学改变，因而可作为甲肝的动物模型。

二、传染源

甲肝的传染源是感染HAV的人，包括急性期病人和无症状感染者。黑猩猩和狨猴在自然条件下虽可感染HAV，但作为传染源的意义不大。

人感染HAV后，经一定潜伏期（约15~40天，平均30天），可表现有明显临床症状的显性感染或无临床症状的隐性感染两种类型。临床型感染包括急性无黄疸型、黄疸型及暴发型肝炎。显性感染和隐性感染者均可随粪便排出HAV。一般在感染后2~4周即开始从粪便排出HAV，于潜伏期末和急性期初从粪便排出HAV量最多，因此，此时期甲肝病人的传染性最强。当病人出现黄疸或丙氨酸转氨酶（ALT）达高峰时，粪便排出HAV量明显减少，至发病后2~3周，一般不再排出病毒。有人用敏感的斑点杂交法检查，认为发病后第3、4周仍能检出HAV，但阳性率显著下降。据流行病学观察，第3、4周的病人作为传染源的意义不大。甲型肝炎发病前有短暂的病毒血症。但HAV不致慢性感染或持续性感染。

显性和隐性感染者均可测出抗-HAV-IgM和抗-HAV-IgG。抗-HAV-IgM滴度于发病后2~3周内达高峰，1~2个月内迅速下降，3个月后基本消失。因此，抗-HAV-IgM可作为急性甲肝的早期诊断。抗-HAV-IgG一般在急性感染后3~12周出现，滴度缓慢上升，至6个月后达高峰，然后逐渐下降，但持续时间较长，可能终生存在。一般无二次发病。因此，抗-HAV-IgG可作为人群HAV既往感染的一个指标。甲肝病死率较低，一般为0.1%~0.2%。

公认HAV感染者无慢性携带病毒状态。HAV在人群中存在和传播是由各型HAV感染者所造成。显性和隐性感染者作为传染源的意义决定于排毒量的大小，感染者的活动范围，个人卫生知识水平以及所处环境的卫生条件等。由于甲肝潜伏期中、后期开始排毒，且隐性感染的比例较高，所以，对甲肝仅单纯收治黄疸型或高转氨酶的病例，是远不能达到控制传染源的目的的。

三、传播途径

（一）经食物传播

主要有两种方式：一是经贝类水产品，如蛤类、牡蛎、毛蚶、泥蚶、蟹等传播，不仅可引起大型暴发，还可散发。牡蛎每小时能过滤40升水，泥蚶每小时可过滤5升水。如产地水源被污染，可浓缩HAV至少达15倍以上。典型的贝类水产品引起的甲肝流行有两起，即上海市1983年和1988年发生的甲肝流行，病例数分别高达2万余和31万余人，发病率之高，流行速度之快，流行面之广为医学史上罕见。

二是食物可能在采集和制作过程中被污染。多半为感染HAV的炊事员或食品制作者，由于不注意个人卫生，污染了食品而造成传播，引起甲肝散发流行或暴发。

（二）经水传播

在发展中国家，经水传播是甲肝呈地方性流行的重要原因，尤其农村在粪便管理和改进水源工作较差的地区，雨季或暴雨后冲刷粪便流入水源常可引起暴发。在发达国家水源偶尔被粪便污染可能引起大的暴发。国内外曾报道自来水、井水和其他水源（包括游泳池）被粪便污染而引起甲肝暴发，尤以农村多见。甲肝暴发的特点：①往往突然出现大量病人，如为同批一次性感染，则绝大多数病例发生在甲肝最长与最短潜伏期时间内，即在15~45天之间（平均30天）。②发病与饮水有关，病例分布与供水范围相符。

（三）日常生活接触传播

大多数HAV感染是由日常生活接触传播的，常发生于卫生条件差、人口密集、居住拥挤、卫生习惯差的集体单位。一般多为散发，如果不及时采取防疫措施，也可造成局限性流行。由于大量的无症状感染者作为传染源存在，流行病学调查时难以查出。

四、人群易感性

没有自然感染过HAV的人对本病普遍易感。感染后可获得持久的免疫力。再次感染者极为少见。婴幼儿期甲肝易感性最高，人群易感性随年龄增加而下降，不同国家或地区人群易感性与年龄关系表现有所不同。在发达国家或地区，大年龄组仍有较大比例的人未曾感染HAV而易感性比较高；在发展中国家或地区，因卫生条件差，传播途径容易实现，大多数在儿童时期即通过亚临床感染而获得免疫。

五、流行特征

（一）地区分布

甲肝呈世界范围分布，其流行强度与各国的社会、经济和卫生条件密切相关。非洲以及南美、中东和东南亚部分地区、拉丁美洲和我国甲肝发病率高，北美和北欧等发达国家地区发病率低，不同流行区主要传播途径有所不同，年龄分布也有差别。我国是甲肝高流行区，以抗-HAV-IgG作为流行标志，甲型肝炎的流行率为80.9%，呈北高南低，西高东低，农村高城市低的分布特点。城市人群免疫屏障较薄弱，特别是发达城市，易发生暴发。

（二）时间分布

甲肝的发病有周期性起伏现象，一般认为与易感者积累有关。不同国家和地区周期性升高的时间间隔不一致。甲肝流行有明显的季节性，温带地区甲肝发病高峰多为秋末冬初，而热带地区则在雨季。

（三）人群分布

任何年龄均可发生HAV感染。在甲肝高流行区，甲肝发病主要集中于低年龄人群，以婴幼儿为多，5岁~14岁发病率高，14岁之后随年龄增长而下降；在低流行区，发病年龄后移，成人发病比例高。随着卫生条件的改善和甲肝疫苗的广泛接种，我国甲肝发病年龄也有后移现象。近年城市人群HAV感染明显下降，成人甲肝病例相对增多，在不同性别间无差异。

六、预防

重点是采取以切断粪-口传播途径为主的综合性预防措施。

（一）管理传染源

1. 加强疫情报告　各级医疗机构的医务人员对疑似、确诊、住院、出院的急性肝炎病例应作传染源报告。对甲肝暴发点应及时进行流行病学调查，并找出传播途径，及时控制疫情蔓延。

2. 早期发现和隔离病人　急性甲肝的隔离期自发病之日起 3 周，尽量住院隔离。如发生甲肝暴发，有条件的单位可将病人集中隔离，并派专人进行医疗、护理和消毒。亦可在家隔离，病人的碗筷和生活用品与健康人分开，有关医务人员负责医疗并指导病家消毒。

托幼机构发现甲肝病人后，除对患儿隔离治疗外，应对接触者进行医学观察 45 天。医学观察范围，根据调查后确定，一般以患儿所在班级为主。

（二）切断传播途径

1. 提高个人卫生水平　利用各种宣传工具，广泛开展卫生宣传，不随地大小便，不喝生水，养成食前便后洗手的良好习惯。

2. 加强饮食、饮水、环境卫生管理　饮食行业及集体食堂都应认真执行《中华人民共和国食品卫生法（试行）》，尤其要做好食具消毒。食堂、餐厅应实行分餐制或公筷制。要加强生食水产品的卫生监督，加强对产地水域的卫生防护，防止粪便和生活污水污染。

加强水源保护，严防饮用水被粪便污染，对甲肝流行区的水源，须用漂白粉消毒，余氯保持在 0.3mg/L。

要做好环境卫生及粪便无害化处理。医疗单位的粪便及污水须经消毒处理后，方能排入下水道。

3. 加强托幼卫生　托幼机构要建立切实可行的卫生制度，严格执行对食具及便器的消毒制度，认真执行晨检或午检制，注意尿布消毒。

（三）保护易感人群

1. 主动免疫　普遍接种疫苗是预防甲肝流行的重要措施。近年来，国内外在甲肝疫苗的研制方面取得了重大进展，其安全性和免疫效果均已得到肯定。主要用于学龄前和学龄儿童以及其他高危人群，如饮食行业人员、保育员、下水道和污水处理工人及医务人员等。

2. 被动免疫　用于甲肝被动免疫预防的免疫球蛋白有人血免疫球蛋白和胎盘血免疫球蛋白。主要适用于接触甲肝病人的易感儿，保护率可达 90%，但保护期限短。暴露前接种效果好，不宜迟于接触后 14 天。

第二节　乙型肝炎

一、病原体

（一）病毒颗粒

乙肝阳性血清用电镜观察有三种不同形态的颗粒。①直径约 42nm 的大圆球状颗粒，又称 Dane 颗粒。这种大圆球状颗粒即为 HBV，其中心有 27nm 直径的核苷酸核心，外面包膜由脂质双层和蛋白质组成，在血清中含量相对较少；②直径约为 22nm 的小圆球状颗粒；

③直径约 22nm 的管状颗粒。后两者是 HBV 的外壳，无传染性，有抗原性。小圆球状颗粒现在用来制备乙肝的血源疫苗。

(二) HBV DNA 结构

HBV 基因组以一个环状的部分双链 DNA 存在于核衣壳内。长链为（一）链，短链为（＋）链。长链的 5′端有一个共价蛋白，可能在病毒复制过程中起重要作用。

在 HBV DNA 长链有四个蛋白编码区：①S-基因编码 HBsAg 的主要多肽，S-基因与部分前 S 区共同编码前 S1 和前 S2；②C-基因编码 HBcAg 和 HBeAg；③读码 P 可能编码 DNA 多聚酶；④读码 X 因病毒亚型不同，可以为一个含有 145 至 154 个氨基酸的多肽编码，其功能尚不清楚。

(三) 抗原抗体系统

1. 表面抗原抗体系统（HBsAg，抗-HBs）

HBsAg 是指小圆球状、管状和 Dane 颗粒的外膜。一般于感染后 4～7 周出现，于 HBsAg 出现后 1～7 周（平均 4 周）出现肝炎症状和肝功能异常，此时 HBsAg 达高峰，以后逐渐下降，一般维持 1～6 周，超过 6 个月不消失即成慢性携带者。这个比例约为 5%～10%。

HBsAg 阳性是 HBV 感染的基本标志之一，但不是乙肝诊断的唯一依据，必须根据其临床和流行学特征以及其他 HBV 标志的检测结果进行综合评价。

绝大多数自限性乙肝于 HBsAg 消失后隔一段时间才出现抗-HBs，一般于感染后 6～23 周出现，但滴度较低，持续约 6 个月至 3 年。抗-HBs 的出现表示感染恢复，传染性消失。抗-HBs 是保护性抗体，该抗体阳性说明对 HBV 感染有一定免疫力，其免疫力高低与抗-HBs 滴度有关，滴度越高则免疫力越强，其持续时间亦越久。

2. 核心抗原抗体系统（HBcAg，抗-HBc）

HBcAg 主要在肝细胞核内合成，在肝细胞浆内整合上 HBsAg，装配成完整的 HBV，然后释放至血循环中。因此，一般在血清中不能直接测到 HBcAg。

抗-HBc 一般在 HBsAg 出现后 3～5 周和发病前阳转，急性期抗-HBc-IgM 滴度较高，约 8%～27% 乙肝病例于急性期 HBsAg 已阴转，但抗-HBc-IgM 阳性，因此，抗-HBc-IgM 可作为急性乙肝的诊断指标。乙肝恢复期病例和慢性 HBV 感染者抗-HBc 阳性，但抗-HBc-IgM 阴性或低滴度，因此，抗-HBc-IgM 亦可作为急慢性 HBV 感染的鉴别指标。如急性乙肝病例，抗-HBc-IgM 持续阳性，则易转为慢性，此类病例将来发展成原发性肝细胞癌的危险性亦高。

3. e 抗原抗体系统（HBeAg、抗-HBe）

1972 年 Magnius 和 Espmak 首先发现 e 抗原抗体系统。HBeAg 存在于 HBV 的核心部分，多见于 HBsAg 阳性者的血液中，几与 HBsAg 平行出现，但较 HBsAg 消失早。HBeAg 阳性一般表示病毒在体内复制，传染性强，如急性乙肝病人；HBeAg 持续阳性，则预后不良，易转为慢性。因此，HBeAg 可作为判断传染性和预后的一个指标。

HBeAg 消失后，出现抗-HBe。在急性自限性肝炎，HBeAg 阳性表示感染早期，抗-HBe 阳性表示感染晚期，病毒复制减少或终止，传染性减弱或消失，病情开始恢复，但在慢性 HBV 感染，抗-HBe 阳性者预后不一定较 HBeAg 阳性者为佳。

HBsAg、HBeAg 及抗-HBc 阳性常称为"大三阳"，见于 HBV 现症感染，表示体内病毒复制活跃，传染性较强；HBsAg、抗-HBeAg 及抗-HBc 阳性常称为"小三阳"，见于急性乙肝或感染趋向恢复，传染性弱。三大抗原抗体系统是判断 HBV 感染状态常用的指标，但由于这些指标与 HBV 感染后转归的关系较为复杂，无论是临床诊断治疗还是从事流行病学研究，应结合临床表现、肝功能和 HBV 感染的血清和分子生物学指标进行综合评判，最好进行动态观察。

（四）抵抗力

HBV 在外环境中抵抗力较强，对低温、干燥、紫外线具有耐受性。37℃下 30 天抗原性稳定。煮沸 100℃10 分钟，高压蒸汽消毒（121℃，15 磅/cm²）15 分钟，或干热 160℃2 小时均可灭活。−20℃下保存 20 年以上仍具有抗原性和传染性。在 pH 2 下 6 小时抗原性存在，但传染性消失。次氯酸钠 0.5%～1.0%（5000～10 000ppm 氯）30 分钟，福尔马林 1∶4000，37℃72 小时，以及环氧乙烷气体消毒，均可破坏 HBsAg 抗原性。强去污剂十二烷基硫酸钠（1%）可完全破坏 HBV。

二、传染源

主要是急性和慢性乙肝病人及 HBV 携带者。黑猩猩、长臂猿等灵长类动物虽可感染 HBV，但作为传染源的意义不大。

（一）病人

人感染 HBV 后，由于机体的免疫反应和感染的病毒量不同，可表现为临床型和亚临床型感染，临床型有急性乙肝（分黄疸型和无黄疸型）、慢性乙肝（分慢性迁延性和慢性活动性）。一般估计乙肝黄疸型与无黄疸型之比为 1∶100。由于无黄疸型比例高，常被误诊或忽视，因此，它作为传染源的意义比黄疸型更为重要。慢性乙肝病人常携带 HBV，且反复发作，应视为重要传染源。

（二）病毒携带者

病毒携带者是指血液 HBsAg 阳性，但无肝炎症状和体征，肝功能正常，经半年观察无变化者，又称无症状或慢性 HBsAg 携带者。与乙肝病人相比，HBsAg 携带者数量大、分布广、隐蔽性强、活动不受限制，是乙肝最主要的传染源。

HBsAg 携带者传染性的强弱，与 HBsAg 滴度的高低以及 HBeAg 是否阳性有关。HBeAg 阳性的携带者，HBsAg 滴度较高，传染性较强。因此，此类携带者是更重要的传染源。据报道，在儿童 HBsAg 携带者中 HBeAg 阳性率较成人为高，而抗-HBe 阳性率则随年龄增长而升高。因此，儿童 HBsAg 携带者作为传染源的意义较成人更大。

三、传播途径

（一）经血传播

经输入含有 HBV 的血液及血制品（包括血清、血浆、全血以及血液制品）可引起乙肝，也称为输血后肝炎。在手术、拔牙、静脉注射、采血、注射、预防接种、针刺等过程中使用被 HBV 污染且未消毒或消毒不彻底的医疗器械及物品均可引起 HBV 传播。此外针灸、纹身、共用剃刀等也极易经破损的皮肤、黏膜感染进入人体而感染。

（二）性接触传播

HBV 可通过异性或同性性行为传播。在家庭中配偶较其他成员更易感染 HBV，妓女和同性恋男人 HBV 感染率高，HBV 感染者的唾液和精液中证明有传染性 HBV，均支持性接触传播的可能性。

（三）母婴传播

在乙肝地方性流行地区较为重要。慢性携带者母亲和于怀孕最后 3 个月或产后头 2 个月患急性乙肝的母亲可发生母婴传播。据估计，人群中至少 40% HBsAg 携带者是由母婴传播所致。母婴传播可能有三种机制：

1. 产前或宫内传播　估计 5%～10%，可能是通过胎盘或生殖细胞传播。

2. 围生期传播　主要发生在生产过程中，估计在 80% 以上，可能是在分娩过程中母血渗入胎儿体内所致，亦可能是婴儿经口摄入母血、羊水及阴道分泌物等传播。此外，通过婴儿破损的皮肤或黏膜传播亦不能除外。宫内或围生期感染 HBV 的婴儿，90%～100% 发展成 HBsAg 携带者。

3. 产后传播　亦较常见，用乙肝免疫球蛋白预防围生期传播后，约 38% 婴儿于生后第 2 或第 3 年感染 HBV，其中几乎半数婴儿发展成 HBsAg 携带者。母乳在传播乙肝中的作用各家意见不一。母亲唾液传播可能起一定作用。在产后阶段，由胞兄或胞姐水平传播也有可能。

（四）经口传播

水和食物不是 HBV 的传播媒介，粪-口途径传播不起重要作用。人体试验证明，HBV 经口感染所需的病毒剂量较经皮感染大得多。有人将传染性 HBV 材料直接放入 2 只黑猩猩的胃内，未发生感染，但用牙刷轻刷牙龈后，在口腔内喷洒传染性材料，则发生感染，说明经口感染可能不是经肠道，而是通过破损的口腔黏膜传播。

四、人群易感性

人群无论年龄大小，对 HBV 普遍易感。感染后可获得一定免疫力。HBV 各亚型间有交叉免疫，但与甲、丙、丁、戊型肝炎无交叉免疫。

五、流行特征

（一）地区分布

乙肝在世界范围内分布较广，但地区分布差异较大，北美、西欧和澳大利亚为低度流行地区，HBsAg 流行率为 0.2%～0.5%，抗-HBs 流行率为 4%～6%，儿童和新生儿感染较为少见；东欧、日本、地中海地区、西南亚和苏联为中度流行地区，HBsAg 和抗-HBs 的流行率分别为 2%～7% 和 20%～55%，儿童和新生儿感染较为常见；中国、南亚和热带非洲为高度流行地区，HBsAg 和抗-HBs 的流行率分别为 8%～20% 和 70%～95%，儿童和新生儿感染极为常见。

根据 1992 年全国大范围流行病学调查，我国为乙肝高发区，HBsAg 流行率为 9.75%，但其分布亦不平衡，城市为 8.08%，农村为 10.49%。南方高于北方，中南和华东部分省市 HBsAg 阳性率较高，华北地区较低。

（二）时间分布

乙肝发病无明显季节性。乙肝疫苗的大面积接种已对一些国家和地区乙肝流行特征产生了一定的影响，接种人群乙肝发病率和 HBsAg 阳性率明显下降；但据我国法定传染病报告资料分析，我国乙肝发病率今年仍有所上升。

（三）人群分布

1. 性别和年龄分布

我国乙肝发病率和 HBsAg 阳性率男性高于女性，但抗-HBs 阳性率则女性高于男性。

HBsAg 阳性率的年龄分布呈现两个高峰,第一高峰在 10 岁以前,第二高峰在 30~40 岁组。40 岁以后 HBsAg 阳性率随年龄增长而下降。

2. 职业分布

据调查,医务人员、托幼机构儿童、妓女、静脉内滥用毒品和同性恋男人等 HBV 感染率较高。我国未发现 HBsAg 阳性率高的职业人群,医务人员虽然 HBV 感染率高,但 HBsAg 携带率不高。

3. 家庭聚集性

HBsAg 有明显的家庭聚集性,HBsAg 阳性率高的地区家庭聚集性亦高,母亲 HBsAg 阳性的家庭,其子女 HBsAg 携带率亦高。聚集率高可能是母婴传播、长期密切接触所致。

六、预防

(一)强化乙肝疫苗预防接种

新生儿和高危人群是乙肝疫苗接种的首选对象,乙肝疫苗全程接种后保护率高达 90%左右。1992 年卫生部将乙肝疫苗纳入儿童计划免疫管理,并颁布了《全国乙肝疫苗免疫接种实施方案》;2002 年经国务院批准将乙肝疫苗纳入儿童计划免疫。这些策略的实施有力地推动了乙肝防治工作的深入开展,取得了一定效果。

(二)切断传播途径

1. 采取严格措施,防止医源性传播 各级医疗卫生单位应加强消毒防护措施。各种医疗及预防注射应实行一人一针一管,各种医疗器械及用具应实行一人一用一消毒。应严格对带血污染物的消毒处理。对血透析病房应加强卫生管理。

2. 阻断母婴传播 应将 HBsAg 列为产前常规检查项目。对 HBsAg 阳性,尤其是 HBeAg 阳性孕妇,应设专床分娩。产房所有器械要严格消毒。对 HBsAg 阳性孕妇所生婴儿,可用乙肝免疫球蛋白(HBIG)和/或乙肝疫苗加以阻断。

3. 加强血液制品的管理 血站和生物制品单位应按卫生部《血液制品管理条件》要求,生产和供应血液制品和含人体成分的生物制品,应以灵敏方法检测 HBsAg,阳性者不得出售和使用。禁止输入国外血液制品。

4. 加强其他卫生措施 对服务行业的公用茶具、面巾、浴巾和理发、修脚的刀剪等用具要定期消毒。

(三)管理传染源

1. 乙肝病人管理 经血清学、临床和流行病学资料确诊为乙肝病人后,应立即进行疫情报告,并采取相应的隔离措施。对乙肝可不定隔离日期,如需住院治疗,亦不宜以 HBsAg 阴转或肝功能完全恢复正常作为出院标准,只要病情稳定,可以出院。

饮食行业和保育人员中的乙肝病例,一律调离直接接触入口食品、食具或幼儿工作。疑似肝炎病例在未确诊和排除前,应暂时停止原工作。上述范围的新增人员和临时工作人员,在参加工作前必须进行健康检查。

2. HBsAg 携带者的管理 除不能献血和担任炊事员、保育员外,可照常工作和学习,但要加强随访。携带者要注意个人卫生、经期卫生和行业卫生,防止自身唾液、血液和其他分泌物污染周围环境,传染他人。在人群中不宜无目的地进行转氨酶和 HBsAg 普查。

第三节 丙型肝炎

一、病原体

丙型肝炎病毒（HCV）分类上属披膜病毒科中的黄病毒属丙型肝炎病毒属。病毒颗粒直径为40～60nm，由包膜、核衣壳和病毒核心组成，脂质含量高，对热及有机溶剂敏感。病毒在蔗糖溶液中的浮密度为1.08～1.18g/ml，沉降系数为140S。HCV基因组为单股正链RNA，全部基因组约含9400个核苷酸。

HCV抵抗力较强，耐热，但对一般化学消毒剂尤其氯仿敏感。用于HCV感染判断的实验室检测指标主要有两类：特异性HCV抗体和HCV核糖核酸（HCV RNA）。HCV经血液感染后几天内就出现病毒血症，而血清转氨酶（ALT）的变化和抗体的产生数周以后才出现，故PCR检测HCV RNA是一种早期、快速的诊断方法。

二、传染源

主要是急性、慢性病人和无症状携带者，其中携带者HCV的供血人员作为传染源的意义十分重要。

急性丙型肝炎潜伏期约2～26周，常见6～9周人感染HCV后可表现为急性、慢性病人和无症状携带者。丙型肝炎通常是隐性感染，只有20%～30%病人出现症状，其中半数出现黄疸。丙肝的传染期从临床症状出现前一至数周开始，直至整个临床期以及慢性期。急性期死亡病例较少见，却常转变成慢性，尤其是输血后肝炎有50%或更多的患者形成慢性肝炎。一般认为绝大多数慢性患者经2～3年后临床好转，10%～25%发展成持续慢性，并转变成肝硬化和原发性肝癌。男性、老年和高剂量病毒感染易发展成慢性丙型肝炎。

人和动物实验证明，至少在发病前12天血液即有传染性，并可持续携带病毒6年以上，但粪便无传染性，尿、乳汁、唾液和精液的传染性尚未见报道。血清中病毒滴度较低，约为102～103CID/ml。

三、传播途径及高危人群

HCV主要经肠道外途径传播，像乙肝一样经污染的血、血液制品、针头、注射器等传播。所以，丙肝的高危人群是受血者或接受血制品、注射药瘾者、血透析病人和接触血液的卫生护理人员，但与乙肝不同的有：①母婴传播的可能性不大。②家庭密切接触及性活动传播虽有报道，但尚待进一步证实。③部分丙肝感染者查不到传播途径。因此，丙肝在人群中传播的机制还待深入研究。

四、流行特征

（一）地区分布

本病在世界各地均有发生，但不均衡。根据WHO资料报道，大多数发达国家如西欧、北欧国家及加拿大和澳大利亚等国的人群HCV感染率低于1%；美国、日本和东欧各国在1%～2.4%之间；我国、非洲部分国家和南美洲大部分地区在2.5%～9.9%之间；东南亚部分国家和蒙古、南美个别国家及非洲广大地区超过10%。我国1992年30个省、市、自治区的调查结果,抗-HCV 阳性率平均 3.2%,其中辽宁省最高(5.1%),上海最低(0.9%),城乡感染率无差别。

(二)人群分布

HCV 感染集中在 15 岁以上年龄,青壮年高发,15 岁以下人群感染率极低,婴幼儿少有 HCV 感染者。在性别分布上,女性略高于男性。

丙肝发病无明显的季节性,以散发为主,偶可见到因医源性传播引起的小型暴发。

五、预防

丙肝防制与乙肝基本相同,但因病毒变异频繁目前尚无有效疫苗。所以,丙肝防制应以切断传播途径为主,加强采供血、血液制品生产的监管力度,加强人群检测和传染病管理,开展健康教育以提高群体防病意识,减少或杜绝危险行为。

第四节 丁型肝炎

一、病原体

丁型肝炎是由丁型(D)肝炎病毒(hepatitis D virus,HDV)引起的。HDV 颗粒的直径为 35～37nm,外壳包围着与 HBV 相同的 HBsAg,内部由环状单链 RNA 和 HDV 抗原(HDAg)组成。在氯化铯中浮密度为 1.24～1.25g/ml。HDV 是一种有传染性、嗜肝性、有缺陷的病毒,必须依赖于 HBV 或其他亲肝 DNA 病毒的辅助,才能进行复制。HDV 只有一个血清型。感染 HDV 后可产生 HDV 核糖核酸(HDV RNA)和 HDV 抗体(抗-HDV),急性 HDV 感染时,抗-HDV IgM 一般维持 2 周～20 周,可以用于早期诊断,恢复期出现抗-HDV IgG,可作为诊断慢性 HDV 感染的血清学标志。

二、传染源

本病的主要传染源是携带 HDV 的急性、慢性病人和携带者。人感染 HDV 后,可表现为 HBV 和 HDV 联合感染(Coinfection)或重叠感染(Superinfection)。

(一)联合感染

如受染者既往未感染过 HBV,同时感染 HBV 和 HDV 两种肝炎病毒,经 6～12 周或更长的潜伏期后,出现类似乙肝急性感染的临床表现及一系列血清学反应,有时可见双峰型转氨酶升高,分别表示 HBV 和 HDV 感染。约 10% 的联合感染者表现为重型或暴发型感染,在急性期血中可检测到 HDV RNA,恢复期早期消失,抗-HDV-IgM 在急性期晚期出现,滴度不高,维持数周消失,恢复期出现抗-HDV-IgG,滴度不高,并于恢复后数月消失。

联合感染时,疾病呈自限性,因 HBV 感染后期出现抗-HBs,随后 HBV 和 HDV 复制停止,疾病痊愈,很少转成慢性。据报道约 5% 以下的联合感染可发展成 HBV 携带者和持续 HDV 感染。

(二)重叠感染

HDV 重叠感染多发生于慢性 HBV 感染者,其临床表现主要取决于受感染者原是 HBsAg 无症状携带者还是慢性肝病患者。若为 HBsAg 无症状携带者,则可表现为典型的急性肝炎,病情较重,约有 20% 为重症和暴发性肝炎。但抗-HBc-IgM 可能为阳性,抗-

HBc-IgG 阳性，说明原是慢性 HBV 感染者。

急性期前即可测到 HDV RNA 和 HDAg 阳性，一般于急性期早期就下降，数周后消失。抗-HD-IgM 和 IgG 很快在血中出现，在急性期强阳性，IgM 持续数周至数月消失，IgG 则持续阳性。如果转氨酶持续不正常，肝炎症状不减轻，HDV RNA 和 HDAg 也可不消失，而抗-HD-IgM 和 IgG 持续强阳性，是慢性 HDV 感染的主要血清学标志。

三、传播途径

丁型肝炎的传播途径与乙肝相似，主要经血或血制品传播。

（一）经血或血制品传播

通过直接接触污染的血液、血制品和污染的注射用品等，是 HDV 传播的最主要方式。北美和西欧 HDV 感染，主要发生在注射药瘾者和反复接受输血和血液制品的血友病患者。

（二）日常生活接触传播

主要通过轻微皮肤、黏膜伤口、性交等方式传播。

（三）母婴传播

本病和 HBV 一样，可经 HBsAg 阳性和感染了 HDV 的母亲在围生期传给新生婴儿，其中 HBsAg 阳性的母亲危险性最大。

四、流行特征

丁肝的流行呈世界性，通常与乙肝地方性流行一致。在无症状 HBsAg 携带者，HDV 的流行率为 0%~20%，慢性乙肝病人为 10%~90%，根据乙肝地方性流行率的不同分三类，在低地方性流行区，如美国在无症状 HBsAg 携带者中 HDV 的流行率为 0%~5%，慢性乙肝病人为 10%~25%；在中地方性流行区，分别为 10%~15%、30%~50%，如意大利南部；在高地方性流行区分别为 20%、90%，如拉丁美洲、亚马逊河盆地等。

我国虽属乙肝高地方性流行区，但丁肝流行率并不高。据 1992 年全国调查结果显示只有 16 省市检出抗-HDV，平均阳性率为 1.15%。无性别、年龄差异。

五、预防

预防的主要防制措施与乙肝相同。由于 HDV 的复制依赖于 HBV，因此预防乙肝的一系列措施能有效地预防 HDV 感染。乙肝疫苗能有效地预防 85% 以上的 HBV 感染，也就可有效地预防 HBV 和 HDV 的联合感染。因此，预防重叠感染的唯一有效措施是切断传播途径。

第五节 戊型肝炎

一、病原体

戊型肝炎是由戊型肝炎病毒（HEV）引起，经粪-口途径传播，常因饮水受到粪便污染造成大型暴发流行，其临床和流行病学类似甲肝。

（一）病毒颗粒

本病患者和实验动物，在发病前及发病早期的粪便中，用免疫电镜可检测到直径为 27~

38nm（平均直径 32.3nm）、无外壳和表面呈锯齿状病毒样颗粒，用人和动物感染前、急性期和恢复期血清作免疫电镜，证明为本病所特异。HEV 的蔗糖沉降系数大约为 183S，在酒石酸钾/甘油梯度中，浮密度为 1.29g/ml；可被 CsCl 裂解，在冰冻/解冻或 -20°C 贮存时，易被裂解。

HEV 基因组为单股正链 RNA，长约 7.5kb，有 3 个部分重叠的开放读码框架。不同地区分离的 HEV 基因有一定的差异，目前至少分为 Ⅰ～Ⅶ 7 个基因型。

（二）易感动物

多数动物实验感染研究结果提示，非人类灵长类动物对 HEV 普遍易感。多数动物感染 HEV 后可出现血清 ALT 升高，并伴有肝细胞炎症反应或某些形态及超微结构的改变，可在肝组织、胆汁或粪便中检测到特异性抗原或病毒颗粒，急性期粪便可感染同种的其他动物，能够连续进行传代。这些特征与人类戊型肝炎相似，符合动物模型的标准要求。

猕猴是最早用做戊型肝炎的模型动物，感染后出现的症状与人类最为接近，且在世界上分布广泛，一般认为猕猴是人类 HEV 最理想的动物模型。另外，食蟹猴、恒河猴、非洲绿猴、绒猴、黑猩猩等均是 HEV 的良好宿主。

二、传染源

戊型肝炎的主要传染源是潜伏期末和急性期初的病人。潜伏期是 2～9 周，平均 6 周。感染 HEV 后可表现出隐性感染和显性感染两种类型，显性感染包括急性黄疸型、急性无黄疸型和暴发型肝炎，成人以显性感染为主，而儿童以隐性感染为主。我国学者曾用免疫电镜检测 6 例患者发病前后 60 份系列粪便，发现于发病前 1～4 天，HEV 检出率为 100%，发病后 1～3 天为 70%，4～6 天为 40%，7～9 天为 25%，10～12 天为 14%，于发病 2 周后再未检出 HEV。在显性感染病人中，虽然散在发生的病人可见于 2 个月～15 岁的儿童，但暴发流行时仍以 15～40 岁的青壮年多见。本病呈自限性，一般不发展成慢性，多数病例于 6 周内恢复。一般病死率为 1%～2%，但 6～9 个月的孕妇患此症，死亡率高达 20%，易致流产和死胎。

经人和动物实验感染证明，HEV 在肝细胞中复制，经胆汁排入粪便，在潜伏期末和急性期初的病人粪便中可检出传染性病毒颗粒。

三、传播途径

主要经粪-口途径传播，即通过摄入被病人粪便污染的水或食物传播，此外，还可通过日常生活接触和输入性传播。

至今报道的绝大多数戊肝流行为水型流行，如世界上最早报道印度新德里（1955—1956）水源污染引起的肝炎暴发流行，当时误认为是甲肝，人群发病率高达 70%，黄疸型肝炎的病例就有 29 000 多例，后复查血清标本，证明是戊肝。几乎在同时，苏联加盟共和国发生 10 800 例急性戊肝黄疸型肝炎。后来很多国家相继报告戊肝暴发流行，如缅甸、尼泊尔、巴基斯坦、阿尔及利亚、利比亚、索马里、苏丹、墨西哥等。我国辽宁、河北、山东、新疆等省均有粪便污染水源引起戊肝水型暴发流行的报告。

戊肝也可散发，主要是病人粪便污染食物或外环境，造成日常生活接触传播。有时也可引起食物的暴发流行。卫生条件越差，续发率越高，但与甲肝相比，其续发率远较甲肝为低。

四、人群易感性

人群对 HEV 普遍易感。感染 HEV 后产生 HEV 抗体，该抗体具有中和病毒的作用，感染后获得一定的免疫力，但是持续时间短，一般仅 1~2 年，且对其他型病毒性肝炎无交叉免疫。

五、流行特征

（一）地区分布

戊肝呈世界性分布，主要发生在亚洲、非洲和中美洲的发展中国家，发达国家仅有个别输入性病例。

（二）流行类型

本病以流行为主，多由水源被粪便污染所致。我国曾报告两起食物型暴发，但亦可散发。本病流行有两种类型：

1. 短期流行　由水源一次性污染所致，持续几周。
2. 长期流行　由水源持续性污染所致，或通过污染的环境，或直接人传人传播，可长达几个月。

（三）季节分布

多发生于雨季或洪水后。

（四）人群分布

主要为青壮年发病，以 15~39 岁年龄组发病率最高，儿童和老人发病相对较少。一般男性发病率高于女性。此外，发病与卫生水平明显有关。

（五）传染性

较甲肝为低，一户一例占多数，二代发病率较低。

六、预防

与甲肝基本相同，采取以切断传播途径为主的综合性防治措施。保护水源，防止粪便污染。改变饮水习惯，不喝生水，特别是在雨季和洪水过后，必须提高警惕，饮用水一定要煮沸。注意饮食卫生，做到饭前便后洗手，不吃腐败变质和不洁的水果、蔬菜等。

戊肝目前仍无特异性的预防方法，普通免疫球蛋白被动免疫对预防戊肝无效。

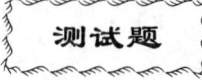

一、名词解释

HBV 和 HDV 的重叠感染及联合感染

二、选择题

1. 在五型肝炎中，主要经粪-口传播的有
   A. 甲型和乙型
   B. 乙型和丙型
   C. 甲型和戊型
   D. 乙型和丁型

E. 戊型和乙型

2. HDV 是一种有传染性、嗜肝性、有缺陷的病毒，其复制可依赖于
   A. HBV
   B. HCV
   C. HEV
   D. HPV
   E. HAV

三、分析题

试比较五型肝炎的流行病学特点。

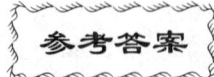

一、名词解释

答案（略）

二、选择题

1. C   2. A

三、分析题

五型肝炎的流行病学特点比较：

项目	甲型	乙型	丙型	丁型	戊型
病原	27～32nm RNA病毒	42nm DNA病毒	36～62nm RNA病毒	35～37nm RNA病毒	27～38nm RNA病毒
主要传播途径	粪口	血液、母婴	血液	血液	粪口
好发人群	儿童	成人、儿童	成人	成人	青壮年
流行性	散发式流行	散发	散发	散发	流行或散发
季节性	秋冬季	无	无	无	雨季或洪水后
平均潜伏期	30天	70～80天	6～9周	4～20周	36天
起病	多急	多缓慢	多缓慢	多缓慢	多急
有无黄疸	多有	多无	多无	多无	多有
慢性病毒携带者	无	有	有	有	无
慢性肝炎	无	有	有	有	无
预防重点	水粪管理、饮食卫生、个人卫生、被动免疫疫苗	乙肝疫苗免疫、控制医源性传播和母婴传播	控制血液传播	同丙型	同甲型

（余灿清　曹卫华）

第十四章 心血管疾病流行病学

> **学习目标**
> 1. 掌握高血压、脑卒中和冠心病的主要危险因素
> 2. 熟悉心血管疾病的防制策略和控制措施
> 3. 了解目前心血管疾病的流行状况和分布特点

1949年开始的美国 Framingham 心血管病研究,确定了冠心病、脑卒中和其他疾病的重要危险因素,成为开拓性的心血管病流行病学研究。国际合作研究最早为1958年开始的7国研究,从20世纪80年代又开始了多国心血管疾病趋势和决定因素的监测(MONICA)以及国际高血压(Intersalt)研究等。我国心血管病流行病学的系统研究始于20世纪70年代,80年代开始参与国际合作研究,研究队伍中有相当多的临床医师,形成预防和治疗紧密结合的特色。

第一节 心血管疾病概述

随着社会的进步、经济的发展和寿命的延长,一些慢性病正日益威胁人类的健康。1994年世界卫生组织(WHO)发表的"全球的疾病负担"显示:1990年全球死亡人口超过5000万,冠心病和脑血管病的死亡率分列一、二位。而在发展中国家(包括我国),心血管疾病的发生正呈现显著上升趋势。1997年美国心脏病学学会(ACC)年会提出:"发展中国家正面临着心血管病的流行……,到2020年,在发展中国家,70%的死亡可能是源于非传染性疾病,主要是心血管疾病。"因此,了解和学习心血管疾病流行病学,将对预防和控制其流行起到至关重要的作用。

广义的心血管疾病包括心脏和血管疾病,以及肺循环疾病和脑血管疾病等。根据国际疾病分类第十版(ICD-10,1992),心血管病编码为Ⅰ00~Ⅰ99,包括急性风湿热(Ⅰ00~Ⅰ02)、慢性风湿性心脏病(简称风心病,Ⅰ03~Ⅰ09)、高血压性疾病(Ⅰ10~Ⅰ15,原发性高血压Ⅰ10)、缺血性心脏病(即冠心病,Ⅰ20~Ⅰ25)、肺源性心脏病和肺循环疾病(Ⅰ26~Ⅰ28)、脑血管疾病(Ⅰ60~Ⅰ69),以及其他心脏和血管等循环系统疾病。在心血管疾病中,目前对我国人群健康危害最严重的是高血压、脑卒中和冠心病。

由于世界范围内的人口老龄化导致发展中国家的疾病谱转为以慢性非传染性疾病为主,其中以心血管疾病最为明显,从20世纪90年代中期开始,心血管疾病已成为发展中国家的头号死因,其年龄标化死亡率在2004年已达到发达国家的2倍多(表14-1)。

表 14-1　2004 年世界主要慢性非传染性疾病的年龄标化死亡率（1/10 万）

	心血管疾病	恶性肿瘤	损伤和中毒	全部慢性非传染性疾病
低收入国家	409	126	108	794
中低收入国家	337	125	104	675
中高收入国家	401	133	102	692
高收入国家	164	135	43	408
全世界	301	130	93	612

(World Health Statistics, 2009)

表 14-2　1987—2008 年我国部分城市和农村心血管病死亡情况

年份	城市				农村			
	脑血管病		心脏病		脑血管病		心脏病	
	粗死亡率 (1/10 万)	死亡构成比 (%) (顺位)	粗死亡率 (1/10 万)	死亡构成比 (%) (顺位)	粗死亡率 (1/10 万)	死亡构成比 (%) (顺位)	粗死亡率 (1/10 万)	死亡构成比 (%) (顺位)
1987	125.89	20.61 (2)	92.84	15.20 (3)	101.87	14.83 (2)	89.74	13.07 (4)
1988	116.59	20.95 (2)	84.00	15.10 (4)	100.88	16.07 (2)	74.32	11.41 (5)
1989	122.04	20.94 (2)	91.86	15.76 (4)	98.99	15.53 (2)	76.93	12.07 (4)
1990	121.84	20.83 (2)	92.53	15.81 (3)	103.93	16.16 (2)	69.60	10.82 (4)
1991	116.48	21.05 (2)	82.36	14.88 (4)	97.51	15.49 (2)	67.45	10.71 (5)
1992	122.69	21.13 (2)	85.07	14.65 (4)	103.79	16.38 (2)	64.65	10.21 (5)
1993	124.20	21.35 (2)	85.62	14.72 (4)	98.15	15.71 (2)	62.74	10.04 (5)
1994	129.58	22.08 (1)	87.94	14.99 (4)	104.53	16.35 (2)	66.55	10.41 (5)
1995	130.48	22.18 (1)	90.10	15.31 (3)	108.05	16.73 (2)	61.98	9.60 (5)
1996	134.59	22.28 (1)	98.91	16.37 (3)	110.92	17.35 (2)	69.07	10.80 (5)
1997	134.88	22.63 (2)	99.99	16.77 (3)	112.03	17.82 (2)	72.21	11.48 (5)
1999	127.18	21.63 (2)	98.92	16.82 (3)	111.57	18.40 (2)	74.99	12.70 (4)
2000	127.96	21.85 (2)	106.65	15.73 (3)	115.20	18.40 (2)	73.43	12.37 (4)
2001	111.01	20.41 (2)	95.77	17.61 (3)	112.60	18.95 (2)	77.72	13.08 (4)
2002	100.60	17.42 (2)	84.10	14.56 (4)	70.60	17.41 (2)	58.50	14.43 (4)
2003	105.40	14.80 (2)	76.21	10.72 (4)	89.90	11.41 (2)	45.50	5.77 (4)
2004	94.70	18.11 (3)	96.90	18.54 (3)	112.11	19.67 (3)	63.36	11.12 (4)
2005	116.63	21.23 (2)	98.22	17.89 (3)	111.74	21.17 (2)	62.13	11.77 (4)
2006	90.72	17.1 (3)	93.69	17.66 (3)	105.48	20.36 (2)	71.84	13.87 (4)
2007	111.47	18.04 (2)	100.61	16.29 (3)	119.69	20.59 (2)	86.01	14.80 (4)
2008	120.79	19.62 (3)	121.00	19.65 (2)	134.16	21.73 (2)	87.10	14.11 (4)

(中国卫生统计年鉴, 1988—2009)

我国城乡疾病监测点1987—1996年脑血管病和心脏病年死亡率和死亡构成（顺位）情况见表14-2。脑血管病死因顺位在城市居第1或第2位，在县乡居第2或第3位；心脏病死因顺位在城市居第3或第4位，在县乡居第4或第5位。如果合并脑血管病和心脏病考虑，总的心血管疾病的死因顺位在城市稳居第1位，在县乡略高于呼吸系疾病仍居第1位。

表14-3　2008年我国城乡居民主要疾病死亡率及死因构成

顺位	城市			农村		
	死因	标化死亡率（1/10万）	构成（%）	死因	标化死亡率（1/10万）	构成（%）
1	恶性肿瘤	153.60	27.12	恶性肿瘤	189.81	25.39
2	心脏病	114.36	19.65	脑血管病	175.53	21.73
3	脑血管病	112.28	19.62	呼吸系统疾病	140.57	16.88
4	呼吸系统疾病	69.87	11.86	心脏病	116.31	14.11
5	损伤和中毒	30.14	5.08	损伤和中毒	59.98	8.59
	五种死因合计		83.33	五种死因合计		86.70

（中国卫生统计年鉴，2009）

从表14-3可看到，2008年我国城乡居民前5位死因是相同的，并均占总死亡的80%以上，只是死因顺位不同。如果合并脑血管病和心脏病考虑，城市总的心血管病死亡构成比已达39.27%，农村也已达35.84%，近年来均保持在较高水平。

第二节　高血压

高血压（hypertension）在我国和世界大部分地区都是常见病、多发病，是目前造成人类心脑血管疾病死亡的主要原因之一。世界卫生组织（WHO）在1958年的心血管病和高血压病的专家委员会上，首次提出了在世界范围内开展高血压的流行病学研究，同时也提出了正常血压和高血压的诊断标准。此后，世界范围内的高血压流行病学研究如雨后春笋。随着人类对高血压病认识的不断深入及高血压危害的日益显著，WHO又组织全世界的专家对高血压的分类、诊断标准和方法进行了多次讨论与修订。1978年4月7日在WHO和国家心脏病学会的联合倡议下被定为"征服高血压日"，并提出了"攻克高血压"的口号。此后，原发性高血压的流行病学研究在更大的范围内开展，并从单纯的血压分布描述，向危险因素研究、自然史研究及干预研究的纵深发展，有力地推动了原发性高血压的防治工作。我国原发性高血压的防治研究始于1958年。1959年全国第一次心血管病学术会议制定了我国高血压、冠心病的诊断标准和治疗效果评定标准。前后进行了三次全国的原发性高血压的流行病学调查，为我国高血压的人群防治提供了宝贵的数据。

一、高血压的分类、诊断标准和分级

高血压可分两类。一类是原发性高血压（essential hypertension），其发病机理尚未完全明了，此种高血压占所有高血压病人的70%~80%，又称高血压病。另一类是继发于其他疾病（如肾脏病、内分泌疾病等）的高血压，故称继发性高血压，其发病只占高血压病人的20%~30%。高血压的定义具有人为性的特点，而且一直以来在不同国家和不同的国际权威部门存在着差异，特别是美国联合委员会和WHO-ISH高血压治疗指南委员会所发布的高血压定义就有所不同。我国曾经四次修改高血压定义，与目前国际上两个主要的高血压治疗指南的血压分类基本一致。当今，为了给临床医师和广大受众一个一致的意见，WHO-ISH治疗指南委员会同意了在原则上采用美国JNC-Ⅵ所提出的定义和分类方法，把高血压定义为在未服用抗高血压药物的情况下，收缩压≥140mmHg和/或舒张压≥90mmHg。

WHO-ISH指南委员会的专家认为"期"有指病程进展阶段的涵义，而目前仅按血压水平分类，不反映病程，故用"级"而不用"期"。除以1、2、3级（与前一版WHO-ISH指南中的轻、中、重相对应）取代JNC-Ⅵ中的1、2、3期；将临界高血压列为1级亚组，将收缩压≥140mmHg和舒张压＜90mmHg单独列为单纯性收缩期高血压，将收缩压140~149mmHg，舒张压＜90mmHg列为临界性单纯性收缩期高血压外，两个指南的分类标准相同。其中WHO-ISH指南强调，患者血压增高，决定应否给予降压治疗时，不仅要根据其血压水平，还要根据其危险因素的数量与程度；"轻度高血压"只是与重度血压升高相对而言，并不意味着预后必然良性。另外，还应当根据合并的心血管病危险因素、靶器官损害和同时患有的其他疾病，将高血压患者分为4层（组），即低危、中危、高危和很高危，并依此指导医生确定治疗时机、治疗策略与估计预后。

2005年10月，卫生部心血管病防治研究中心与中国高血压联盟一起发布了《中国高血压防治指南（2005年修订版）》。该指南参考了《2003年ISH/WHO高血压指南》的分类标准，将18岁以上成人的血压，按不同水平分类如表14-4。

表14-4 血压水平的定义和分类（WHO/ISHS）

类别	收缩压（mmHg）	舒张压（mmHg）
理想血压	＜120	＜80
正常血压	＜130	＜85
正常高限	130~139	85~89
一级高血压（轻度）	140~159	90~99
亚组：临界高血压	140~149	90~94
二级高血压（中度）	160~179	100~109
三级高血压（重度）	≥180	≥110
单纯收缩性高血压	≥140	＜90
亚组：临界高血压	140~149	＜90

需要指出的是，当一个受检者的收缩压和舒张压处在不同的类别时，其血压水平的定位取较高的类别。

此外还存在其他的情况，包括：
- 单纯收缩性高血压（收缩压升高，舒张压正常）；
- 单纯诊所性高血压，即一些患者在诊所测量血压时，血压始终增高，而在诊所以外的环境血压不高。这种诊所测到的血压与其他环境中的血压差异，可能取决于多个因素，但与测血压时的加压反应并不相关。

二、高血压的分布

(一) 人群分布

1. 年龄、性别分布 高血压患病率和发病率均随年龄的增加而上升,一般在35岁以后增长幅度较大,美国1991年进行的国家健康与营养调查结果显示,18~74岁高血压患病率为20%,50~59岁为44%,60~74岁组为67%,其上升比例十分明显,且是高血压的高发年龄段。美国Framingham心脏研究资料显示,男性30~39岁组高血压发病率为3.3%,而70~79岁组发病率为6.2%;女性上述两组发病率则分别为1.5%和8.6%。1996年Kannel Williams报告的结果显示,在美国人群中,从30岁至65岁间血压增加幅度最大,收缩压平均升高20mmHg,舒张压升高10mmHg。这一趋势持续到男性75~79岁年龄组,女性到80~84岁年龄组。但60岁以后,收缩压是继续上升,而舒张压不升或略有下降,这就是为什么老年期单纯收缩期高血压比例高的原因。在60岁以前,一般男性患病率高于女性,但60岁以后则女性多高于男性。

我国1991年第三次全国高血压抽样调查结果显示(见表14-5),随着年龄的增加,高血压现患率呈上升趋势,且35岁以后上升明显,在60岁以前男性高于女性,60岁以后女性高于男性。

表14-5 我国不同年龄、性别高血压*患病率(%)

年龄组	男性			女性			合计		
	调查人数	例数	%	调查人数	例数	%	调查人数	例数	%
15~	35482	1065	3.00	35073	467	1.33	70555	1532	2.17
20~	53339	2585	4.85	58471	950	1.62	111810	3535	3.16
25~	57309	2907	5.07	65996	1246	1.92	123305	4171	3.38
30~	46768	3227	6.90	54473	1467	2.69	101241	4694	4.64
35~	52709	4609	8.74	60019	2925	4.87	112728	7534	6.68
40~	43764	5058	1.56	49547	4345	8.77	93311	9403	10.08
45~	32318	5014	15.51	36209	5438	15.02	68527	10452	15.25
50~	29260	6003	20.52	32863	7015	21.35	61123	13018	20.96
55~	29701	7837	26.39	32143	8537	26.65	61844	16374	26.48
60~	25321	8272	32.67	26427	8790	33.26	51748	17062	32.97
65~	18460	7067	38.28	19788	8087	40.87	38248	15154	39.62
70~	12939	5522	42.68	14369	6786	47.23	27308	12308	45.07
≥75	11559	5421	46.90	15063	8206	54.48	26622	13627	51.19
合计	448929	64587	14.39	500441	64277	12.84	949370	128864	13.57

*:收缩压≥140mmHg和/或舒张压≥90mmHg或近两周内服降压药者(资料来源:全国1991年高血压抽样调查)

2. 职业分布　高血压患病率存在着明显的职业差异。我国1991年高血压抽样调查结果表明：无论男女，机关企业工作人员其高血压患病率都是最高的，其次是牧业劳动者；其他行业，男女略有不同。

3. 文化程度分布　文化程度不同其高血压患病率也有差异。以我国调查结果为例，文盲、半文盲和大学以上两部分患病率最高，分别为22.93%和16.06%，其他依文化程度分别为：小学14.09%，初中9.32%，高中7.64%，中专11.95%，大专10.85%。这是患病粗率的结果，由于文化程度和高血压患病率之间的关系受年龄构成的影响较大，故文化程度与高血压的关系尚需进一步研究。

4. 民族　原发性高血压患病率存在着明显的种族差异。美国1991年第三次全国健康与营养调查结果表明，18岁以上人群黑人的高血压患病率最高为32.4%，非西班牙裔的白人为23.3%，而墨西哥裔的美国人为22.6%。在美国的夏威夷，35~64岁的高血压患病率，纯波利尼西亚人最高为27.9%，菲律宾人为14.8%，日本人为14.5%，白种人为13.1%，华人为5.8%。我国1991年调查结果显示，我国患病率最高的民族有：朝鲜族（22.95%）、藏族（21.04%）、蒙族（20.22%）。患病率最低的民族为彝族（3.28%）、哈尼族（4.82%）和黎族（6.05%），高发民族高血压患病率约是全国平均患病率的1倍。

（二）地区分布

1. 国家间的分布　高血压的患病率在世界各国之间有一定的差异。一般来讲，患病率与工业化程度有关，即工业化程度越高，该国高血压患病率就越高，但也有一定的地区和种族差异。根据WHO的MONICA项目数据，欧美等发达国家的成人高血压患病率约为10%~20%，如美国已达到20%~25%。亚洲国家高血压患病率水平大体相近，约在10%~15%之间，如日本高血压患病率为10%，新加坡为14.1%。非洲国家高血压患病率差异较大，东非国家偏低，西南非国家偏高，患病率在3%~30%不等，如塞内加尔15岁以上人口农村和城市患病率分别为5.5%和7%；南非城市和农村分别为30%和19%。上述国家血压诊断标准均是指≥160/95mmHg作为高血压的诊断标准。

2. 国家内分布　我国是高血压的高发国。1991年全国高血压抽样调查结果表明，按美国高血压诊断新标准≥140/90mmHg，我国15岁以上高血压患病率为13.58%。按1990年全国人口普查年龄构成校正后的标化患病率为11.26%，其中男性12.15%，女性10.32%，按此标准估算，我国约有高血压患者近9000万。高血压发病率在我国各地区有明显的差异，其规律是北高南低，且呈现自北向南逐渐递减的趋势。按≥140/90mmHg作为高血压诊断标准，各省市高血压患病率以海南省最低为6.75%，西藏最高19.54%。其他患病率较高的依次是北京（16.93%）、内蒙古（16.73%）、河北（16.39%）、天津（16.10%）。

3. 城乡分布　一般而言，在同一地区城市高血压患病率高于农村；经济发达地区又高于不发达地区。以2002年中国居民营养与健康状况调查为例，取≥140/90mmHg作为高血压诊断标准，我国18岁及以上居民高血压患病率为18.8%，估计全国患病人数1.6亿多。与1991年相比，患病率上升31%，患病人数增加约7 000多万人。农村患病率上升迅速，城乡差距已不明显。大城市、中小城市、一至四类农村高血压患病率依次为20.4%、18.8%、21.0%、19.0%、20.2%和12.6%。

（三）时间分布——原发性高血压的流行趋势

1. 国外高血压流行趋势　由于近些年来在全世界范围内开展了心脑血管疾病的防治和高血压的干预与控制项目，所以，由高血压所导致的心脑血管疾病的发生率和死亡率出现了明显的下降趋势。在美国，通过全民健康运动和高血压控制方案的实施，其高血压患病率也有了明显的下降，从1971年的36.3%（≥140/90mmHg）下降至1991年的20.4%，收缩压平均水平由131mmHg下降到119mmHg。

2. 我国高血压流行趋势　我国建国以来高血压的患病一直呈明显的上升趋势。如果按1964年全国普查人口进行调整计算标化率，我国高血压患病率从1980年第二次全国高血压流行病学调查的7.52%上升至1991年第三次全国高血压流行病学调查的9.41%，10年来增加了25%。这种上升主要表现为临界高血压患病率的上升明显。以北京、上海、天津三市为例，见表14-6。

表14-6　北京、上海、天津三市高血压患病率* 变动趋势

	1958年	1973年	1979年	1991年
北京	7.44	10.98	13.65	20.94
上海	6.96	8.33	11.20	13.83
天津		7.58**	10.88	17.20

*：收缩压≥141mmHg 和/或舒张压≥91mmHg 或近2周内服降压药者

**：为1972年6个区的资料，全人口患病率为4.5%，折合成15岁以上成人为7.58%

三、高血压的危险因素

高血压的发病涉及复杂的病理生理过程，其影响因素是多种多样的，如年龄、性别、民族、社会经济状况、儿童血压水平、饮酒、体重、营养膳食、各种环境暴露等。几十年来，全世界的科学家们对高血压的危险因素进行了广泛、深入的研究，目前可认为高血压的危险因素包括两大类：一类是遗传因素，另一类是环境因素。

（一）遗传因素

遗传是高血压病人的一个重要危险因素，大量的流行病学研究已从不同方面和角度证实了其与高血压发生的关系。

1. 原发性高血压存在着家庭聚集性，双亲是高血压患者其子女得高血压的概率是双亲血压正常者的5倍。

2. 研究亲养子与寄养子的家庭，也定量地发现了血压的差异，寄养双亲与寄养子女血压的相关明显低于双亲与亲养子的相关。

3. 在双生子研究中，同卵双生子间的收缩压和舒张压相关的程度要大于异卵双生子。

4. 儿童血压存在着轨迹现象。

5. 不同种族血压分布的研究均证实了遗传因素在高血压发生中的作用。

（二）环境因素

环境是影响血压随年龄而升高的最重要因素，其中与高血压发病有关的公认的环境因素包括超重、缺乏体力活动、高盐摄入、过量饮酒等。

1. 体重　从横断面和前瞻性研究均提示体重和血压水平呈正相关，在成年或儿童、不同人种的男、女均如此。在流行病学研究中一般用体质指数（body mass index，BMI）作为与体重相关的人体测量指标。研究表明BMI是高血压发生的一个独立危险因素。超重者发生高血压的危险增加2~6倍。估计约20%~30%高血压病人主要因超重引起，预防肥胖可

使高血压的发病率下降30%。

大量干预研究结果证实减重可明显降压：在有效地控制体重后，血压水平随年龄上升的幅度减小，其上升趋势得到了有效地抑制。体重本身又受很多因素的影响，如遗传、饮食高热量食物、体力活动过少都是体重增加的因素，但通过上述因素的控制与改变，其体重也是能得到控制和改变的。

2. 食盐摄入 食盐成分中的钠离子是促使血压升高的因素。关于食盐是高血压的危险因素已经从以下几方面得到证实：

（1）在不同国家、地区人群的高血压流行病学研究中发现，高血压患者人群盐摄入的平均量远高于血压正常人群组；

（2）我国北方高血压患病率明显高于南方，其盐摄入情况也存在着明显的"北咸南甜"的现象，其分布是一致的；

（3）国际上五个地区的钠盐摄入与血压水平关系的研究表明：a. 阿拉斯加居民每日盐摄入低于4g，血压不超过140/90mmHg；b. 太平洋马绍尔岛土著人盐摄入为7g/d，血压≥140/90mmHg者为6.9%；c. 美国的人食盐约为10g/d，高血压患病率为14%；d. 日本南部居民14g/d，患病率为21%；e. 日本北部居民（秋田）盐摄入26g/d，收缩压≥140mmHg者高达84%，舒张压≥90mmHg者达39%。

（4）控制食盐摄入量，每日达5g，4周后高血压组收缩压从160mmHg下降至141mmHg，舒张压下降6个mmHg。这些均证实盐摄入过多是高血压的危险因素。但并不是所有的人吃盐过多都患高血压。最新研究结果表明，在个体中存在着盐敏感基因，即如果个体存在着盐敏感基因，则其食盐后会导致高血压的发生，但尚需分子流行病学在大人群中的进一步验证。

3. 体力活动 不少研究表明在男女及所有年龄组，体力活动多的人群高血压患病率较低。即使在高血压病人中，参加体力活动的人也比久坐的人死亡率低。单独增加体力活动或作为减重的措施之一常用以降压。Fagard和Tipton最近汇总了体力活动和高血压关系的研究，基于48个研究结果，他们指出：经过体力活动，临界高血压患者的收缩压（systolic blood pressure，SBP）和舒张压（diastolic blood pressure，DBP）平均分别下降6mmHg和7mmHg；确定的高血压患者的SBP和DBP平均分别下降10mmHg和8mmHg。

4. 饮酒 饮酒作为高血压的独立危险因素已经通过大量流行病学研究加以证实。估计在总高血压患病率中约5%～7%由于过量饮酒引起（在男性达11%）。

（1）在苏格兰、瑞典和美国等国的研究中，均发现饮过量的酒与高血压的患病率存在着明显的正相关；

（2）在控制年龄、性别、BMI、吸烟等变量后饮酒与高血压的这种关系持续存在；

（3）我国高血压抽样调查结果表明，饮酒组高血压患病率比不饮酒组高39.9%，饮酒量与血压水平呈现剂量反应关系；

（4）控制饮酒量后，血压水平能明显下降。

5. 其他因素 随着人们对高血压及其影响因素研究的不断深入，越来越多的因素引起了人们的注意，但是由于不同的研究项目出现了不同的研究结果，故对这些因素只能认为是可能的影响因素，并且需要更多的流行病学研究加以证明。

（1）微量元素：除了上面所述及的钠以外，钾与高血压的关系的研究开展的也很多。国际盐与血压关系协作研究（INTERSALT）和许多国家的研究证明血压与血清钾、尿钾、总体钾及食物摄钾量呈负相关。Cappuccio 和 MacGregor 对 19 个临床试验的汇总分析显示：钾的补充大约能使 SBP 下降 6mmHg，DBP 下降 4mmHg。

此外，现在有许多报道涉及了钙、镁、锌、锂和铅与高血压的关系。a. 镁与血压的负相关关系已在许多流行病学研究中得到证实；b. 许多研究都显示膳食中钙摄入不足会促使血压升高，日摄入钙<300mg 者的血压比日摄钙>800mg 者的血压高 20～30mmHg；c. 国际上有人研究了锌/锂比值与血压的关系，发现比值低的地区人群高血压患病率高，认为锂有诱发血压升高的作用，而锌则能防止因锂诱发高血压的作用；d. 关于铅与血压的关系，仅发现高血压患病组其血铅水平高于血压正常组人群，但其机理不详。

（2）吸烟：关于吸烟与高血压关系的研究结果很不一致，但很多人群为基础的流行病学研究都发现吸烟者高血压的患病率比不吸烟者高，同时，戒烟的年限越长，其血压水平有下降的趋势。但在我国 1991 年的高血压流行病调研中，仅发现女性 50 岁以前年龄组，吸烟组的高血压患病率高于未吸烟组，在男性和其他女性年龄组中均未发现这一现象。同时在该研究中也发现吸烟与血压水平间存在着剂量反应关系。

（3）血糖及血脂：许多研究表明血压水平与血糖水平呈正相关；在以血压为因变量的多元回归分析中，血脂水平往往是很弱的自变量。在多种危险因素干预试验（the Multiple Risk Factor Intervention Trial，MRFIT）中，SBP 与食物中的饱和脂肪酸、胆固醇及淀粉呈正相关，而在随机对照试验中未见减少食物脂肪量能够使血压下降。

（4）社会心理因素：社会心理因素是十分复杂的，而且通常是联系在一起的。一般来说，不同经济条件、不同社会结构、不同的职业分工和个人的性格，工作生活环境、精神状态等均与血压存在着一定的关系。通常我们所知道的城市高血压患病率高于农村、脑力劳动者高于体力劳动者、司机、三班倒工人的高血压患病率高于其他工种均属此类。但也正是这样一些因素，又会造成不同的结果，比如在美国蓝领阶层的高血压患病率就高于白领阶层，由于城市医疗条件好，工人劳动环境得到了很好的改善，因而使农村高血压患病率高于城市。因此，关于社会心理因素与高血压的关系尚待进一步的深入研究。

四、高血压的防治

（一）防治策略

1. 全人群策略 高血压的全人群预防是减轻疾病的社会负担的根本途径，其目的是使人群血压分布曲线下移。通过 Framingham 等研究血压及其合并症的多元回归分析表明，如果人群平均血压水平降低 2mmHg，冠心病的死亡率将降低 4%，中风的死亡率将降低 6%，人群的全死因死亡率将降低 3%。如果辅助其他膳食改革来控制血脂和体重，高血压相关疾病的患病率和死亡率可以进一步降低。只有进行全人群预防，高血压及其有关的慢性病的发病率才有可能显著降低。但全人群预防要求社会的广泛参与和持久的努力，需要加强健康教育、媒介宣传及政策性引导和提高知识水平等多方面的努力。

2. 高危人群策略 高危人群预防是指确认并筛出高血压发病危险性高的个体，给予这些个体以特殊的预防保健服务，属于预防医学的范畴，目标的单位是个体。研究资料表明：高危人群平均 DBP 下降 1～3mmHg，其高血压的发病率将下降 20%～50%。高危人群能够意识到发病的高危险性，预防的积极性较高，因而更容易接受健康指导。实施高血压的高危人群预防首先要进行血压及其影响因素的筛查，以确认或标定"高危"个体，然后针对不同个体的需要，给予相应的咨询和保健服务。同时，许多用于全人群的干预手段也同样可用于高危人群。

(二)防治措施

1. 高血压的一级预防　高血压的一级预防有针对高危人群和针对全人群进行的两种相互补充的对策,对高危人群的选择可考虑:①有很明显的家族病史的人;②在儿童少年时期血压即偏高者;③具有某些遗传标志或生化特征的人,如细胞膜电解质运转异常等。以上3个办法实施起来都有一定困难,所以目前的办法还是针对整个人群进行预防。天津市将高血压、冠心病、脑卒中、恶性肿瘤放在一起防治,叫非传染"四病",其对人群一级预防策略归纳成四句话,即"不吸烟、少吃盐、合理膳食、经常运动",易懂易记,用于进行人群健康教育。

(1) 限盐:我国绝大部分地区人群食盐摄入量高,约合每日7~20g,WHO建议每日每人5g以下。因此,在我国长期吃盐比较高的地区可以逐步减少,使群众有个适应过程,如北方日摄钠盐较高地区可以先减至每日10g,习惯以后再减至7g,最后减到5g。南方可以先减到每日7g。

(2) 减重:许多研究均发现血压与体重高度相关。据我国对35~59岁居民调查,体重指数(BMI)>24者,北方男女工人超重分别达30%和40%。应该宣传保持理想体重,建议将体重指数控制在24以下。减重的办法可通过降低总热量的摄入,另一方面鼓励参加业余体育活动、打太极拳、做健美操等活动。

(3) 合理膳食

a. 减少膳食脂肪、补充适量蛋白质:防止总脂肪和饱和脂肪酸的过多摄入,使总脂肪保持在总热量的30%以下,最好控制在25%以下,多不饱和脂肪酸和单不饱和脂肪酸比值保持在1。具体措施就是保持以植物油为主的食用油,少食饱和脂肪较多的肥肉或肉类制品,优质蛋白质一般指动物蛋白质和豆类蛋白质。中国营养学会建议我国成人每月每人摄入谷类14kg,薯类3kg,蛋类1kg,肉类1.5kg,鱼类500g。为了预防高血压、脑卒中应提倡增加鱼类食物,它富含硫氨基酸及长链多不饱和脂肪酸。

b. 注意补充钾和钙:我国膳食普遍低钾,钠/钾比值高,在限盐的同时增加膳食钾,降低钠/钾比值是预防高血压的重要措施。补钾应增加蔬菜、水果。全国营养学会建议每人每月吃蔬菜12kg(相当于每天400g)、水果每月1kg。有的研究表明钙摄入量与血压水平呈负相关,再加上我国膳食钙较低,因此适当补充含钙量高的食物,如牛奶、豆类及新鲜蔬菜等,对高血压预防可能有一定作用。

c. 限制饮酒:酒精具有升压作用。对我国成年男性饮酒者,建议不饮酒或每日饮白酒不超过50g。

d. 提倡戒烟:虽然吸烟与高血压患病率的关系仍有争论,但有研究报道吸烟者易患恶性高血压,且易死于蛛网膜下腔出血,尼古丁影响抗高血压药物代谢。另外,吸烟与癌症及其他许多疾病有关。所以在防治高血压时也应宣传戒烟。

e. 预防高血压应从儿童时期开始:儿童及青少年期血压偏高者成人后易患高血压,而且许多与高血压发病有关的习惯都是在早年养成的:如饮食嗜咸、喜吃糖果零食、吸烟饮酒习惯、不爱好体育运动、不规律的生活等,所以高血压一级预防应从儿童时期开始。有的学校在卫生课中加入预防高血压的课是个良好的尝试。

f. 减轻心理社会因素对血压的影响:如在紧张的生活工作之余参加体育活动,放松精神,可能减少心理社会因素对血压的影响。此外,应避免激怒与烦恼,增加适当娱乐。

g. 普遍开展健康教育活动，使广大群众掌握防治高血压的知识，使群众自觉行动起来参加高血压的预防。

2. 高血压的综合防治

（1）高血压患者的检出与确诊。

（2）高血压易患或高危人群的筛检。

（3）对高血压患者进行积极的治疗。

（4）强调药物干预与非药物干预同步进行。

（5）对高血压易患或高危人群进行针对性的干预和定期体检。

（6）强调高血压多因素的综合干预。

第三节 冠心病

冠心病（coronary heart disease，CHD）是冠状动脉粥样硬化性心脏病的简称。世界卫生组织（WHO）对冠心病的定义是："由于冠状动脉功能性改变或器质性病变引起的冠状血流和心肌需求之间不平衡而导致的心肌损害"。CHD的临床表现主要为心律不齐、充血性心力衰竭、心绞痛、心肌梗死以及猝死。近十年来国际上普遍采用了"冠心病事件"的概念用于替代以往的诸如病史询问、冠脉造影和各种无创诊断技术等研究方法。冠心病事件包括：①确诊的急性心肌梗死；②可疑心肌梗死；③慢性冠心病死亡；④冠心病猝死。采用这个概念可以更全面地反映人群冠心病危害情况，但后三项诊断的可靠性较第一项差，特别是慢性冠心病死亡和冠心病猝死的诊断往往缺乏客观临床证据而需要经过尸检证实。

冠心病最早开始于20世纪初叶，在北美、欧洲和澳大利亚开始发病。在许多工业发达国家于20世纪60年代和70年代初冠心病死亡率急剧上升，在美国、加拿大、北欧各国、澳大利亚、前苏联等国，冠心病已经成为死因顺位之首。其中芬兰1977年35～74岁的男性冠心病死亡率近900/10万。目前冠心病死亡率以东欧和中欧最高，1993年俄罗斯、白俄罗斯、乌克兰CHD死亡率分别为242.9/10万、236.6/10万、216.4/10万。发展中国家的发病水平虽然不及发达国家那样高，但增加的趋势也比较明显，例如我国1974—1985年12年间城市冠心病死亡率升高了40.7%，农村升高了146.9%。在所有心脏病死亡的构成比中，冠心病所占的比重也是逐渐加大的。无论发达国家或发展中国家，了解冠心病的流行特征，探索病因以及开展各项公认的预防措施并加以科学的评价，成为当前各国公共卫生工作的重要任务。

一、冠心病的分布

（一）地区分布

世界不同国家、不同地区之间CHD死亡率有较大的差异。国家间比较发现工业化国家的患病率和死亡率比发展中国家要高。1993年俄罗斯缺血性心脏病死亡率为242.9/10万，芬兰为135.8/10万，法国为95.1/10万，葡萄牙为52.9/10万，中国（1995年）为28.19/10万。

我国冠心病事件发病率和死亡率与国际相比属较低水平。山东青岛地区男性发病率最高，为108.7/10万（1987—1989年），也明显低于欧美国家水平（平均约400/10万）。冠心病事件发病率和死亡率存在较明显的地区差异。北方省份高于南方省份，发达的沿海地区高于相对落后的内地。山东青岛男性冠心病发病率（最高）与安徽滁州（最低）相差32.9倍，而死亡率两地相差17.6倍（表14-7）。

表14-7 冠心病急性事件标化发病率和死亡率（1/100,000）（35～64岁）

监测区	性别	1987—1989年		1990—1991年		1992—1993年	
		发病率	死亡率	发病率	死亡率	发病率	死亡率
北京	男	70.3	38.0	87.5	50.0	78.0	43.5
	女	31.3	21.0	28.0	22.0	31.5	24.0
河北	男	51.0	38.7	59.5	52.5	48.5	37.0
	女	15.7	13.3	14.0	12.0	23.0	23.0
内蒙古	男	52.3	34.0	79.0	55.5	—	—
	女	20.0	14.3	40.0	35.0	—	—
辽宁沈阳	男	49.7	32.7	47.5	31.0	49.5	30.0
	女	16.0	10.3	18.0	13.0	21.0	19.0
辽宁鞍山	男	88.7	44.0	82.0	45.5	73.0	32.5
	女	27.0	22.0	26.5	17.5	38.0	20.0
吉林	男	40.5	21.5	49.5	13.5	48.0	8.0
	女	13.0	9.5	10.5	2.5	10.0	2.0
黑龙江	男	95.7	41.0	94.5	39.5	96.0	39.0
	女	39.7	27.0	30.0	13.5	39.0	17.5
上海	男	7.3	3.7	6.0	3.5	3.5	3.5
	女	1.7	1.7	3.0	3.0	1.0	1.0
福建	男	53.0	4.3	—	—	—	—
	女	39.7	4.3	—	—	—	—
山东	男	108.7	58.0	—	—	—	—
	女	34.0	20.0	—	—	—	—
河南	男	40.7	33.7	—	—	—	—
	女	21.7	18.0	—	—	—	—
广东	男	59.7	34.3	—	—	—	—
	女	12.0	9.7	—	—	—	—
新疆	男	79.7	25.3	48.0	16.0	70.0	9.5
	女	12.0	7.0	23.0	16.5	9.5	9.5

资料来源：吴兆苏等，中华心血管病杂志，1997

城市缺血性心脏病的发病率和死亡率要高于农村。1992年我国城市缺血性心脏病的标化死亡率为55.6/10万，农村为24.4/10万。

(二) 时间分布

1. 季节性　由于冠心病的病理改变是一种长期的渐进的过程，使得其本身的发生没有明显的时间或季节变化特征，但它的一种重要表现形式——急性心肌梗死的发生多在冬春季，其原因还有待进一步研究。

2. 长期趋势　20世纪60年代以来，世界各国CHD死亡率水平有所变化。一部分发达国家CHD死亡率呈下降趋势，如美国、澳大利亚、加拿大等。1990—1994年，美国≥35岁人群的缺血性心脏病死亡率下降了10.3%，从416.3/10万下降到373.6/10万。荷兰1987—1993年CHD死亡率也有下降的趋势。同时，另一部分国家的发病和死亡情况表现为上升趋势，其中以东欧各国上升幅度最大。从表14-7中可以看到，1987—1993年间我国部分地区冠心病事件发病率和死亡率呈上升趋势，部分呈下降趋势，多数无统计学意义，但城市冠心病死亡率上升较明显，1990—1995年年平均增长达6.47%。

(三) 人群分布

1. 年龄　CHD发病率和死亡率随年龄而上升，一般认为男性年龄超过40岁冠心病的发病率随年龄的增长而升高，大约每增长10岁发病率上升一倍。女性的发病起始年龄比男性平均晚10年，女性发生心肌梗死及猝死大约比男性晚20年。大约在50岁，绝经期后发病率也随年龄上升。

2. 性别　一般人群中，冠心病的患病率和死亡率男性高于女性，其差别随着年龄的增长而逐渐减小，达到85岁及以上时，两性死亡率的差别就很小了。女性发病多为心绞痛，而心肌梗死和猝死以男性多见。各个年龄段死亡危险男性均比女性高。

3. 种族　虽然以往的研究都指出黑人冠心病的发病率和死亡率比白人高，但在美国第32届心血管病流行病学年会上报道的Charleston Heart Study Cohort中，以人群为基础的前瞻性队列研究观察30年证明了两个重要发现，其一是冠心病的死亡率白人男子与黑人男子、白人女子与黑人女子相似；其二是黑人及白人的危险因子相同。此结果提示白人和黑人均应进行冠心病预防。

4. 职业　一般情况下，脑力劳动者冠心病患病率高于体力劳动者。从国外调查材料来看，文化水平及其他社会经济因素的差别也可以导致冠心病患病率的差异。

二、冠心病的危险因素研究

Hopkins和Williams于1982年根据文献报道总结出246种危险因素，包括了临床、基础和流行病学研究结果，但其中有相当一部分是未经严格证实的。目前认为全人群冠心病的主要危险因素是高血压、高胆固醇血症、吸烟、糖尿病、肥胖、缺少体力活动、行为类型及家族史等，其中高血压、高胆固醇血症和吸烟被认为是最重要的，Stamler估计冠心病的三分之二是这三种因素单一作用或联合作用引起的。

(一) 高血压

高血压被认为是冠心病的重要危险因素。高血压患者动脉粥样硬化程度较血压正常者明显，且血压水平越高动脉硬化程度越重。血压升高不仅加速了动脉粥样硬化，也加速了小动脉硬化，因此高血压患者发生血管闭塞和破裂比正常血压者早约20年。某些发病率高的人群中，血压分布高的20%和低的20%相比，CHD相对危险度为4。第四军医大学对103例经造影确诊的冠心病患者进行的病例对照研究，有高血压病史者患冠心病的相对危险度为4.636，高血压患者的血压水平及患病年限与患冠心病的危险和冠状动脉病变程度间有剂量反应关系。

研究证明，无论是收缩压还是舒张压都能够强有力地预测 CHD 的危险性。Pearson 等研究发现单纯收缩期高血压患者发生左室肥厚的几率明显高于血压正常者，而 Framingham 研究早已提示，心室肥厚带来相当程度的冠心病危险。20 世纪 80 年代以来进行的一些前瞻性研究表明收缩压升高对靶器官的损害并不亚于舒张压升高，治疗收缩期高血压可减少脑卒中和冠心病的发病和死亡危险。美国老年收缩期高血压规划（the Systolic Hypertension in the Eldly Program，SHEP）的随访结果表明，治疗组冠心病的发病率下降 25%，总死亡率下降 25%。

目前对于重度高血压的危害已无异议，而轻度高血压的作用存在争议，多数专家认为虽然此类病人血压水平较低，引起冠心病的危险较小，但在人群中所占比例大，仍不容忽视。

（二）高脂血症

高血清总胆固醇已被证明是冠心病的危险因素。在血清总胆固醇较低的东方人群中也是如此。有研究表明，在中国和日本血清总胆固醇较低的人群中，血清总胆固醇每相差 0.6mmol/L（23mg/dl），CHD 发病危险相差 34%，血清总胆固醇对 CHD 发病的作用强度并不低于其在西方人群中的作用，其对 CHD 发病仍呈剂量反应关系。

饮食是影响血清胆固醇水平的重要因素，从而也影响到冠心病发病率和死亡率，大规模尸检研究和移民研究都证实了这一点。饮食脂肪的类型也很重要，饱和脂肪酸的增加会使血清胆固醇升高，而多价不饱和脂肪酸的增加会使其降低。根据 Keys 等人确定的膳食脂类与血清胆固醇关系的经验公式表明，膳食中每增加 2g 多不饱和脂肪，其降低血清胆固醇的作用约与减少膳食中 1g 饱和脂肪的效果相同。饱和脂肪酸的主要来源是肉类、乳类脂肪。多价不饱和脂肪酸在植物油中含量丰富。

（三）吸烟

吸烟是动脉粥样硬化的一个独立的危险因素。吸烟引起 CHD 死亡率的增加主要是由于心肌梗死和冠心病猝死。由吸烟引起的大动脉的扩展性和顺应性的降低可能在动脉粥样硬化发生中起一定作用。除心率增快外，吸烟对血流动力学及动脉僵硬度方面无明显长期作用，但引发心血管急性事件主要是由于斑块破裂。实验表明，吸烟成习惯的烟民吸烟时，动脉壁在短时间内僵硬度增加，可能增加斑块破裂的危险。同时，吸烟与其他危险因素也有协同作用。吸烟可使血清高密度脂蛋白胆固醇（HDL-C）下降，使纤维蛋白原增高，使血小板聚集，降低血液携氧能力，使儿茶酚氨释放，增强心肌应激性，使合并其他危险因素者更易猝死，也增加发生心绞痛的危险。

流行病学研究结果表明：吸烟导致冠心病的危险与吸烟量成正比；吸纸烟比其他种类的烟危险性大；尸检研究结果发现吸烟者动脉硬化的程度比不吸烟者严重得多；吸烟不但影响冠心病的发生，还对心肌梗死的预后有影响；被动吸烟者受到同样的危害；年纪越轻，相对危险度越高；戒烟可使 CHD 的危险降低。

（四）糖尿病和糖耐量异常

糖尿病和糖耐量异常使心血管疾病的危险性增加。高血压、肥胖、胰岛素抵抗、高胰岛素血症、高甘油三酯血症、低 HDL-C 经常共同存在，这些因素均会加速动脉粥样硬化。Framingham 研究表明，在 45～74 岁糖尿病患者中随访 20 年发现各种心血管病发生率和死亡率增加，其中女性糖尿病患者危险性高于男性患者，与非糖尿病者比较，糖尿病病人高密度脂蛋白较低，总胆固醇较高，极低密度脂蛋白较高，甘油三酯及脂蛋白 apoB 明显较高，标化肥胖及绝经状态后仍具统计学显著性。糖尿病或糖耐量异常是心血管事件的独立危险因素。近年的流行病学研究表明，任何程度的糖耐量异常都是动脉粥样硬化性心血管病尤其是冠心病的危险因素。

（五）超重和肥胖

超重指体重增加超过某个特定标准，通常用体质指数（body mass index，BMI）来表示，即体重 kg/(身高 m)^2。体质指数 24～26 称为超重，大于 26 称为肥胖。经过大量流行病学研究，目前认为它是冠心病的危险因素，主要是通过影响血压和血清胆固醇水平。Framingham 研究随访 25 年结果表明 BMI 每增加一个标准差，心血管病事件在男、女性分别增加 15% 和 22%。近些年来有报道认为体内脂肪分布类型与冠心病存在着关联，但由于皮肤皱褶厚度测量的精确性和可重复性都较差，使得有关研究未能得出肯定性的结论。

我国有研究表明人群中体质指数或腰臀围比值与血压、血清总胆固醇水平有平行上升关系，与 HDL-C 呈负相关。我国人群超重与肥胖者比例较低，平均体重及 BMI 均低于西方国家，且人群超重以轻中度为主，但体重指数与心血管病发病危险仍呈剂量反应关系。

（六）缺少体力活动

现在有关运动与冠心病死亡关系的资料大多是观察性研究，未能得出因果关系。体力活动在心血管一级预防中的作用需要一些随机对照研究，由于病人的依从性以及费用等问题，迄今尚未开展过这样的前瞻性试验。在二级预防中，规律的体力活动能否防止或推迟日后冠心病事件的发生或死亡尚未明确，亦需要开展大规模临床实验，从而反映出体力活动在预防冠心病的作用。此类研究较零散，机制方面的推测多于实验，尤其是人群实验少。1987 年的一篇综述总结了 43 项流行病学研究结果，得出的结论是，中等或剧烈体力活动可以减少冠心病危险。不经常进行体力活动的人患 CHD 危险增加近两倍（RR=1.9；95%CI=1.4～2.5），其危险与收缩压升高（2.1）、吸烟（2.5）及血浆胆固醇升高（2.4）近似。美国疾病控制中心的评价认为，流行病学、临床和实验室的论据已肯定了体力活动和预防冠心病之间的关联，其机制在于体力活动可以控制体重、增加葡萄糖耐量和胰岛素敏感性、降低血压、改善冠脉血流量、升高 HDL。但对此不宜言过其实，对于那些平时不习惯于运动者，强烈体力活动可能触发一小部分病人的急性心梗发作。在一段较长时间内经常活动，每次间隔时间不长，可以保护人们不发生冠心病或不因用大气力而触发心梗；另一方面，不活动的人，尤其是已知有冠心病或冠心病危险的人，用大气力可能给病人带来危险。日常生活中常有体力活动可以保护病人不发生或不因强体力活动而致心梗。因此进行宣传时还必须考虑到这个问题。

（七）行为类型和精神应激

虽然 Haynes（1980）等人发现男性 A 型行为者患心绞痛、心肌梗死的危险比 B 型者高两倍，在女性中也存在同样的关联。但在老年人群中两种行为类型的差别并不明显，尤其是男性当中。BL Lachar 等人提出，A 型行为在心血管危险因素中的地位目前存在着争论，几项大的前瞻性的人群研究以及几项做冠脉造影的病人的研究得出负性结果。有学者推测，A 型行为包括多方面的内容，可能只有其中某些方面具有致病性。初步研究结果提示，行为治疗方法与标准的心脏康复方法相结合可望明显降低心梗复发和病死率。对与此有关的 91 篇文献进行分析提示，易于发生冠心病的行为确实存在；行为和心理因子与冠心病有关；但冠心病易患行为并非 A 型行为的同义词。冠心病易患者的概念不再是竭力争取成就、工作癖、负荷过重，而是包括承受压力时的生理和情绪上的反应性（包括愤怒、愤世嫉俗、疑惑、表现出来的和压抑着的仇视)。这些行为特征可以被视为冠心病的重要社会心理危险因子,但还要在妇女及其他种族人群中验证。

有不少间接资料说明精神应激增加冠心病的发病和死亡,然而多数只表明两者有关联,并未直接说明其因果关联及机制。

(八)危险因素研究进展

近几年研究提出一些新的危险因素如凝血危险因子、高同型半胱氨酸血症、脂蛋白(a)、致动脉粥样硬化性脂蛋白谱(ALP)、左室肥厚等也对冠心病的发生起一定作用,但对这些因素的作用需作大规模的前瞻性研究以进行进一步的评价。

三、冠心病的防治策略与措施

虽然冠心病的病因复杂,但从理论上和实践上证明是可以预防的。除了年龄、性别和某些遗传因素外,其余的危险因素都是可以改变的。从 20 世纪 70 年代以来,许多国家如美国、加拿大、澳大利亚和芬兰等均出现了冠心病死亡率的下降。据国际疾病分类(International Classification of Disease)标准,美国心肌梗死死亡率从 1950 年的 226.4/10 万降至 1988 年的 120.1/10 万,其重要的原因在于近年医疗的进步和这些国家开展的冠心病预防工作。例如美国的有关吸烟的健康教育、全国高血压宣教规划和全国胆固醇宣教规划等。人群保健及卫生资源合理使用的需要,科学认识的提高,共同推动了西方的冠心病防治重点的战略转移,由发展手术及介入治疗,被动地血运重建转移至主动的一级和二级预防,全面降低危险因子。

尤其值得一提的是芬兰的冠心病干预研究。早在 20 世纪 70 年代初,在大量病因学和危险因素调查的基础上,芬兰开始了北卡罗林那等研究,通过全面的社区规划,控制高血压,改变不良的生活方式,控制心血管病,并坚持达 21 年后,男子确诊冠心病减少 55%,妇女减少 62%,冠心病死亡率分别降低 66%和 81%。芬兰的成功为冠心病的防治提供了一个榜样,说明预防冠心病的重要性和益处,同时也说明冠心病的预防需要长期不懈的努力和科学的研究方法,不能急功近利。

(一)防治策略

1. 全人群策略 冠心病防治工作的根本策略在于把重点工作放在人群防治措施上,并要从低年龄人群抓起,并且持之以恒。这种方法是以健康教育、健康促进为主要手段,适合于改变人群中的危险因素,例如吸烟和不良饮食习惯。

2. 高危人群策略 即通过某种手段查出具有高危因素的人群,对高危人群不仅要给予宣传教育等健康指导,往往还必须配合治疗工作。如早期检出高血压患者,并给予积极的治疗与控制,进而达到推迟和减少冠心病发病的可能。

(二)防治措施

美国哈佛公共卫生学院 Hunink 在研究美国 1980—1990 年冠心病死亡率的趋势后指出:冠心病死亡率的下降需要一级预防、二级预防和临床治疗三方面的通力合作;美国冠心病死亡率的降低有 25%归功于一级预防,29%归功于二级预防,43%归功于临床治疗的进步。同时也应注意,冠心病患者由于二级预防及治疗进步,使寿命延长,疾病转向较慢性过程,死亡率虽然降低,但患病率上升,从而给个人和社会带来沉重的医疗负担。因此,一级预防还应是防治的根本。

1. 一级预防 冠心病的一级预防主要是针对冠心病的病因通过采取综合措施,使人群中的已存在的危险因素水平不超过正常值上限,或疾病处于亚临床阶段而未发生明显症状时,减缓病变进展过程,推迟或防止临床症状的发生。

2. 二级预防 冠心病二级预防是指对于已经患有冠心病的个体采取药物或非药物的治疗措施,防止疾病加重或复发。

3. 三级预防 是指对患有急性心肌梗死或严重心率失常的病人进行抢救和治疗。由于此时病变多数已经比较严重,所以不仅难度大,而且费用昂贵,是一种被动措施。

4. 针对我国人群采取的具体防治措施主要包括 鉴于我国尚处在冠心病发病上升时期,应当采取重点放在一级预防措施,提高二级和三级预防水平的防治策略。依此减少冠心病的发病,一则减轻业已沉重的医疗费用,二则减轻医疗单位病床不足的局面,三则对患者和家属有利。

(1) 治疗和控制高血压:由于我国高血压的患病率较高,成为我国当前最主要的冠心病危险因素。因此在人群中应当进行:a. 开展健康教育,使人们认识到高血压的危害性;b. 早发现、早诊断、早治疗高血压,对临床高血压病人采取药物治疗的同时,应注意定时复查;c. 减少食盐摄入。

(2) 开展戒烟运动:对于戒烟相对比较困难者,应当逐步减少吸烟量。

(3) 检测和控制血清胆固醇水平:包括定期进行体检和改变膳食结构两方面工作。不仅要在人群中进行宣传教育、膳食指导和控制饮食,必要时应当给予高血清胆固醇者治疗和随访。

(4) 开展适宜的体力活动和体育锻炼:根据人群的特点指导其进行适宜的活动,要注意进行广泛、深入、经常的宣传,可以选择具有代表性的人群作为试点,取得一定成效后逐步推广。

(5) 在加强一级预防措施的基础上提高临床治疗急性心肌梗死等严重并发症的水平,防止心梗复发和冠脉成形术后的再狭窄,加强二级和三级预防。

(6) 加强监测和预测,及时掌握疾病的变化情况,指导防治策略和措施的制定。

随着经济的不断发展、人民生活水平的逐步提高,城市化和老龄化的进程加快,这些都使得冠心病的防治工作越来越重要,制订正确的防治策略和措施迫在眉睫。针对我国冠心病发病特点和我国的国情,采取切合实际的预防措施,降低冠心病的发病和死亡水平,是医务工作者不可推卸的责任。相信随着医学和相关科学的进步,以及冠心病病因学、临床治疗手段和流行病学的不断发展,通过各方面的共同努力,群策群力,在不久的将来会取得对冠心病人群防治的更大进展,向征服冠心病的目标迈进。

第四节 脑血管疾病

脑血管病(cerebrovascular disease)是由于供应脑部血液的血管疾患所引起的一种循环系统疾病,是当今全世界危害人类健康的主要慢性病之一。世界卫生组织1979年公布的资料表明:在57个国家中,脑血管疾病的死亡顺位进入前三位的就有40个国家。我国1996年的全国疾病监测系统报告,无论是城市还是农村,男性和女性,脑血管病的死亡顺位均居首位。据20世纪80年代的流行病学调查结果,我国脑血管疾病的发病率约为120～180/10万,死亡率约为60～120/10万,由此推算,每年新发脑血管病120～150万人,死亡80～100万人。估计目前有脑血管病人500～600万人,其中3/4的存活者中有不同程度的残疾。

可见脑血管病是发病率、死亡率和致残率高的疾病。

一、脑血管病的分类

按照世界卫生组织国际疾病分类（international classification of disease，ICD）第九版（ICD-9）的分类编码，脑血管病共分为九类，即编号430-438（表14-8），目前国内外脑血管病研究多采用此分类。

表14-8 脑血管病分类编码（ICD-9）

分类编码	疾病名称
430	蛛网膜下腔出血
431	脑内出血
432	其他和未特指的颅内出血
433	脑前动脉闭塞和狭窄
434	脑动脉闭塞
435	短暂性脑缺血发作
436	急性难分类的脑血管病
437	其他和不明确的脑血管病
438	脑血管病的晚期效应

在临床实际工作中，脑血管病常指以脑卒中（stroke）为主的疾病，后者又分为出血性脑卒中（430-432）和缺血性脑卒中（433-434）两大类。其中出血性脑卒中有脑出血和蛛网膜下腔出血两种类型；缺血性脑卒中主要指脑血栓（434.0）和脑栓塞（434.1，434.9）。由于国内外流行病学调查以脑卒中为主，所以本文将沿用临床分类的脑卒中。

二、脑血管病的分布

（一）人群分布

1. 年龄分布　脑血管病具有明显的年龄分布特点。脑血管病的发病率和死亡率随年龄增加而迅速上升，好发年龄在50岁及以上。我国脑卒中的平均发病年龄在60岁及以上，比西方国家提前了10年。1986年我国580余万人的脑卒中发病率流行病学调查表明：从35岁起，脑卒中的发病率开始明显上升，50岁时进入较高的水平，但老年人群的脑卒中发病率远高于非老年人群，老年期的发病率呈对数直线上升，60~、70~和80~岁年龄组的发病率分别为50岁组的3倍、6倍和7倍。脑卒中的死亡率也表现了同样的趋势。

2. 性别分布　脑血管病的发病率和死亡率在两性间不同。尽管男性发病率高于女性，但由于女性平均寿命长于男性，所以女性的脑卒中死亡率通常高于男性。据世界各国的资料显示，脑卒中死亡率的性别比在58~92之间，然而我国男性脑卒中的发病率和死亡率都要显著高于女性，死亡率的性别比为110，此差异值得重视。

3. 种族和民族　从种族分布上看，有色人种高于白色人种。美国1989年男性黑人脑卒中的标化死亡率比白人高60%，女性比白人高50%。我国汉族的发病率高于少数民族，年龄调整后的年发病率为1.14∶1，但发病率最高与最低的均为少数民族，分布于东北的朝鲜族与华南的壮族。

4. 其他　有研究结果报告，社会经济地位及职业可能与脑血管病的分布有一定联系。Champna等报道，脑栓塞较多发生在富裕的上层社会人群中，脑出血无此差别。我国上海资料显示，经济文化层次较高地区人群中，脑卒中的死亡率高于工人居住地区。Chiba报告，重体力劳动者、夜间工作者中的脑卒中发病率较高。

（二）地区分布

脑血管病具有明显的地区分布差异，这种分布差异不仅表现在世界各国间的发病率和死亡率不同，也表现在一个国家内不同地区间的差异。这种地区分布的差异引起了各国学者的关注和研究，目前尚无定论。世界卫生组织1995年世界卫生年鉴资料显示，脑血管病死亡率最高的国家为乌克兰，标化死亡率为247.4/10万，其次为俄罗斯（168.4/10万）和保加利亚（148.7/10万），而中国城市（129.0/10万）和中国农村（111.9/10万）分列第4和第6，死亡率最低的国家为加拿大，标化死亡率仅为27.0/10万，其次为美国和法国，可以看到死亡率最高的国家是最低的约9倍，总的来说前苏联和东欧国家脑卒中死亡率较高，北美死亡率较低。

我国脑卒中发病率和死亡率的地区差异总的表现为"北高南低"的特点，而且呈现由北而南、由高而低的地理梯度分布，这一分布与日本相似。男性发病率最高（黑龙江）为553.3/10万（1987—1989年），最低（安徽）为33.0/10万，相差16.8倍。女性发病率最高（黑龙江）与最低（福建）相差11.1倍。这种差异可能除与地理、环境因素有关，还与高血压的分布相一致，有待进一步的长期研究加以确定。

城市的脑卒中发病率、死亡率高于农村是我国地区分布的又一特征，其原因可能与人口构成、医疗条件有关。上海虹口区脑卒中死亡率为114.6/10万，郊区农村为80.8/10万。薛广波等报告，大城市居民的标化发病率为104.7/10万，农村为70.6/10万。同时，发现脑卒中发病率具有随纬度增高而上升的趋势，居住地理纬度每北移5°，脑卒中年龄标化发病率可上升14.48/10万。

（三）时间变动趋势

脑血管病的死亡率随时间的推移发生变化。据Uemura等1988年对35个国家的统计，西欧、北欧、北美及大洋洲的多数国家在1970—1985年的15年间，脑卒中的标化死亡率下降40%～60%，而东欧则呈上升趋势，尤其在男性表现更明显。日本1951—1995年脑卒中的死亡趋势主要表现为以下特点：①20世纪50年代～60年代脑卒中死亡率呈上升趋势，至1970年达最高峰，70年代以后下降明显，但1995年又有上升；②脑出血死亡率一直呈现下降趋势，脑梗死先升高至80年代后缓慢下降（1995年上升），脑梗死在脑卒中死亡中所占比例显著上升；③性比在1983年以前>100，以后逐渐下降至1991年的93，其变动与脑卒中的死亡变迁呈明显的相关关系；④70岁以下者比70岁以上者死亡下降明显。日本脑卒中死亡的变化主要是与日本积极推广预防和控制高血压、改变饮食习惯有关。脑卒中发病率和死亡率的时间变动趋势能反映脑卒中的变化。美国明尼苏达Rochester的资料显示，排除医疗条件和对高血压治疗的影响，脑卒中的发病率从1955—1959年的205/10万下降至1975—1979年128/10万。在1950—1979年6个5年期间，脑卒中的发病率分别比前一个5年下降5.6%，14.4%，15.1%，14.4%和8%，1980—1984年则上升17%，为153/10万，并在1985—1989年间保持相对稳定（143/10万）。作者仅推测与CT的普及而使轻型病例早期发现有关。美国脑卒中死亡率则一直呈下降趋势,而且在70年代下降最为显著,80年代后下降速度有所减慢。

我国采用WHO MONICA方案以来,已积累了较系统的监测资料,监测结果显示,从1987—1993年7年间我国大多数地区脑卒中事件的发病率呈上升趋势,而我国脑血管病的报告死亡率由1990年的76.58/10万上升到1995年的89.93/10万,平均每年上升3.9%。

（四）脑卒中的类型分布

缺血性脑卒中（ischemic stroke, IS）,又称脑梗死（cerebral infarction）,包括脑血栓形成和脑栓塞,约占脑卒中总数的60%左右（56.6%～80%）。世界范围内脑卒中发病均以缺血性脑卒中为主,约占总数的55%～80%,不同国家之间缺血性与出血性脑卒中的比例存在差异,东亚人群包括中国和日本的出血性脑卒中（30%～40%）明显高于西方国家（10%～20%）,但是近年来随着危险因素在人群中的变化,我国人群缺血性脑卒中发病率不断上升,并且,随着年龄的增长,缺血性脑卒中的比例也在增高。张林峰等分析国家"九五"科技攻关项目15个人群从1991—2000年脑卒中发病的监测资料,证实了我国人群脑卒中发病是以缺血性脑卒中为主。

三、脑血管病的危险因素

脑血管病已被证明是由多种危险因素长期累积作用的结果。根据大量的流行病学研究结果,脑卒中的危险因素可分为三类:一类是不能改变和控制的因素,如年龄、性别、种族等;一类是可控制或改变的因素,如个体生活方式、吸烟、饮酒、饮食习惯等;第三类是机体与环境因素相结合,可调节或预防的,如高血压。由于缺血性脑卒中和出血性脑卒中的危险因素不同,以下将以缺血性脑卒中为主,分别作一概括介绍。

（一）缺血性脑卒中的危险因素

1. 高血压　高血压是已被公认的脑卒中最重要的独立危险因素。无论是对缺血型还是出血型脑卒中,其危害都是肯定的。高血压对脑卒中的影响有如下特点:①无论是收缩压还是舒张压的升高,对脑卒中的危险均呈直线上升;②血压升高与不同性别、年龄组的危险性呈正相关;③脑卒中的发病率、患病率的地理分布基本与高血压的分布相一致;④国内外的流行病学研究证实,有计划地降压或控制血压的治疗与脑卒中发病率、死亡率下降之间存在明显的关联。

一项七个研究的汇总结果显示,如果以临界高血压或轻度高血压的相对危险度为1的话,那么血压为136/84mmHg者发生脑卒中的相对危险度为0.5,血压为123/76mmHg者的相对危险度为0.35,血压最高组的相对危险度是血压最低组的10倍。上海市的随访研究显示,高血压是脑卒中死亡的最重要的危险因素,在调整了其他变量后,有高血压史者的脑卒中相对危险性为4.5（95%CI3.3-6.2）。对上海宝山县15岁及以上农民5646人9年（1975—1984年）的随访研究高血压与脑卒中发病的关系,发现:收缩压＞19.95kPa（150mmHg）者脑卒中发病的相对危险性是收缩压≤19.95kPa者的28.8倍,舒张压＞12kPa（90mmHg）者为≤12kPa者的19倍。临界高血压者脑卒中的发病危险性是正常者的8.7倍,确诊高血压者为正常者的31.9倍。

一些社区综合干预措施和大规模的临床试验均表明,预防和治疗高血压能显著地降低脑卒中的死亡率。芬兰北卡研究中脑卒中的死亡率下降了近50%,高血压临床试验的荟萃研究显示治疗高血压能使脑卒中的死亡率下降38%。

2. 心脏病　心脏病（冠心病、风心病、心律失常、左心室肥厚等）是公认的脑卒中的重要危险因素。非瓣膜性心房颤动好发于老年人，是脑卒中最重要的心源性危险因素，有心房颤动者患脑卒中的危险性增加 3～5 倍，且随年龄增长而增加，这与心脏栓子易脱落有关，大约有一半由心源性栓子引起的脑卒中来源于心房颤动。近来一些研究显示对于非瓣膜性心房颤动的病人采用抗凝治疗可预防脑卒中的发生。

心肌疾病也是长期以来确证的脑卒中危险因素。Framingham 研究显示，脑卒中的发病危险在冠心病者为 2 倍，左室肥厚者为 3 倍，心力衰竭者为 3～4 倍。国内薛广波等报告，有冠状动脉粥样硬化性心脏病和高血压性心脏病者的缺血性脑卒中发病率比无心脏病者高 4.65 倍，男女分别为 5.48 和 4.22 倍。

3. 短暂性脑缺血发作（TIA）　短暂性脑缺血发作是由于微小栓子随血流进入较小的动脉，加上血压变化、动脉痉挛、血液黏稠度增高等因素引起的局部脑缺血症状。这种症状可持续几分钟～几十分钟，不超过 24 小时，且可消失不留后遗症。

短暂性脑缺血发作可认为是脑卒中的前期表现。多数学者认为 TIA 是缺血性脑卒中的危险因素，即使调整了其他主要危险因素后，TIA 依然与脑卒中和心肌梗死的发生明显相关。约 30% 的完全性脑卒中患者有 TIA 病史，约 1/3 的 TIA 患者迟早会发展成完全性脑梗死。第一次 TIA 发作后 5 年，发生脑梗死的概率为 25%～40%。Martin 的资料显示 TIA 后第一年卒中的发生率 13 倍于无 TIA 病史者。我国两次城乡人群调查资料表明，脑卒中患者中有 TIA 病史者占 7.5%～8.5%，低于西方。TIA 如能及时发现、治疗，可减少脑卒中的发病和死亡。

4. 糖尿病和糖代谢异常　糖尿病是动脉粥样硬化和缺血性脑卒中的危险因素之一。病例对照研究和前瞻性流行病学研究都证实糖尿病是缺血性脑卒中的独立危险因素，糖尿病患者发生脑卒中的相对危险度为 1.8～3.0。美国明尼苏达的 Rochester 研究发现，糖尿病患者的脑卒中发病率高于该地区全人群同性别、同年龄者 1.7 倍。我国上海 1987—1989 年的队列研究也证实，糖尿病患者发生缺血性脑卒中的相对危险性为 6.88，丹麦的队列研究结果为 12。除了糖尿病外，糖代谢异常也对脑卒中的发生起着一定作用，如高胰岛素血症和胰岛素抵抗等。

5. 血胆固醇水平　研究证实，当胆固醇水平超出正常范围时，胆固醇水平与脑卒中有关。血清胆固醇的水平不同对发生的脑卒中类型影响不同。1990 年美国对 35 万人群的前瞻性群组研究结果表明，在血清胆固醇<4.13mmol/L（160mg/dl）者中，脑卒中的死亡危险随胆固醇水平的下降而增加，而在胆固醇≥5.17mmol/L（200mg/dl）者中，脑卒中的死亡危险随胆固醇水平的上升而增加，呈现出 U 字形的关系。方向华等对城市社区人群的前瞻性研究表明，血清胆固醇升高是脑梗死发病的危险因素，高水平胆固醇（>220mg/dl）与缺血型脑卒中死亡率呈正相关。但胆固醇的作用机理尚不十分清楚。临床随机试验荟萃结果也显示，胆固醇高者服用药物降低胆固醇对脑卒中及总死亡率的降低有明确益处。

6. 吸烟和饮酒　有研究报告，吸烟是缺血性脑卒中的危险因素，吸烟者脑卒中发生的危险是非吸烟者的近 2 倍，而且存在明显的剂量反应关系，但许多的研究结论不一致。Framingham 研究发现，每天吸烟量大于 20 支者的男性，脑梗死的相对危险度为 3，在 55～64 岁和 65～74 岁年龄组吸烟者脑梗死发病率为同年龄非吸烟组的 1.6 倍和 1.8 倍，而戒烟后脑卒中的发病危险显著下降。国内研究未发现吸烟与脑卒中有独立的关联。

适度饮酒能降低脑卒中的发病。目前研究显示，酒精摄入与缺血性脑卒中的关系则呈 J

型曲线，大量饮酒将增加脑卒中的发病危险。

7. 生活方式因素（超重、体力活动、膳食等）　除吸烟和饮酒外，其他生活方式亦可能影响脑卒中的发生。超重与高血压、冠心病、高血糖均有独立关联，而这些又是脑卒中最重要的危险因素。Framingham 研究发现，城市居民中男性 35～64 岁组及女性 65～94 岁组中体重超出正常人群的 30% 与发生脑梗死明显相关。Honolulu 心脏研究也显示超重是脑卒中发生的独立危险因素。

目前一些研究提示适度的体力活动对脑卒中的发生有保护作用。在 Framingham 研究中，男性适度体力活动发生脑卒中的调整相对危险度为 0.41，但女性未发现这种保护作用。由于适度体力活动能降低血压、体重、心率，提高高密度脂蛋白并降低低密度脂蛋白水平，增加胰岛素敏感性和糖耐受，所以进行适当的体力活动对脑卒中防治是有益的。

脑卒中与膳食的关系尚未得到公认，但食盐可通过高血压增加脑卒中的危险，而低钾摄入和钠/钾比例高增加脑卒中死亡危险这一结果已经多项研究（包括 INTERSALT 研究和 WHO 心血管疾病食物比较研究）所证实。此外，还有一些研究提示膳食脂肪、饱和脂肪和不饱和脂肪与缺血性脑卒中呈逆向关联。膳食中增加鱼类、绿茶和牛奶的摄入可能对脑卒中有保护作用。

8. 血小板高聚集性　血小板高聚集性能促进血栓形成，从而增加脑卒中的发病危险。近年来临床抗血小板治疗发展迅速，抗血小板治疗的荟萃分析表明采用阿司匹林等抗血小板治剂能明显降低脑卒中的发生和死亡。

9. 其他因素　目前研究发现了一些新的脑卒中危险因素如凝血因素、高同型半胱氨酸血症等。此外，有学者提出遗传、气候、药物使用和精神紧张等因素与脑卒中的关系，但作为独立的因素也未得到普遍认可。

（二）出血性脑卒中的危险因素

出血性脑卒中危险因素与缺血性脑卒中略有不同，而脑出血和蛛网膜下腔出血的危险因素也不相同（见表 14-9）。

表 14-9　脑出血和蛛网膜下腔出血的危险因素

危险因素	脑出血（ICH）	蛛网膜下腔出血（SAH）
年龄	++	+
女性	−	+
种族	+	+
高血压	++	+
吸烟	?	++
大量饮酒	++	?
抗凝剂	++	?
淀粉样血管病	++	0
低脂血症	?	0
避孕药使用	0	?

++：强正相关　+：轻度正相关　?：未定论　−：轻度负相关　0：无相关

（资料来源：Sacco RL et al, Risk factors, Stroke, 1997）

高血压是脑出血的最重要的危险因素之一，治疗高血压能显著降低脑出血的发生。与脑出血显著相关的其他危险因素有卒中发作前期征兆（如麻木等）、大量饮酒、服用可卡因、抗凝剂和溶血治疗等。老年人还有一项重要危险因素为淀粉样血管病。此外，国内李天霖等的研究发现，低胆固醇水平是脑出血的危险因素；日本的脑卒中研究也证实了这一点。Blackburn指出：胆固醇处于低水平（<160mg/dl）时可增加出血型脑卒中的危险性。

吸烟是蛛网膜下腔出血的最重要的危险因素，戒烟能降低危险但不能完全消除。高血压虽是蛛网膜下腔出血的独立危险因素但作用不如吸烟强。

四、防治策略和措施

脑血管疾病的主要危险因素中，大部分是可以通过各种有效措施加以控制和治疗的，因而预防脑卒中是可能的。世界各国，包括我国在内开展的脑卒中综合防治干预研究，已经取得积极的成果，证明能有效的降低脑卒中的发病率和死亡率。特别是作为邻国的日本，其脑卒中的分布与中国有共同之处，经过全人群的综合干预，已使脑卒中的发病和死亡有了飞速的下降，这些经验值得我国借鉴。我国是脑卒中的高发国，而且脑卒中的发生和死亡一直呈上升趋势，说明脑卒中的防治工作任重而道远。

（一）防治策略

1. 全人群策略　由于脑卒中是危险因素长期累积作用的结果，因此，预防脑卒中应从年轻时开始。即对全人群采取健康教育和健康促进的手段，改变人群的不良生活行为方式，从而达到预防的目的。

2. 高危人群策略　对于具有危险因素的人群，应在健康教育的基础上，加强检出和指导，必要时采取一些治疗措施。

（二）防治措施

脑卒中是病死率和致残率很高的疾病，其死亡率的下降需要一级预防、二级预防和临床治疗三方面的通力合作。同时也应注意，脑卒中患者由于二、三级预防及治疗的进步，使寿命延长，死亡率虽然降低，但患病率上升，从而给个人和社会带来沉重的医疗负担，例如美国每位脑卒中病人的医疗费用为91 000～228 000美元。因此，一级预防似应是防治的根本。

1. 一级预防　脑卒中的一级预防是指病因预防，即防止和减少人群中脑卒中危险因素的发生，推迟或防止临床症状的发生。

2. 二级预防　二级预防的目的是早发现、早诊断、早治疗，及时发现危险个体，对于已经患病的个体采取积极的治疗措施加以控制，防止疾病加重或复发。

3. 三级预防　三级预防就是在脑卒中发生后，防止脑卒中后的机体机能丧失，积极进行康复治疗，防止残疾发生，降低脑卒中的病死率。

4. 我国脑卒中防治的具体措施　鉴于我国尚处在脑卒中发病的上升时期，应当采取重点放在一级预防措施，提高二级和三级预防水平的防治策略。主要措施包括：

（1）预防和治疗高血压：积极预防和降低高血压的发生是减少缺血性脑卒中和出血性脑卒中的发生和死亡最有效的方法。由于高血压在35岁以后开始上升，因此预防高血压因从青壮年开始。对于已有高血压者，应采取药物和非药物措施治疗和控制高血压。

（2）合理膳食：合理的膳食结构，保持血胆固醇水平在正常范围内是预防脑卒中的一项重要措施。专家们建议，膳食成分以谷类为主，粗细粮搭配，增加豆类食品，限制饱和脂肪和胆固醇，多食用新鲜蔬菜和水果，同时应针对我国饮食低钾、低钙的特点，适量补充钾、钙。

(3) 限盐：尽管盐与脑卒中的关系未得到公认，但限制食盐的摄入能通过降低高血压的发生而减少脑卒中的发病，日本采取的干预措施中主要的一部分即为限盐。目前 WHO 推荐的食盐摄入量为每天每人不超过 6g。但我国要达到此目标尚有一定难度，我国学者推荐分两个阶段以达到标准。

(4) 不吸烟和适量饮酒：戒烟是预防脑卒中特别是出血性脑卒中的重要措施。适度饮酒虽对脑卒中有保护作用，但大量饮酒对心脑血管的损害是肯定的，因此提倡少饮酒或不饮酒，每日饮白酒以不超过 50g 为宜。

(5) 开展适量的运动：适度的运动有利于控制体重，增强心血管和呼吸系统功能。

(6) 定期接受健康检查：定期健康检查，能对自己的机体健康状况及时了解，以采取必要的预防和控制措施。

(7) 对 TIA 及时发现和治疗：TIA 后脑梗死的发生率很高，但由于 TIA 短暂而无后遗症症状，所以易被人们忽略。因此，应提高对 TIA 的警惕性。对于出现 TIA 者，应及时就诊，并采取必要的治疗。目前一些大规模的临床试验正在对用抗血小板聚集药物阿司匹林治疗和预防脑卒中进行评价，其效果有待证实。

(8) 积极开展脑卒中临床医学研究，不断探索新的有效疗法，并进行康复医学研究，形成合理的、科学的脑卒中防治体系。

测试题

一、名词解释

高危人群策略

二、选择题

以下哪一项不是冠心病的流行特征
A. 发病率与死亡率北方高于南方
B. 脑力劳动者的患病率高于体力劳动者
C. 男性发病多心绞痛，女性发病多为心肌梗死
D. 发病率与死亡率城市高于农村
E. 发病率与死亡率为男性高于女性

三、简答题

1. 试述原发性高血压的危险因素。
2. 如何进行脑卒中的综合防治？

参考答案

一、名词解释

答案（略）

二、选择题

C

三、简答题（只提供答案要点）

1. 遗传是高血压病的一个重要危险因素，大量的流行病学研究已从不同方面和角度证实了其与高血压发生的关系。环境是影响血压随年龄而升高的最重要因素，其中与高血压发病有关的公认的环境因素包括超重、缺乏体力活动、高盐摄入、过量饮酒等。

2. 脑血管疾病的主要危险因素中，大部分是可以通过各种有效措施加以控制和治疗的，因而预防脑卒中是可能的。脑卒中的综合防治要从综合的防治策略与综合的防治措施两方面入手：

（1）防治策略——全人群策略与高危人群策略的结合。全人群策略：由于脑卒中是危险因素长期累积作用的结果，因此，预防脑卒中应从年轻时开始。即对全人群采取健康教育和健康促进的手段，改变人群的不良生活行为方式，从而达到预防的目的。高危人群策略：对于具有危险因素的人群，应在健康教育的基础上，加强检出和指导，必要时采取一些治疗措施。

（2）防治措施——三级预防的结合。脑卒中是病死率和致残率很高的疾病，其死亡率的下降需要一级预防、二级预防和临床治疗三方面的通力合作。脑卒中的一级预防是指病因预防，即防止和减少人群中脑卒中危险因素的发生，推迟或防止临床症状的发生；二级预防的目的是早发现、早诊断、早治疗，及时发现危险个体，对于已经患病的个体采取积极的治疗措施加以控制，防止疾病加重或复发；三级预防就是在脑卒中发生后，防止脑卒中后的机体机能丧失，积极进行康复治疗，防止残疾发生，降低脑卒中的病死率。

（唐　迅　胡永华）

第十五章 性传播疾病与艾滋病流行病学

> **学习目标**
> 1. 掌握性传播疾病和艾滋病的传播过程
> 2. 了解性传播疾病和艾滋病的预防和控制

性传播疾病（sexually transmitted disease，STD）是一类古老而流行广泛的疾病。近年来，经性传播的病原体及其引起的综合征日益增多，性传播疾病在许多国家的流行已经严重地影响到人类的健康，成为一些国家重要的公共卫生问题。艾滋病自 20 世纪 80 年代首次报告以来，几十年间该病在全世界的流行对社会、政治、经济和文化等领域的影响已经远远超过了其流行本身，艾滋病的流行已经成为全球最突出的公共卫生问题。预防和控制性病/艾滋病的流行已成为目前防病工作的当务之急。

第一节 性传播疾病

一、概述

性传播疾病是一组主要由性接触或类似性行为接触为主要传播途径的严重危害人群健康的传染性疾病。随着微生物学及临床医学知识的不断进步，诊断技术与诊断方法的不断改进，人们对性传播疾病有了新的认识。

STD 主要引起泌尿生殖器官及附属淋巴系统的病变，还包括生殖器以外皮肤对皮肤、皮肤对黏膜、黏膜对黏膜的直接接触传染的疾病。可涉及全身主要器官的病变，使口、咽部、肛门、直肠等部分感染受累，也可引起全身的严重病变，导致伤残或威胁生命而死亡。除此之外，女性患 STD 还可经胎盘或乳汁传给胎儿及新生儿。

经典的性病主要包括梅毒（syphilis）、淋病（gonorrhea）、软下疳（chancroid）及性病淋巴肉芽肿（lymphograndnuloma venereum）等四种。自磺胺药和青霉素问世和广泛应用以来，淋病和梅毒的发病虽有所下降，但是通过性接触而传播的疾病至今仍是一个非常严重的社会问题。20 世纪 80 年代后，一些病毒、衣原体、支原体、肠道菌、真菌、肠道原虫和昆虫等病原体被发现也可通过性行为或类似性行为接触传播。现已发现几乎所有医学微生物，如病毒、衣原体、支原体、细菌、螺旋体、放线菌、真菌、原虫及寄生虫等均可经性接触传播导致相应的 STD。常见的病原体及其所致 STD 见表 15-1。

表 15-1　主要性传播感染病原体及其引起的疾病

病原体	临床表现和其他相关疾病
细菌性感染	
淋病奈瑟菌	淋病
	男性：尿道分泌物（尿道炎）、附睾炎、睾丸炎、不育
	女性：宫颈炎、子宫内膜炎、输卵管炎、盆腔炎症性疾病、不育、羊膜早破、肝周炎
	男女两性：直肠炎、咽炎、播散性淋球菌感染
	新生儿：结膜炎、角膜瘢痕和失明
沙眼衣原体	衣原体感染
	男性：尿道分泌物（尿道炎）、附睾炎、睾丸炎、不育
	女性：宫颈炎、子宫内膜炎、输卵管炎、盆腔炎症性疾病、不育、羊膜早破、肝周炎；通常无症状
	男女两性：直肠炎、咽炎、Reiter 综合征
	新生儿：结膜炎、肺炎
沙眼衣原体（L1-L3 株）	性病性淋巴肉芽肿
	男女性：溃疡、腹股沟肿胀、直肠炎
苍白螺旋体	梅毒
	男女两性：一期溃疡（下疳）伴局部淋巴结肿大、皮疹、扁平湿疣、骨、心血管和神经系统损害
	女性：妊娠失败（流产、死胎）、早产
	新生儿：死胎、先天梅毒
杜克雷嗜血杆菌	软下疳
	男女两性：疼痛性生殖器溃疡；可能伴有腹股沟肿胀
克雷伯菌属（肉芽肿荚膜杆菌）	腹股沟肉芽肿（杜诺凡病）
	男女两性：腹股沟及肛门生殖器部位的结节性肿胀和溃疡性损害
生殖支原体	男性：尿道分泌物（非淋球菌性尿道炎）
	女性：细菌性阴道病、可能有盆腔炎症性疾病
解脲脲原体	男性：尿道分泌物（非淋球菌性尿道炎）
	女性：细菌性阴道病、可能有盆腔炎症性疾病
病毒感染	
人类免疫缺陷病毒	获得性免疫缺陷综合征（艾滋病）
	男女两性：艾滋病毒相关性疾病、艾滋病
单纯疱疹病毒 2 型	生殖器疱疹
单纯疱疹病毒 1 型（较少见）	男女两性：肛门生殖器水泡性损害和溃疡
	新生儿：新生儿疱疹（往往是致死性的）

续表

病原体	临床表现和其他相关疾病
人乳头瘤病毒	生殖器疣
	男性：阴茎和肛门疣；阴茎癌
	女性：外阴、肛门和宫颈疣、宫颈癌、外阴癌、肛门癌
	新生儿：喉部乳头瘤
乙型肝炎病毒	病毒性肝炎
	男女两性：急性肝炎、肝硬化、肝癌
巨细胞病毒	巨细胞病毒感染
	男女两性：亚临床或非特异性发热、弥漫性淋巴结肿大、肝病等
传染性软疣病毒	传染性软疣
	男女两性：生殖器或泛发的脐状坚硬的皮肤结节
卡波希肉瘤相关疱疹病毒（人类疱疹病毒8型）	卡波希肉瘤
	男女两性：在免疫抑制者中出现的侵蚀性肿瘤
原虫感染	
阴道毛滴虫	滴虫病
	男性：尿道分泌物（非淋球菌性尿道炎）；常无症状
	女性：具有大量呈泡沫状阴道分泌物的阴道病；早产、出生低体重新生儿
	新生儿：出生低体重
真菌感染	
白色念珠菌	男性：阴茎龟头浅部感染
	女性：伴有黏稠、凝乳样引导分泌物、外阴瘙痒或灼痛的外阴阴道炎
寄生昆虫侵袭	
阴虱	阴虱
疥螨	疥疮

（WHO预防和控制性传播感染全球策略2006—2015年）

我国卫生部1991年颁布了《性病防治管理办法》。按照该管理办法，淋病、梅毒、尖锐湿疣、非淋菌性尿道（宫颈）炎（NGU）、软下疳、生殖器疱疹、性病淋巴肉芽肿以及艾滋病（AIDS）8种性病为我国目前法定报告的性传播疾病。

二、流行概况与特征

（一）流行概况

1. 全球的流行概况 STD是世界上流行很广的传染性疾病。STD不仅在发展中国家不断增长,在发达国家中也迅速蔓延,STD不仅成为世界性的严重社会和公共卫生问题,而且也是20世纪90年代危害人群健康的主要疾病之一。

世界卫生组织(WHO)1999年的报告估计,15~49岁成年人中,每年约发生3.4亿新病例,包括梅毒、淋病、衣原体感染和滴虫。表15-2和表15-3显示了1999年世界9个地区15~49岁成年人可治疗STD的合计发病情况,及四种性病(衣原体感染、淋病、梅毒、滴虫病)各自的估计发病情况。

表15-2 1999年不同地区15~49岁成年人可治疗STD的估计发病情况

地区	成年人口数（百万）	感染人数（百万）	感染率（‰）	1999年新感染人数（百万）
北美	156	3	19	14
西欧	203	4	20	17
北非和中东	165	3.5	21	10
东欧和中亚	205	6	29	22
撒哈拉以南非洲	269	32	119	69
南亚和东南亚	955	48	50	151
东亚及太平洋地区	815	6	7	18
澳大利亚和新西兰	11	0.3	27	1
拉丁美洲及加勒比海	260	18.5	71	38
合计	3040	116.5	—	340

(WHO,1999)

表15-3 1999年不同地区15~49岁成年人衣原体感染、淋病、梅毒和滴虫病的估计新发病例数(百万)

地区	衣原体感染		淋病		梅毒		滴虫病	
	男性	女性	男性	女性	男性	女性	男性	女性
北美	1.77	2.16	0.72	0.84	0.054	0.053	4.29	3.90
西欧	2.28	2.94	0.49	0.63	0.069	0.066	5.52	5.09
北非和中东	1.71	1.44	0.79	0.68	0.167	0.197	2.25	2.35
东欧和中亚	2.72	3.25	1.50	1.81	0.053	0.052	6.75	6.36
撒哈拉以南非洲	7.65	8.24	8.19	8.84	1.683	2.144	16.19	15.93
南亚和东南亚	18.93	23.96	12.12	15.09	1.851	2.187	36.36	40.06
东亚及太平洋地区	2.56	2.74	1.59	1.68	0.112	0.132	4.61	4.91
澳大利亚和新西兰	0.14	0.17	0.06	0.06	0.004	0.004	0.32	0.29
拉丁美洲及加勒比海	4.19	5.12	3.26	4.01	1.294	1.634	9.50	8.79
合计	41.95	50.03	28.70	33.65	5.29	6.47	85.78	87.68

(WHO,1999)

2. 中国的流行概况　新中国成立前，我国性病流行猖獗。1949年后，估计全国约有1000万左右性病病人，当时上海的性病患病率曾高达10%，梅毒的患病率城市达5%～10%，农村为0.5%～4%。少数民族地区发病也十分严重，1953年新疆调查结果发现梅毒的患病率高达4.9%；广西大瑶山地区性病患病率为15%～17%，有的村庄高达30%以上。新中国成立后，党和政府十分重视性病的防治工作，采取了一系列措施，性病发病率迅速下降，到1964年正式宣布基本上消灭了性病。1977年我国再次出现淋病后，全国只有个别省市有零星报告。到1988年全国30个省、市、自治区均有性病报告。1981—1988年增长迅速，年均增长124.3%，随后增长速度趋于稳定、缓慢。1991—2000年我国性病疫情继续呈上升趋势，年均增长19.3%。2001—2003年我国性病报告数连续出现下降趋势，2001年全国累计报告8种性病数比2000年下降了7.2%，是开展病例报告以来首次下降。2002年全国累计报告7种STD（艾滋病除外）较2001年下降了6.2%。2003年累计报告7种性病（HIV/AIDS病例除外）数较2002年下降了2.0%。以上流行趋势仅反映的是报告的性病情况，由于各种原因各地存在着大量的漏诊和漏报。中国CDC性病麻风病防治技术指导中心的调查结果显示，性病实际发病数是报告数的10～20倍。世界卫生组织估计，我国每年实际新发性病例数为1600万～2000万。

（二）流行特征

1. 病种构成　据WHO1999年报告显示，全球每年的性传播感染新病例，主要由梅毒螺旋体、淋病奈瑟菌、沙眼衣原体和阴道滴虫病感染所致，其次，每年还会发生数百万病毒性的性传播感染，主要是艾滋病毒感染、生殖器单纯疱疹病毒感染、人乳头瘤病毒和乙型肝炎病毒感染。在我国，2001年以前淋病是报告性病的优势病种，其次为尖锐湿疣、NGU、梅毒，生殖器疱疹、软下疳和淋病淋巴肉芽肿发病数较少。1977—1988年淋病平均构成占80%以上，但以后逐年下降，到2000年下降到33.3%；梅毒的构成比由1991年1.1%上升到2000年的9.3%；生殖器疱疹由1991年0.3%上升到2000年3.6%；NGU的构成逐年上升，2001年以后NGU的报告病例数超过淋病，位居8种性病之首，而淋病则继续下降，梅毒和生殖器疱疹的构成比均有增加。

2. 地区分布　全球分布以南亚和东南亚地区病例数最多，其次是撒哈拉以南非洲地区和拉丁美洲及加勒比海地区。我国性病地区分布特点为：沿海开放省份高于内地，经济发达地区高于经济落后地区，城市高于农村，90%以上的性病患者集中在城市，尤其是大中城市和经济发展较快、交通便利的城市。全国有4个性病高发地区：珠江三角洲地区、长江三角洲地区、京津地区和东北三省。

3. 人群分布

（1）年龄：我国性病均以20～39岁的性活跃人群发病最高，约占全部性病患者数的80%以上，但近年来其他年龄组有增加趋势。

（2）性别：1991—2000年我国男性性病报告例数多于女性，但女性增长幅度高于男性，男性年均增长18.6%，女性为20.4%。近年来女性性病患者增加，男女性病病例之比有缩小趋势。

三、流行过程

（一）传染源

性病病人及其病原携带者是STD的主要传染源。他们通过直接性接触或其他性行为感染他人。性病病人有典型症状、体征,在生殖器损伤部位形成含有病原体的特有病变。黏膜病变出现浅表性炎症,及黏膜深部病变形成糜烂和溃疡,表面含有大量病原体的分泌物。但是能够得以及时被发现的病人只是少数,大多数病人或因不去就诊或因被漏诊、漏报、误诊而未被及时发现。尤其是那些症状不典型或无明显临床症状的患者及其病原携带者更易被忽略,或因未被发现、或因不肯就医、或因不愿意告诉性伴而未被人所察觉成为最危险的传染源。病毒所引起的性传播疾病如艾滋病、生殖器疱疹病毒感染等还存在无症状感染者。无症状病毒携带者是最危险的传染源。

STD的高危人群包括以下几种人群,他们本身就可能成为主要的传染源。

1. **妓女** 妓女卖淫是STD流行的主要原因。妓女因其频繁从事卖淫活动常被感染,生殖道内含大量病原体,有的感染后出现明显症状、体征而发病,也有的不出现症状,而成为更危险的传染源。解放初期北京收容的妓女性病患病率高达96%,妓女中无症状感染者及携带者也明显高于其他人群。妓女因流动性大,性伴更换频繁是传播STD的重要传染源。

2. **性乱者** 青少年未婚性乱者、无业游民、长途汽车司机、采购推销人员、特殊服务人员、出国劳务人员等人群中性乱者较多,其感染的机会也增多。1989年泰国曾对21岁的入伍新兵进行了广泛的HIV感染筛检,他们多来自泰国贫穷的农村地区,调查显示这些人入伍前有广泛地光顾妓院的行为,通过这种方式传播HIV已遍布整个泰国。

3. **吸毒者** 尤其是静脉药瘾者是AIDS及乙型肝炎主要感染者。

4. **同性恋/双性恋者** 同性恋是当今STD急剧上升的一个重要因素。同性恋者相互间的性接触可引起AIDS、乙型肝炎、淋病、梅毒、尖锐湿疣、疱疹感染等多种STD,是重要的传染源。

5. **性病患者的性伴**也是STD的主要高危人群。

6. **供血者** 有些STD感染者在发生淋巴循环和血循环继发感染后,血液内有病原体存在,若以这些人的血做血源,可直接使病原体传给受血者;同样,如果使用病人的血制品也可将病原体传给使用者。

(二)传播途径

1. **性接触传播** 性行为的直接接触是STD的主要传播途径。嫖娼者受感染的机会可随着与卖淫者的性交频度而增加。与卖淫者性交一次平均受感染率为30%,二次为60%,三次为90%。这种途径感染可占全部病例的95%以上。卖淫者几乎每人都患有一种或一种以上的STD。

2. **非性行为的直接接触传播** 主要通过直接接触病人的病变或其分泌物所致。

(1)接触病变:这种感染的病例很少见。必须在病人病变表面有糜烂或溃疡时,另一方的皮肤必须有破损时,病原体才能侵入而发生感染。

(2)接触病人分泌物:病人病变的分泌物中有大量病原体,接触时易感染,因此应妥善处理病人的分泌物。

3. **血源感染** 经静脉输注感染的血液、血液成分或血液制品及静脉注射毒品等途径是传播AIDS、乙型肝炎或梅毒的主要途径。国内外有许多报道因输血或应用进口血制品如第Ⅷ因子而感染AIDS或乙型肝炎。

4. **母婴传播** 许多STD如梅毒、淋病、AIDS、乙型肝炎、衣原体感染等可经胎盘、产道等途径由母亲传给胎儿或新生儿。孕妇感染STD后病原体可随血流通过胎盘进入胎儿体内引起胎儿患病,可导致死胎、死产、自发性流产或早产,或出现严重的出生缺陷。分娩时新生儿通过感染的产道吸入或直接接触产道中的病原体分泌物而发生感染,还可在出生后不久的围产期内受到感染。

5. 医源性传播　主要是因为防护不严格,如在为病人检查、手术、换药及护理病人、查体温、导尿时防护不严,不穿工作服、不戴帽子、不戴橡皮手套等。也有因病人用过的器械、注射器、针头等不经过充分清洗和严格消毒或及时销毁等而传播STD的报道。

6. 日常生活接触传播　因接触病人的衣物、被褥、物品、毛巾、用具、便器等,可能传染STD,因病人衣物等常被生殖器病变或分泌物污染。所以淋病、滴虫病、某些真菌感染等STD均可通过毛巾、浴盆、衣物等用品传播。在文化、卫生水平较低的地区,这种传播方式时有发生,公用浴池常常是传播STD最常见的场所。

（三）人群易感性

人群对STD普遍易感,几乎没有年龄、性别的差异。人群对STD既无先天性免疫力也无稳固的后天获得性免疫力,因此可以反复感染STD,也可迁延不愈,反复发作。

四、预防与控制

（一）预防对策

性病的一级预防是指通过社会的努力,避免健康人群感染病原体,达到降低性传播疾病发病率和增进健康的目的。性接触是性传播疾病的主要传播途径,防止不洁性交是减少机会感染和降低发病率的关键,也是性病一级预防的根本措施。

性病的二级预防是指早期发现人群或个体中的性传播疾病,采取有效的干预措施,达到控制性病症状、缩短病程、降低患病率的目的。

性病的三级预防的目的是减少性病所造成的损害和伤残,减少并发症,改善病人适应生活的能力。性病所造成的不良后果,如晚期梅毒造成的心血管、神经系统和骨骼的损害,艾滋病所造成的全身机会性感染等,以及由性病造成的妇女盆腔炎、不孕症和死胎等。

研制和应用理想的药物和疫苗可以减少和控制性传播疾病的发生率,但这些工作在短时间内较难实现。世界卫生组织提出的性传播疾病的防治策略的具体目标是:

1. 减少与有高度感染可能性的人性交,以减少对性病的暴露。
2. 增加安全套及其他预防用品的使用,以防止感染。
3. 执行性病发现计划,提供可靠有效的诊断和治疗条件以促进正确的求医行为。
4. 早期治疗有症状或无症状的性传播感染,以减少并发症。

我国政府当前对STD防治的主要策略包括:

1. 加强领导,综合治理与STD发生、发展及蔓延密切相关的社会因素。
2. 建立健全STD预防和控制工作的领导机构和组织保障系统。增加必要的人、财、物投入。
3. 制定我国预防和控制STD的规划及行动计划,强化立法管理及制定配套政策。1998年,我国政府印发中国预防与控制艾滋病中长期规划（1998—2010年）,将性病防治纳入其中,并规定将"建立性病预防和控制体系、在全社会普及AIDS、性病防治知识,力争把性病的年发病增长幅度控制在15%以内"等目标。
4. 在全社会持久广泛地开展健康教育。
5. 开展STD和AIDS监测工作,从而全面了解我国性传播疾病的流行趋势、地区分布、人群分布特点,各病种特点,为预防控制工作提供科学依据。

(二) 预防措施

1. 开展健康教育，提高群众预防意识，普及性卫生知识。重视对青少年的性知识教育，使人们认识到STD对个人、家庭和社会的危害，并掌握预防办法，提高人们的自我保护意识。

2. 及时正规地治疗性病病人，防止STD慢性化，减少携带状态。对患病的孕妇亦应尽早治疗，以防止出现垂直传播。

3. 性病病人的性伴，即使在感染情况未被证实时，也需要进行必要的治疗。这种主要基于危险性而不是基于诊断的治疗叫流行病学治疗（epidemiologic treatment），它也是STD管理的一个基础。因此，应对高危人群和与妓女、性病患者有接触史的人无论其是否有症状，都应给予积极的治疗。流行病学治疗适用于下列一些情况：

（1）诊断试验不完善，可能会漏掉某个感染的阶段，特别是早期。
（2）某些病人不再接受治疗。
（3）某些病人又发生一些并发症，在等待诊断试验的结果。
（4）某些病人感染了其他性伴，在等待诊断试验的结果。

4. 在STD高危人群中推广使用安全套。在已知性伴感染STD的情况下，更应该减少与已感染的性伴性暴露的频率，应用安全套或进行预防性治疗来减少来自感染性伴传播的危险性。

5. 严格保证血液及血液制品安全可靠不受污染。对进出口制品严格把关。采血、输血及其血液、血制品的储存均应进行严格检验，所用的一切器具（包括采血、注射用具等）必须经过严格消毒。

6. 注意作好浴池、旅店、游泳池、理发店的消毒卫生，防止医院内感染的发生，医务人员应注意自身防护及严守操作规程。

7. 监测 STD监测是为了及时掌握STD的流行动态，了解其传染的来源，调查各方面的影响因素，考核防治效果，为制定防治措施提供依据。如何及早发现、彻底治疗并追踪检查其性伴也是STD监测工作的重要内容。

（1）监测点及监测系统的完善：我国的STD监测包括法定传染病报告系统和性病专报系统、5种STD哨点监测系统和淋病耐药性监测网。AIDS监测系统包括HIV/AIDS病例报告系统、HIV/AIDS血清学监测系统、HIV相关行为学监测系统和AIDS抗病毒治疗药物的耐药监测系统。全国STD疫情报告系统和哨点监测系统各司其职，相互补充，为及时准确地分析、预测STD流行趋势提供了大量资料。目前，我国已建立了国家性病艾滋病预防控制中心和性病控制中心。此外，还开展了行为监测、社会因素监测、专题调查等；疫情报告实行两卡合一，全国与各省疫情报告实行计算机联网运行。

（2）STD监测工作质量考核
①疫情报告的考核 包括：STD监测网是否落实，医务人员作为法定报告人的责任是否明确；有无报告制度，方法是否正确；报告是否及时、准确，有无漏项；疫情漏报的检查核实。
②STD监测网是否健全，人员配备、实验室设备、技术力量、监测计划报告是否齐全。
③与公安、司法、民政等部门配合的情况。
④各种类型体检中STD检出情况。
⑤专业培训情况。

⑥科研、科普情况。

8. 预防接种 由于人感染大多数 STD 后不能得到稳固的免疫力，这就成为人们重复感染 STD 的主要原因。人对 STD 无先天免疫力，所获得的免疫力也主要为抗病原体的抗体，但其保护力不强，故可再感染。已知淋病、梅毒、衣原体、软下疳等均不能产生较强的特异免疫力，这为疫苗的研究和应用带来困难。

第二节 艾滋病

一、概述

艾滋病的全称为获得性免疫缺陷综合征（aquired immunodeficiency syndrom，AIDS）。美国于 1981 年首先发现 5 名同性恋中患卡氏肺孢子虫肺炎，数月后，又在另外 26 例同性恋者中发现发生卡氏肉瘤。相同的情况也出现在静脉吸毒者人群中，提示它的传播不仅与性接触有关。美国的卫生官员注意到这两种罕见的疾病可能都与免疫功能减退有关，主要表现为辅助性 T 细胞的数量减少，随即在 1981 年 6 月由美国疾病与预防控制中心第一次以新的独立的综合征（AIDS）向全世界报道。1983 年 5 月法国巴斯德研究所 Montagnier 从一男性同性恋者分离到一株新反转录病毒 LAV，1984 年美国国立癌症研究所 Gallo 也从 AIDS 病人分离到反转录病毒 HTLV-Ⅲ，1986 年国际微生物学会及病毒分类学会将其二者统一命名为 HIV（human immunodeficiency virus，HIV）。现发现 HIV 可分为 HIV-1 和 HIV-2 两种变型。当前世界上 AIDS 主要由 HIV-1 引起。1986 年在非洲分离到 HIV-2 后，已证实其有较高的感染率，现已在美洲、印度、欧洲、日本等地均有发现。

我国的第一例 AIDS 患者是在 1985 年 6 月发现的，病人为男性，34 岁，美籍阿根廷人，有同性恋史，1985 年 5 月底随团来华，因持续高热、咳嗽、呼吸急促到北京协和医院急诊，抢救无效，当日死亡，经查证为 AIDS 患者。目前我国的艾滋病病毒主要为 HIV-1 型。

二、流行概况与特征

（一）全球流行情况与趋势

据联合国艾滋病规划署和世界卫生组织估计，截止到 2008 年底，估计全球现存 HIV/AIDS 人数 3340 万人，比 2000 年增加 20%，患病率几乎高出 1990 年的 3 倍之多。2008 年 HIV 新感染人数达 270 万人，平均每天新发生 HIV 感染 7400 人，其中 97% 发生在低中收入国家。2008 年因艾滋病死亡 200 万人。表 15-4 显示的是 2008 年全球艾滋病流行概况。图 15-1 是 1990—2008 年全球艾滋病流行趋势。表 15-5 显示了 2008 年世界各地 HIV/AIDS 的流行概况。

表 15-4 2008 年全球艾滋病流行概况（百万人）

2008 年现存 HIV/AIDS 人数	合计	33.4
	成人	31.3
	妇女（≥15 岁）	15.7
	儿童（<15 岁）	2.1

		续表
2008年新感染HIV/AIDS人数	合计	2.7
	成人	2.3
	儿童（<15岁）	0.43
2008年AIDS死亡人数	合计	2.0
	成人	1.7
	儿童（<15岁）	0.28

（来源：UNAIDS/WHO 2009 AIDS epidemic update）

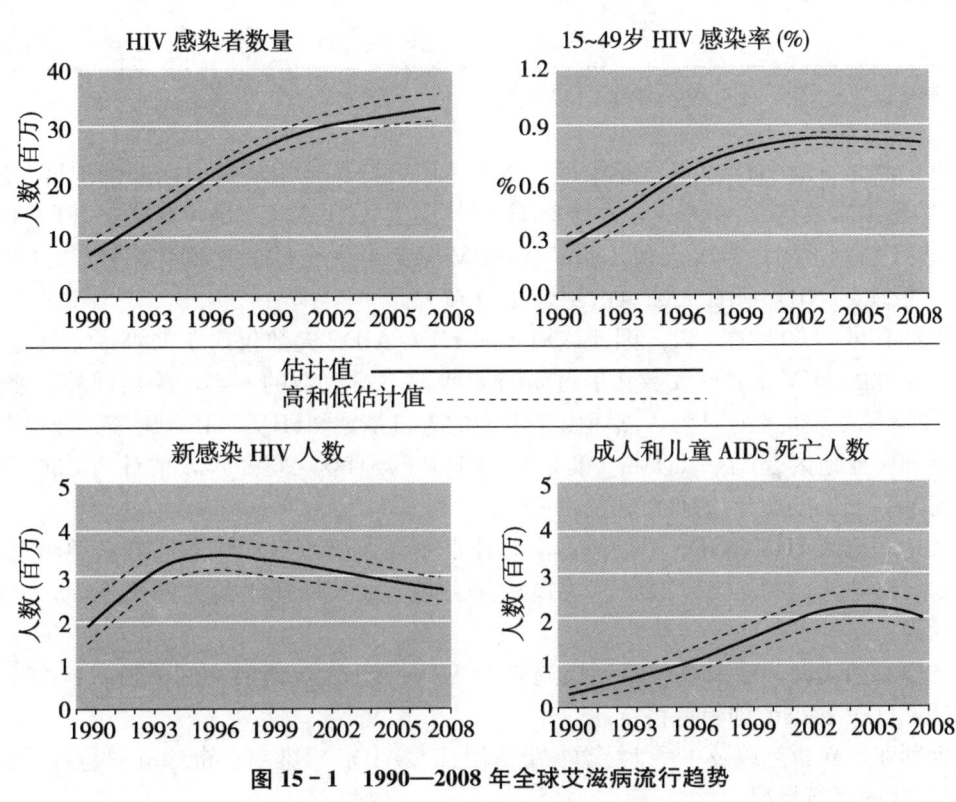

图15-1　1990—2008年全球艾滋病流行趋势

（来源：UNAIDS/WHO 2009 AIDS epidemic update）

表15-5　2008年底世界各地HIV/AIDS的流行概况

	现存HIV/AIDS成人和儿童数（人）	新感染HIV/AIDS成人和儿童数（人）	成人患病率（15～49岁）（%）	成人和儿童AIDS死亡人数（人）
撒哈拉以南非洲	22 400 000	1 900 000	5.2	1 400 000
北非与中东	310 000	35 000	0.2	20 000
南亚和东南亚	3 800 000	280 000	0.3	270 000

续表

	现存 HIV/AIDS 成人和儿童数（人）	新感染 HIV/AIDS 成人和儿童数（人）	成人患病率（15~49岁）（%）	成人和儿童 AIDS 死亡人数（人）
东亚	850 000	75 000	<0.1	59 000
拉丁美洲	2 000 000	170 000	0.6	77 000
加勒比海地区	240 000	20 000	1.0	12 000
东欧与中亚	1 500 000	110 000	0.7	87 000
西欧和中欧	850 000	30 000	0.3	13 000
北美	1 400 000	55 000	0.6	23 000
澳大利亚、新西兰、太平洋岛国	59 000	3900	0.3	2000
合计	33 400 000	2 700 000	0.8	2 000 000

（来源：UNAIDS/WHO 2009 AIDS epidemic update）

非洲仍然是目前 HIV/AIDS 感染最严重的地区，尤其是撒哈拉以南非洲地区。2008 年该区 HIV 感染人数达 2240 万人，占全球 HIV 感染人数的 67%。尽管新感染 HIV/AIDS 的率在 2008 年略有下降，但成人和儿童新发 HIV 感染者占全球的比例仍高达 68% 和 91%。2008 年，该地区 AIDS 死亡人数也占到全球的 72%。

亚洲拥有世界 60% 的人口，因此该地区的 HIV/AIDS 人数仅次于非洲，尤其是南亚和东南亚。印度的 HIV/AIDS 人数几乎占亚洲 HIV/AIDS 人数的一半。除泰国外，亚洲各个国家的 HIV 感染率均低于 1%，然而由于庞大的人口基数，HIV/AIDS 感染人数仍然很多。

东欧和中亚地区是唯一 HIV 感染率持续上升的地区。2008 年，估计有 150 万 HIV/AIDS 感染者，比 2001 年增加了 66%。

加勒比海地区 HIV/AIDS 感染所占全球比例不高，但该病却给当地群众健康造成了严重的威胁，据估计，2004 年 AIDS 相关疾病是引起当地女性死亡的第四位死因，是男性的第五位死因。

发达国家如美国，已采取一系列措施降低 HIV/AIDS 新感染病例，因此自 20 世纪 90 年代初期，HIV 感染率即保持稳定。

澳大利亚、新西兰以及一些太平洋岛国的 HIV/AIDS 感染率在全球范围是最低的。

（二）我国流行情况

我国于 1985 年 6 月发现首例 AIDS 病人以来，每年都有报告发生，且报告的省市及人数均呈现上升趋势。据卫生部统计，中国自 1985 年出现第一例艾滋病病人以来，截至 2009 年 10 月底，累计报告艾滋病病毒感染者和病人 319 877 例，其中艾滋病病人 102 323 例；报告死亡 49 845 例。截至 2009 年底，估计中国存活艾滋病病毒感染者和病人约 74 万人，其中，艾滋病病人为 10.5 万人；估计 2009 年当年新发艾滋病病毒感染者 4.8 万人。在新发的感染者中，异性传播占 42.2%，男男性传播占 32.5%。在目前存活的感染者和病人中，经性传播途径感染已接近六成，其中，男男性传播上升尤其明显，其新发感染在所有新发感染中的构成比例，从 2007 年的 12.2% 猛增至 32.5%，成为 2009 年新发感染的重要途径。疫情报告数据显示，2000—2009 年，50 岁以上年龄组感染报告数增加明显，其中 65 岁以上年龄组人群当年报告数占总报告数构成比从0.34%增加到3.4%，以男性居多。最近3年，在学生中发现的艾滋病病毒感染者和病人数量呈逐年上升趋势。其中，20~24岁年龄组学生的艾滋病病毒感染者和病人比例，从20.3%上升至39.8%。在学生病例中，同性传播所占比例从8%上升为36.9%，排第一位；异性传播比例从4%上升到10.9%。

我国AIDS的流行经历可分为三个阶段：

1. 传入期（1985—1988年）　此期的特点主要为传入性，多数为外国人或海外华人，散在分布于7个省市的沿海城市。

2. 扩散期（1989—1994年）　此期以云南吸毒者感染为主，同时在全国其他地区的性病患者、暗娼、同性恋者及归国人员中也发现部分感染者。疫情扩大到21个省、自治区、直辖市。

3. 快速增长期（1995年至今）　在这个时期，HIV/AIDS的流行地区继续扩大、感染人数急剧上升。我国中东部的有偿献血员中发现大量感染者，西南、西北少数民族地区仍然以注射吸毒者中传播为主，经性传播的比例也在增加。到了1998年，我国最后一个未发现HIV感染的青海省也报告了HIV感染者，母婴传播开始出现。

目前，中国的艾滋病疫情呈现4个方面的特点：一是艾滋病疫情上升幅度进一步减缓，艾滋病综合防治效果开始显现；二是性传播持续成为主要传播途径，同性间的传播，上升速度明显，这是值得我们注意的新情况；三是全国艾滋病总体呈低流行态势，部分地区疫情严重；四是全国艾滋病受影响人群增多，流行模式多样化。

（三）分布特征

1. 地区分布　HIV/AIDS的感染与流行已遍及全球各个国家的地区，各地区之间的流行率差别非常悬殊（表15-5），这与该地区与国内、国外交往频率、文化环境、人们的行为特征、卫生知识以及预防措施等诸多因素有关。从表15-5可见，目前，全球HIV/AIDS感染最多的地区为撒哈拉以南非洲，其次为东南亚及拉丁美洲地区，这些地区均为中低收入发展中家。近年来，云南、四川、广西、新疆、广东、河南6个省区报告的感染者占全国总报告例数的约80%。其中有的州、市，近年报告感染者例数一直处于较高水平；部分县、区感染报告例数增速较快。

2. 时间分布　本病无明显的季节性。随着时间的推移，如未采取有效干预措施，发病有成倍增加的趋势。

3. 人群分布　由于不同的国家和地区HIV/AIDS传播的方式和行为特征不同，在人群分布上表现也有所不同。总体上，男性感染多于女性，但由于HIV感染主要通过性接触传播，在性接触传播中有四分之三是通过异性间接触传播，因此，男性与女性HIV感染率的差别正在缩小，妇女和儿童感染的比例正在上升，撒哈拉以南非洲地区女性感染甚至超过男性，占到60%。HIV/AIDS感染的年龄分布以20~40岁的青壮年为主，2008年统计全球HIV新感染者中40%为15~24岁青少年。该年龄组人群正是处于性活跃期，且又是主要的劳动力，他们感染HIV以及以后发展成为艾滋病，对家庭和社会都会带来极大的损失。

三、流行过程

（一）传染源

感染HIV的人是本病的唯一传染源，包括AIDS患者和无症状的HIV感染者。

（二）传播途径

HIV 主要存在于感染者的血液、精液、阴道分泌物、乳汁等体液中，因此可通过包括异性及同性的性接触传播、医源性传播和血液感染（包括静脉输注被感染的血液、血液成分或血液制品和静脉注射毒品等途径）及母婴垂直传播3种途径传播。后者是儿童和婴幼儿感染 HIV 的主要方式。感染了 HIV 的妇女有1/3可通过妊娠、分娩或哺乳把 AIDS 病毒传染给婴幼儿。

（三）易感人群

人人对 HIV 都易感。但是由于 HIV 的感染与人类的行为密切相关，因此，男同性恋者、静脉吸毒者或血友病人以及与 HIV 携带者经常有性接触或血液接触的人都属于高危险人群。通常将同性恋者、静脉吸毒者、妓女、性病患者等都视为高危人群。

四、影响因素

1. **人口流动** 流动人口已成为我国 HIV 感染的脆弱群体，以青壮年居多，处于性活跃期，很多是未婚或与配偶分离，面临生存或生活的压力，脱离了家庭的约束和支持，又不能完全融入到所在城市的生活中，变成了相对自由和孤独的人群；受教育水平低，缺乏必要的艾滋病预防知识，容易导致高危行为和从事高危职业。目前，AIDS 新发感染者主要发生在吸毒、卖淫、嫖娼、男男性行为者等高危行为的人群和感染者的性伴人群中，而在流动人口中卖淫、嫖娼、多性伙伴和吸毒等高危行为较多。有研究表明，流动人口中有过婚前性行为的占62%，有多个性伴侣的占12%，远高于非流动人口，而流动性极强的暗娼多为流动人口。

城市流动人口不仅成为艾滋病的易感人群，同时也成为艾滋病扩散的重要媒介，即所谓的"桥梁人群"。由于流动频繁，如返乡或者工作场所和地点的转换，受感染的流动人口容易把 HIV 传染给在农村的家人和其他人，加速艾滋病的传播和流行。流动人口的流动在加剧 HIV 传播速度的同时，也增加了艾滋病监测、控制和管理的难度。目前，流动人口的工作和生活场所不固定，经济条件差，医疗保障不健全，一旦染上难以得到及时的监测、诊断、治疗、随访和管理，容易导致扩散。

2. **嫖娼、卖淫** 从事性交易的丑恶现象屡禁不止，也成为 STD/HIV 流行的一个重要条件。2005年中国高危人群艾滋病哨点监测报告显示，27.3%的哨点检出 HIV 抗体阳性，多数处于较低水平（<5%），个别暗娼哨点 HIV 抗体阳性率较高，如四川达州市大竹县和湖南衡阳市分别为10.6%和5.2%。部分暗娼还伴有吸毒行为，尤其是注射毒品行为，如重庆市江北区、海南省海口市暗娼注射吸毒比例在50%以上。HIV 抗体阳性的暗娼中45.3%有注射吸毒行为史。安全套的使用比例较低，全国艾滋病综合监测显示，41%的暗娼不能坚持每次使用安全套。

3. **吸毒、贩毒** 是促进 HIV 传播的另一个重要因素。2010年我国公安部门公布，截至2009年底，全国现有登记在册吸毒人员133.5万多人，比2008年底增加20.9万人。2007年《中国艾滋病联合评估报告》指出，截至2007年10月底，累计报告的艾滋病病毒感染者和病人中，注射毒品传播占38.5%，而2007年1～10月报告的艾滋病病毒感染者和病人中，注射毒品传播占29.4%，因此控制 HIV 在吸毒人群中的传播是一项艰巨而长期的、多部门合作的系统工程。

4. **有偿献血** 很多研究都表明，有偿献血员中 HIV 的感染率高于志愿献血员。德国

1985—1991年的一项研究显示，1450万有偿献血员中HIV感染率为0.15%，而6670万志愿献血员中HIV的感染率为0.02%。世界上有很多国家取缔了有偿供血，我国于1998年10月1日起实施了"献血法"，实行义务献血，这将为减少HIV经血传播和更好地保证血液安全发挥积极的作用。

5. **性病医疗市场混乱** 一些性病患者或碍于颜面或怕暴露身份，不愿意到正规医院就诊，而到私人诊所求医。由于目前性病医疗市场仍然存在混乱现象，许多病人因得不到正规有效地治疗而长期不愈，有的甚至出现了耐药菌株，这些病人可作为传染源而使STD长期蔓延，同时也增加了感染HIV的危险性。

五、预防与控制

（一）预防策略

中国政府高度重视艾滋病的防治工作，将防治艾滋病作为关系人民福祉、社会稳定和经济发展的战略问题，纳入政府工作的重要议事日程。中国各级政府相继成立了防治艾滋病工作委员会或领导小组，明确各部门工作职责，为艾滋病防治提供了组织保障，形成了"政府组织领导、部门各负其责、全社会共同参与"的艾滋病防治工作机制。《艾滋病防治条例》、《中国预防与控制艾滋病中长期规划（1998—2010年）》以及《中国遏制与防治艾滋病行动计划（2006—2010年）》，"四免一关怀"等一系列政策法规的出台，为艾滋病防治工作提供了政策保障。

（二）控制措施

1. 传染源的控制

（1）疫情报告：2004年1月1日全国启动了法定传染病监测信息的网络直报系统，即《中国疾病预防控制信息系统》，是国家传染病报告与监测的主渠道。为提高艾滋病疫情报告的质量与时效，在《中国疾病预防控制信息系统》平台的基础上，构建了《艾滋病网络直报信息系统》，并于2005年3月正式启动。2008年颁布了《HIV/AIDS病例报告网络直报工作指南》，规定：具备网络直报条件的责任报告单位，于24小时内由负责疫情网络报告的科室负责收集《传染病报告卡》及《附卡》，并须对报告内容进行错项、漏项、逻辑错误等检查，对有疑问的疫情信息必须及时向填报人核实。核对无误后，登录《艾滋病综合防治数据信息管理系统》，输入《传染病报告卡》及《附卡》的相关内容。

不具备网络直报条件的责任报告单位应在24小时内将《传染病报告卡》及《附卡》上报所属辖区的疾病预防控制机构，请求代为网络直报，并登记备案。县级疾病预防控制机构收到不具备网络直报条件责任报告单位报送的《传染病报告卡》后，应于2小时内通过网络进行直报。发现本机构漏报的感染者或病人，应在24小时内补报。

（2）艾滋病人和HIV感染者的医学管理：对艾滋病人和HIV感染者的医学管理是指密切随访观察艾滋病病人和HIV感染者的病情变化，为艾滋病病人和HIV感染者提供医学、心理咨询；为防止HIV传播而采取综合性的措施等。

（3）针对接触者的预防措施：艾滋病人和HIV感染者的密切接触者是指艾滋病人和HIV感染者的配偶、性接触者和其他共同生活者，与艾滋病人和HIV感染者共用注射器的吸毒者以及艾滋病人或HIV感染者所生育的子女。要对接触者进行医学检查和HIV的检测，为他们提供相应的咨询服务。

2. 控制传播途径

(1) 控制 HIV 经性传播：艾滋病在世界范围内的流行主要与各种不安全的性行为有关。因此，树立健康的性观念，提倡安全性行为是控制艾滋病经性途径传播的有效措施。健康的性观念和安全性行为主要包括禁欲、忠实于配偶和正确使用安全套等三方面的内容。

(2) 控制 HIV 经输（受）血传播：控制和取缔有偿献血，普及义务献血是控制 HIV 经输血途径传播的有效措施。对所有献血员都要进行 HIV 检测，保证安全供血。

(3) 控制医源性传播：加强医院管理、严格消毒制度、减少医院交叉感染的机会是控制医源性传播的关键。同时要注意职业暴露感染的可能性。

(4) 对吸毒的控制：打击吸毒、贩毒和加强戒毒措施是控制 HIV 经吸毒途径传播的最根本的措施。但是，要做到这一点很难。在吸毒者开展"危险降低"的方法，如为静脉吸毒者提供美沙酮替代疗法以及实行针具交换项目等可以减低 HIV 在该类人群中的传播。

(5) 控制母婴传播：母婴传播可以影响下一代健康问题，对民族的延续有影响。因此，控制 HIV 经母婴途径传播尤为重要。在措施方面，主要有开展宣传教育，让妇女了解保护自己健康的意义，同时要加强检测，对 HIV 阳性的妇女做好咨询工作，劝其不要生育。对已经感染 HIV 的孕妇，实施母婴阻断项目阻断 HIV 经母婴途径传播。要做好新生儿的随访工作，定期随访，密切注意新生儿的感染情况。

3. 免疫预防　国内外目前正致力于 HIV 疫苗的研制。2009 年 9 月，美国和泰国研究人员共同宣布，双方合作开发试验的一种"联合疫苗"可以将人体感染 HIV 的风险降低 31.2%，这是人类首次获得具有免疫效果的艾滋病疫苗。然而，艾滋病疫苗是当今人类面临的难以攻克而又最急需的疫苗，研发工作仍旧任重而道远。

测试题

一、名词解释

1. 性传播疾病

2. HIV 的母婴传播

二、选择题

1. 经典的性病主要包括
   A. 梅毒、淋病、软下疳、乙型肝炎
   B. 生殖器疱疹、淋病、软下疳、性病淋巴肉芽肿
   C. 梅毒、淋病、软下疳、性病淋巴肉芽肿
   D. 梅毒、淋病、艾滋病、性病淋巴肉芽肿
   E. 梅毒、淋病、乙型肝炎、艾滋病

2. HIV 可以通过以下传播途径传播
   A. 日常生活接触传播、性接触传播、经血传播
   B. 性接触传播、经血传播、母婴传播
   C. 母婴传播、日常生活接触传播、性接触传播
   D. 日常生活接触传播、经血传播、母婴传播
   E. 以上都不是

三、简答题

1. 简述性传播疾病的传播途径。
2. 简述控制 HIV 传播的措施。

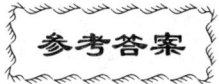

一、名词解释

答案（略）

二、选择题

1. C   2. B

三、简答题

1. ①性接触传播；②非性行为的直接接触传播；③血源感染；④母婴传播；⑤医源性传播；⑥日常生活接触传播

2.（1）控制 HIV 经性传播：树立健康的性观念，提倡安全性行为。健康的性观念和安全性行为主要包括禁欲、忠实于配偶和正确使用安全套等三方面的内容。

（2）控制 HIV 经输（受）血传播：控制和取缔有偿献血，普及义务献血。对所有献血员都要进行 HIV 检测，保证安全供血。

（3）控制医源性传播：加强医院管理、严格消毒制度、减少医院交叉感染的机会是控制医源性传播的关键。同时要注意职业暴露感染的可能性。

（4）对吸毒的控制：打击吸毒、贩毒和加强戒毒措施。

（5）控制母婴传播：开展宣传教育，让妇女了解保护自己健康的意义，同时要加强检测，对 HIV 阳性的妇女做好咨询工作，劝其不要生育。对已经感染 HIV 的孕妇，应该用药物在妊娠期和妊娠后阻断 HIV。分娩后，HIV 感染的母亲应使用人工喂养来替代母乳喂养。要做好新生儿的随访工作，定期随访，密切注意新生儿的感染情况。

（秦雪英　刘　民）

参考文献

1. 李立明主编. 流行病学, 第6版. 北京：人民卫生出版社. 2007.
2. 李立明主编. 流行病学进展（第10卷）. 北京：北京医科大学出版社. 2002.
3. Rothman, Kenneth J.; Greenland, Sander; Lash, Timothy L. Modern Epidemiology, 3rd Edition. Lippincott Williams & Wilkins; 2008.
4. Leon Gordis. Epidemiology, 4th edition. Saunders Elsevier. 2009.
5. United States Department of Health, Education and Welfare：Smoking and Health：Report of the Advisory Committee to the Surgeon General, Washington, DC：Public Health Service; 1964.
6. Checkoway H, Pearce N, Kriebel D. Research methods in occupational epidemiology, 2nd ed. New York：Oxford University Press, 2004.
7. Kelsey JL, Whittemore AS, Evans AS, Thompson WD. Methods in observational epidemiology, 2nd ed. New York：Oxford University Press, 1996.
8. Morabia A, Abel T. The making of an epidemiological theory of bias and confounding. Soz Praventiv Med 2002; 47 (3)：146.
9. World Health Organization. AIDS epidemic update. 2009. (Available at：http://www.who.int/hiv/pub/epidemiology/epidemic/en/index.html)
10. 国务院防治艾滋病综合工作委员会办公室，联合国艾滋病中国专题组. 中国艾滋病防治联合评估报告（2007）.
11. 吴明尚. 我国性病流行状况与控制对策. 华夏医学, 2006, 19 (5)：1039 - 41.
12. 虞晨, 孙业桓, 孙良, 等. 我国流动人口艾滋病预防干预效果的Meta分析. 中国循证医学杂志, 2008, 8 (5)：322 - 7.
13. 王文杰. 流动人口艾滋病预防控制工作的现状、问题及趋势. 中华流行病学杂志, 2009 (30) 4：407 - 9.
14. World Health Organization. GLOBAL HEALTH RISKS—Mortality and burden of disease attributable to selected major risks. 2009.
15. 世界卫生组织. 预防和控制性传播疾病全球战略：2006—2015年. 2007.
16. 卫生部疾病控制局艾防处，全国艾滋病哨点监测协作网，中国疾病预防控制中心性病艾滋病预防控制中心. 2005年中国高危人群艾滋病哨点监测报告. 中国艾滋病性病, 2007 (13) 1：1 - 3.
17. 秦倩倩, 朱昊, 张丽芬, 等. 2003年全国性病流行病学分析. 疾病监测, 2004 (19) 10：381 - 3.
18. World Health Organization. Global prevalence and incidence of selected curable sexually transmitted infections overview and estimates. 2001.